U0919787

浙派中医系列丛书

地方卷

总主编 范永升

副总主编 张光霁

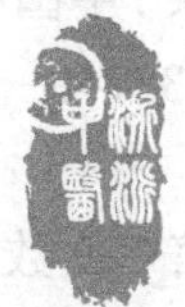

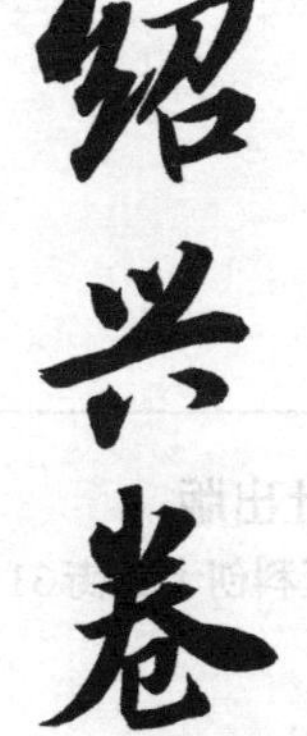

绍兴卷

沈钦荣 毛小明 陶建华 主编

中国中医药出版社

全国百佳图书出版单位

·北京·

主编单位 浙江省中医药学会 浙江中医药大学

图书在版编目（CIP）数据

浙派中医系列丛书．绍兴卷 / 沈钦荣，毛小明，陶建华主编．-- 北京：中国中医药出版社，2025. 3.

ISBN 978-7-5132-9357-0

Ⅰ. R-092

中国国家版本馆 CIP 数据核字第 2025GD3517 号

中国中医药出版社出版

北京经济技术开发区科创十三街 31 号院二区 8 号楼

邮政编码　100176

传真　010－64405721

北京盛通印刷股份有限公司印刷

各地新华书店经销

开本 787 × 1092　1/16　印张 21.5　字数 385 千字

2025 年 3 月第 1 版　2025 年 3 月第 1 次印刷

书号　ISBN 978 – 7 – 5132 – 9357 – 0

定价　108.00 元

网址　www.cptcm.com

服 务 热 线　010-64405510

购 书 热 线　010-89535836

维 权 打 假　010-64405753

微信服务号　zgzyycbs

微商城网址　https://kdt.im/LIdUGr

官 方 微 博　http://e.weibo.com/cptcm

天猫旗舰店网址　https://zgzyycbs.tmall.com

如有印装质量问题请与本社出版部联系（010－64405510）

版权专有　侵权必究

浙派中医系列丛书·地方卷

编撰指导委员会

主任委员　王仁元　黄文秀　陈　忠　肖鲁伟

副主任委员　徐旭卿　温成平　肖　锋　柴可群

委　　员　冯红德　刘　怡　王晓鸣　卢建华

顾　　问　葛琳仪　王永钧

编委会

总 主 编　范永升

副总主编　张光霁

编　　委　（以姓氏笔画为序）

王庆来　王颖斌　毛小明　包利荣

朱丽华　朱德明　刘英超　刘忠达

江凌圳　李伟林　杨乡雪　邱伟文

邹新花　沈钦荣　张永华　张光霁

陈　健　范永升　郑　洪　赵嘉懿

俞忠伟　宫温虹　徐　红　徐光星

陶建华　崔　云　程锦国　傅晓骏

楼　彦

学术秘书　楼　彦　方敏娟　林　瑶　王　婷

马昇越　张　琳

《绍兴卷》编委会

主　　编　沈钦荣　毛小明　陶建华

副 主 编　戚坚永　傅宏伟　董黎山　梁永红
竺湘江

编　　委（按姓氏笔画排序）

马高祥　王华刚　许永良　寿越敏
李国华　李秋萍　沈雨锋　陈琦军
林怡冰　岳　艳　孟永久　相　华
俞栩喆　董　军　蒋新新　傅金汉
詹　倩　魏立峰

葛 序

浙江位居我国东南沿海，地灵人杰，人文荟萃，文化底蕴十分深厚，素有“文化之邦”的美誉。就拿中医药来说，在其发展的历史长河中，历代名家辈出，著述琳琅满目，取得了极其辉煌的成就。

由于浙江省内地域不同，中医传承脉络有异，从而形成了一批各具特色的医学流派，使中医学术呈现出百花齐放、百家争鸣的繁荣景象。其中丹溪学派、温补学派、钱塘医派、永嘉医派、绍派伤寒等最负盛名，影响遍及海内外。临床各科更是异彩纷呈，涌现出诸多颇具名望的专科流派，如宁波宋氏妇科和董氏儿科、湖州凌氏针灸、武康姚氏世医、桐乡陈木扇女科、萧山竹林寺女科、绍兴三六九伤科等，至今仍为当地百姓的健康保驾护航，厥功甚伟。

值得一提的是，古往今来，浙江省中医药界还出现了为数众多的知名品牌，如著名道地药材“浙八味”、名老药店“胡庆余堂”等，更是名驰遐迩，誉享全国。由是观之，这些宝贵的学术流派和中医药财富，很值得传承与弘扬。

有鉴于此，浙江省中医药学会为发扬光大浙江省中医药学术流派精华，凝练浙江中医药学术流派的区域特点和学术内涵，由范永升教授亲自领衔，组织相关人员，凝心聚力，集思广益，最终打出了“浙派中医”这面能代表浙江省中医药特色、优势和成就的大旗。此举，得到了浙江省委省政府、浙江省卫生健康委员会和浙江省中医药管理局的热情鼓励和大力支持。《中共浙江省委 浙江省人民政府 关于促进中医药传承创新发展的实施意见》提出要“打造‘浙派中医’文化品牌，实施‘浙派中医’传承创新工程，深入开展中医药文化推进行动计划；加强中医药传统文献研究，编撰‘浙派中医’系列丛书”。浙江省中医药学会先后在省内各地多次举办有关“浙派中医”的巡讲和培训等学术活动，气氛热烈，形势喜人。

为深入挖掘和传承“浙派中医”的学术内涵、发展规律、临床经验，浙江省中医药学会于2022年7月1日联合浙江中医药大学启动了“浙派中医系列丛书”地方卷和专科卷的编写工作。“地方卷”包括省中医药发展史1册和各地市中医药发展史11册，展现各地中医药发展的历史积淀、特色与优势。“专科卷”共9册，分别论述了内科、妇科、儿科、针灸、推拿等专科发展脉络、名人医著、发展状况等。本套丛书经过大家的辛勤努力，历经两年余，现已完成，即将付梓。我为此感到非常欣慰。这套丛书对传承浙江中医药而言，具有基础性的作用，十分重要。相信丛书的出版将为深入研究“浙派中医”提供有力支撑，以及借鉴和帮助。

我生在江苏，长在浙江，在浙江从事中医药事业已经六十余年，虽然年逾九秩，但是继承发扬中医药的初心不改。我十分感谢为“浙派中医系列丛书”地方卷和专科卷编写出版付出辛勤劳作的同志们。这套丛书的出版，必将为我省医学史的研究增添浓重一笔，必将会对我省乃至全国中医药学术流派的传承和创新起到促进作用。我更期望我省中医人努力奋斗，砥砺前行，将“浙派中医”的整理研究工作做得更好，把这张“金名片”擦得更亮，为建设浙江中医药强省作出更大的贡献。

写于甲辰寒露

注：葛琳仪，国医大师、原浙江中医学院院长

前言

浙江地处东海之滨，物华天宝，人杰地灵，文脉悠久，名医辈出，在中医发展史上具有重要地位和作用。千余年来，浙江的医家们不断传承发展，守正创新，形成了众多独具特色的医学流派，使浙江中医学术呈现出百花齐放的繁荣景象。2009 年在浙江中医药大学本科办学 50 周年之际，我牵头编写了《浙江中医学术流派》，提出了浙江中医药的十大学术流派。随着社会的不断发展，许多省都有了各具自身特色的流派名称，如黑龙江的龙江医派、广东的岭南医学、云南的滇南医学、安徽的新安医学等。我省如能提炼一个既能代表浙江中医药学术流派，又能涵盖浙江全域的综合称谓，则有利于浙江中医药对外交流与合作，也有利于促进浙江中医药的传承与创新。

2015 年我向时任浙江省中医药学会会长肖鲁伟教授汇报了这一想法，得到肖会长的肯定与支持。此后，由我牵头，组织相关人员，梳理了浙江中医药有关文献，调研了全国各地的基本状况，提出了综合称谓的初步方案，邀请了严世芸等全国著名专家进行论证，最后经浙江省中医药学会第六届理事会第五次会议表决通过，一致同意把“浙派中医”作为浙江中医药及其学术流派的综合称谓。2017 年 7 月 1 日浙江省中医药学会正式向社会发布了这一决定，在推出“浙派中医”历史十大流派的同时，又凝练了“浙派中医”的八大特色，分别是源远流长、学派纷呈、守正出新、时病诊治、学堂论医、本草增辉、善文载道、厚德仁术。

“浙派中医”发布后，社会反响热烈。浙江省中医药学会在全省范围内广泛开展“浙派中医”宣传巡讲;《中国中医药报》开设专栏并长篇报道了“浙派中医”有关内容；在意大利等地召开的世界中医药大会上设立“浙派中医”专场。“浙派中医”得到了国内外中医药界的广泛认可。《中共浙江省委 浙江省人民政府 关于促进中医药传承创新发展的实施意见》提出要“打造‘浙派中医’品牌，实施‘浙派中医’传承创新工程，深入开展中医药文化推荐行动计划”。《浙江省中医药发展“十四五”规划》也提出要“加强中医药文化保护研究，梳理浙江中医药发展源流与脉络，整理医学文献古籍，编撰‘浙派中医系列丛书’”。浙江省中医药研究院中医文献信息研究所江凌圳主任牵头编撰出版了“浙派中医原著系列丛书”。

整理“浙派中医”地方、专科发展史，挖掘其中的内涵、特色及其规律，是一项研究“浙派中医”的基础性工作，极为重要。为此，在我的提议下，浙江省中医药学会于 2022 年 7 月 1 日启动“浙派中医系列丛书”地方卷和专科卷的编撰工作。该套丛书由浙江省中医药学会、浙江中医药大学牵头编写。地方卷共计 12 册，包括浙江省中医药发展史 1 册和 11 个地市中医药发展史各 1 册，系统介绍浙江省内 11 个地市中医药文化的独特魅力和历史积淀，展现不同地域“浙派中医”的特色和优势，这不仅是对地方中医药资源的梳理和整理，更是对“浙派中医”整体文化的一次全面展示。同时，为完整反映浙江省全域中医药整体发展脉络，我们又编撰了《浙派中医史》，使“浙派中医”各地特色与整体发展相互印证。专科卷第一辑共 9 册，分别针对内科、外科、妇科、儿科、针灸、推拿等专科领域进行深入整理，每一册都汇集了历代浙江医家在各自领域内的学术建树和临床经验，全面展示了“浙派中医”临床各科的历史发展过程、医家医著、学术思想、发展现状等内容。

本套丛书的出版，全景式、立体式展示了“浙派中医”地域与专科的独特魅力，为医学工作者和研究者提供了宝贵的参考和借鉴，同时为大众了解和学习浙江中医药提供了一套有益的读物。丛书的出版必将为提升浙江中医药的整体水平，促进健康浙江建设发挥积极作用。

丛书编撰出版过程中，得到了浙江省中医药管理局领导的关心与指导；编写人员克服了时间紧、任务重等诸多困难，忘我投入；编写专家组细致严谨，倾注了大量心血；中国中医药出版社的领导及王秋华编辑也给予了大力支持；第三届国医大师葛琳仪教授百忙中拨冗作序，体现了对“浙派中医”的关怀与厚爱。在此一并表示衷心感谢！

“路漫漫其修远兮，吾将上下而求索。”这套丛书的完成只是整理研究“浙派中医”基础性工作的一部分，今后的整理研究依然任重而道远，希望我省中医药界的同道们，牢记使命，薪火相传，为“浙派中医”的发扬光大而不懈努力！

范永升

2024 年 10 月 8 日

注：范永升，浙江省中医药学会会长，浙江中医药大学原校长，首届全国名中医

编写说明

绍兴古称越。隋大业元年（605），改吴州为越州，此为越州名称之始，越州领山阴、会稽、萧山、诸暨、余姚、上虞、剡、新昌八县。绍兴元年（1131）十月，升越州为绍兴府，这便是绍兴名称的由来。山阴、会稽两县的县治均设在绍兴城内，城中央有一条贯穿南北的运河作为分界线。

东晋永和九年（353），王羲之、谢安等人的兰亭修禊之举，是绍兴文化高度繁荣的标志。宋·陆游在嘉泰《会稽志·序》中称："今天下巨镇，惟金陵与会稽耳。"可见，绍兴是人杰地灵之地。

历代绍兴俊杰创造的光辉业绩，汇聚成绍兴传统文化的璀璨星河，也为中国传统文化增色添彩。汉代王充著《论衡》，反对谶纬迷信，批判唯心哲学；晋代王羲之的书法以中和为美，后世尊其为"书圣"；明代徐渭笔墨纵横恣意，其诗、书、画均标新立异；王守仁在阳明洞讲学，提出"致良知"学说；蔡元培学贯中西，被誉为"学界泰斗，人世楷模"；鲁迅"横眉冷对千夫指，俯首甘为孺子牛"，挺直了民族的脊梁。在这样的文化背景下，越医深受其熏陶。

纵览绍兴中医的发展历史，绍兴中医以"名医多、名著多、专科世家多"而享誉杏林。明代及清末民初，更是绍兴中医发展历程中的两座高峰。《中国医学百科全书·医学史》选载了107位古今中医名家，其中绍兴籍医家占了10位。在国家"十五"规划重点图书《民国名医著作精华》中，选录了21种著作，绍兴医家撰写的医籍就占了7种。

明代马莳著有《黄帝内经素问注证发微》《黄帝内经灵枢注证发微》，前者对《黄帝内经素问》多有阐发，而后者是第一个《灵枢经》全注本。张景岳提出“阳非有余”“真阴不足”的观点，其所著《类经》《景岳全书》，功绩泽被后世。傅懋光主持面向朝鲜内医院医官的医学讲学，成为绍籍医家对外交流的第一人。

清末民初，西学东渐，中医又遭“废止中医案”之厄运，发展步履维艰。然而越医不怨天尤人，不畏艰险，奋发自立。何廉臣、裘吉生、胡震、曹炳章等人奋力推动结医社、办医报，重视新式中医教育，提倡中西汇通。当时的绍兴医坛，专科世家林立，绍派伤寒学说盛行。越医还积极参与反对废除中医的抗争活动，与吴中医学相辉映，使绍兴成为全国中医药学术交流的中心。

越医取得的瞩目成就，与绍兴这座城市的地理环境、历史积淀和文化背景有着极为密切的关系，同时，与越医群体淳朴勤劳、崇尚和谐、敢为人先、与时俱进的精神，更是密不可分。这不仅是越医的文化特征，也是越医文化在当代的重要意义所在。

新中国成立后，绍兴地区的中医药事业取得了长足发展。中医传承模式从个体的师徒传承，逐步向中医院校教育、学术团队建设方向转变；经营模式也由个体开业，逐渐走上集体经营、联合行医的道路。20 世纪 50 年代，各县（市）综合医院纷纷开设中医科、中药房；60 年代，中医院校毕业生充实到县（市）医院工作；70 年代末至 80 年代初，各县（市）先后建立起中医院。1979 年 11 月，中华全国中医学会浙江省绍兴市分会正式成立。改革开放四十年来，绍兴中医药事业发展尤为迅猛。目前，全市除越城区外，各县（市、区）均已建立中医院，各综合医院均设有中医科、中药房，各社区卫生服务中心均设有中医馆，中医药服务能力得到了极大提升。2021 年，全市共有各级各类医疗机构 2870 家，其中公立中医医院 6 家（国标三级甲等医院 4 家，省标三级甲等医院 2 家），民营中医专科医院 7 家（省标三级乙等医院 1 家），街道社区卫生服务中心（乡镇卫生院）103 家，社区卫生服务站（村卫生室）1346 家。全市中医床位达

3810张，中医诊所263个。全市执业（助理）医师共15662名，其中中医类别执业医师及“西学中”等人员3524名，中医类别执业（助理）医师占比为23%；基层医疗机构执业（助理）医师3830名，其中中医类别执业（助理）医师占比为24%，中医全科医师占比为18%。全市公立中医医院拥有硕、博士353人，学士854人；正高级职称160人、副高级职称253人、中级职称373人。

2009年6月，越医文化入选第三批浙江省非物质文化遗产代表性项目名录。

2021年5月，绍派伤寒入选第五批国家级非物质文化遗产代表性项目名录。

逝者如斯夫，不舍昼夜；来日方长，未来可期。如今，越医秉承先贤遗风，传承精华，守正创新，正为建设健康中国、创建共同富裕示范区、推进中医药综合改革示范市建设，以及实现绍兴“重要窗口”新目标新定位而不懈努力！

《绍兴卷》编委会

2025年2月

3810张；其中诊所263个。全市执业（助理）医师共15662名，其中中医类别[illegible]“国医中”等人员3524名，中医类别执业（助理）医师占比为23%；[illegible]（助理）医师[illegible]名，[illegible]

[illegible]

[illegible]

[illegible]

[illegible]

[illegible]

[illegible]守正创新，[illegible]健康中国，[illegible]推进中医药综合改革示范区[illegible]建设，以及文明绍兴“重要窗口”[illegible]

《[illegible]》编委会

2023年2月

目　录

第一章　医学源流

第一节　建置沿革……………………………………………………003
第二节　地理环境……………………………………………………005
第三节　越医文化的渊源……………………………………………007

第二章　医学成就

第一节　对医经、伤寒的学术贡献…………………………………015
第二节　对中医“四诊”的发挥……………………………………017
第三节　对本草学、方剂学的贡献…………………………………018
第四节　临床各科的诊疗特色………………………………………019
第五节　越医文化的精神内核………………………………………022

第三章　医学流派

第一节　绍派伤寒……………………………………………………027
第二节　温补学派……………………………………………………057

第四章　专科世家

第一节　石门槛钱氏女科……………………………………………069

第二节 “三六九”伤科 …… 078
第三节 顾氏伤科 …… 083
第四节 寿明斋眼科 …… 093
第五节 其他专科 …… 096

第五章 医药相关机构

第一节 绍郡医药学研究社 …… 101
第二节 神州医药会绍兴分会 …… 103
第三节 《绍兴医药学报》报社 …… 105
第四节 绍兴中西医协会 …… 107
第五节 绍兴县国医公会 …… 108
第六节 绍兴县中医师公会 …… 109
第七节 绍兴市中医药学会 …… 110
第八节 绍兴市中西医结合学会 …… 116
第九节 《绍兴中医药》杂志社 …… 118

第六章 中西汇通

第一节 绍兴早期的西医 …… 125
第二节 绍兴早期的中西医汇通 …… 127
第三节 绍兴地区的中西医结合 …… 131

第七章 医家传录

第一节 医家选介 …… 135
第二节 古代医家选录 …… 154
第三节 当代中医代表名录 …… 171

第八章 医籍揽胜

第一节 医经研究 …… 179

第二节　本草方剂……188
第三节　医案医话……201
第四节　丛书全书……203
第五节　藏象诊法……206
第六节　临床各科……209

第九章　中医教育

第一节　绍兴医学专科学校……223
第二节　浙江医科大学绍兴分校……224
第三节　浙江省绍兴卫生学校……225
第四节　绍兴市中医学校……226
第五节　绍兴职业技术学院……228

第十章　当代中医

第一节　中医医院……235
第二节　中医服务……243
第三节　越医文化传承……247

附　录

附录一　大事记……253
附录二　医籍存目……271
附录三　绍兴地区中草药资源……303
附录四　中药企业……317
附录五　新中国成立前绍兴城关药店名录……320

参考文献……323

第一章 医学源流

第一节　建置沿革

绍兴地处我国东南沿海，地处良渚文化与河姆渡文化的影响范围内，是我国古代南方百越文化的中心、古代南方于越民族的聚居地，故称“于越”，亦称“大越”，简称“越”。秦汉时期以后，这里经济繁荣、文化昌盛、人才辈出，为中华文明史写下了辉煌的篇章。

史载大禹治水告成，在境内茅山会集诸侯，计功行赏，死后葬于此山，所以更名茅山曰“会稽”，这便是“会稽”这一名称的由来。春秋时期，于越民族以今绍兴一带为中心建立越国，成为春秋列国之一。春秋末期，越王勾践大败吴国，越国疆域拓展至江淮地区。至周显王三十六年（前333），楚威王兴兵败越，尽取故吴地至浙江，越始“服朝于楚”，而诸越邦国尚存。秦王政二十五年（前222），定江南，降越君，以吴越地置会稽郡，治吴县（今苏州）。东汉永建四年（129），会稽郡分置吴郡，移治山阴，领今浙江境内山阴等14县。隋开皇九年（589），改会稽郡为吴州，治会稽。隋炀帝大业元年（605），改吴州为越州，是为越州名称之始。唐及北宋，越州治山阴，领山阴、会稽、萧山、诸暨、余姚、上虞、剡、新昌八县。此后，领县数长期稳定。南宋建炎四年（1130）四月，宋高宗驻跸越州，取“绍奕世之宏休，兴百年之丕绪”（宋徐梦莘《三朝北盟会编》）之意，于翌年更元为绍兴；又仿唐德宗幸梁州故事，于绍兴元年（1131）十月升越州为绍兴府。是为绍兴名称之由来。元世祖至元十三年（1276），改绍兴府为绍兴路，治山阴。明、清时期复为绍兴府。

民国二十四年（1935）6月，设绍兴行政督察区。1978年9月，改为绍兴地区。1983年7月，撤销绍兴地区，设省辖绍兴市。1997年，绍兴市辖越城区、绍兴县、新昌县、上虞市、嵊州市、诸暨市。2013年10月，撤绍兴县，设绍兴市柯桥区；撤上虞市，设绍兴市上虞区。目前，绍兴市辖3个市辖区（越城区、柯桥区、上虞区）、2个县级市（诸暨市、嵊州市）、1个县（新昌县），设滨海新区、镜湖新区两个功能区（2020）。

绍兴是著名的江南水乡风光城市、东亚文化之都。1982 年 2 月，国务院公布全国第一批 24 座历史文化名城名单，绍兴名列其中。历史文化名城绍兴的一个显著特点是，中华民族五千多年文明史，都能在这里找到遗存，得到印证。

第二节　地理环境

绍兴市位于浙江省中北部、杭州湾南岸。东连宁波市，南邻台州市和金华市，西接杭州市，北隔钱塘江与嘉兴市相望，位于北纬 29° 13′ 35″至 30° 17′ 30″、东经 119° 53′ 03″至 121° 13′ 38″，属于亚热带季风气候，温暖湿润，四季分明。全境域东西长 130.68 千米，南北宽 118.1 千米，海岸线长 40 千米，陆域总面积为 8279.07 平方千米，市区（越城区、柯桥区、上虞区）面积 2965.05 平方千米。

绍兴市全境位于浙西山地丘陵、浙东丘陵山地和浙北平原三大地貌单元的交接地带，地势南高北低，形成群山环绕、盆地内嵌、平原集中的地貌特征，地形骨架呈“山”字形。地貌可概括为“四山三盆二江一平原”，而在面积分配上，则表现为“七山一水两分田”，全境地势从西南向东北倾斜，最高点位于诸暨市境内的会稽山脉主峰东白山，海拔 1194.1 米，而最低点则是海拔仅 3.1 米的诸暨‘湖田’地区，中部多为海拔 500 米以下的丘陵地和台地。北部平原地表地貌比较单调，但地下空间比较复杂，发育了分布较复杂的淤泥层、软土层和硬土层，为地表建筑提供了多样的建设基础。

远古的绍兴，一片沼泽平原，山洪漫流，潮汐泛滥。战国地理名著《禹贡》列其为“下下”。春秋战国时代，齐国宰相管仲曰：“越之水重浊而洎，故其民愚疾而垢。”历来疫疠多有流行，且有一定季节性和地方性。春冬多“风温”“春温”，夏天多“暑温”，长夏多“湿温”“痧气”，入秋多“燥病”，隆冬则多“冬温”“伤寒”。绍兴医家根据绍兴本地地理环境和发病因素，结合“伤寒”与“温病”，寒温一统，统括“伤寒”，细分明目，如“大伤寒”“小伤寒”“暑湿伤寒”“湿温伤寒”“漏底伤寒”“脱脚伤寒”等，因地制宜，制定相应治疗方法。又由于绍兴的地理东低畦滨海卑处，西北丘陵山峰重叠。故东北滨海之地多卑湿热，病多“湿阻”“痧气”“霍乱”等。而西部山地多山岚瘴气，民病则多患“疟”，更苦于“臌”。特定的地理环境和气候风貌，与越人独特的风俗习惯、疾病特征息息相关。

第三节 越医文化的渊源

《史记·货殖列传》说："江南卑湿，丈夫早夭。"为对付恶劣的自然环境、繁重的体力劳作及极差的卫生条件，古越先民很早就与疾病展开了艰难的抗争，古越大地处处留下了他们不同凡响的印迹。

在住的方面，古代越人很早就采用了针对南方多雨潮湿特点而设计的"干栏式"建筑。在衣着方面，《越绝书》有越王勾践"冬披毛裘，夏披绨绤"的记载，以适应四季温差的变化。饮食卫生方面，古代越人除使用储藏食物或贮水贮酒器外，尚有唾壶、虎子（即尿壶）、枕头等。这些可证当时的越人已有一定的卫生习惯。越人很早就饮用井水，越地酿酒与饮酒的历史悠久，酒为"百药之长"，至今绍兴人仍有喜饮药酒的习俗。先民在祭祀祖先鬼神时，大多酣歌畅舞，其意在祭神媚神，但亦有利于健身，出土文物"伎乐铜屋"展现了当时的场景。

《吴越春秋》卷十载，越王勾践说："士有疾病，不能随军从兵者，吾予其医药，给与糜粥，与之同食。"妇女分娩时，"令医守之"以接生，并规定"壮者无娶老妻，老者无娶壮妇"，提倡优生优育。古代越人医治疾病的方式有砭石、针灸、切割放血（脓）、熨烫等。越城区亭山出土的唐代青瓷脉枕，是绍兴发现的较早的诊疗用具。

我国最早的本草著作《神农本草经》记载了一味中药"禹余粮"。据传，当年大禹在剡溪治水毕功之后，民工弃粮于山谷，化为石，名禹余粮，其山名余粮山，该山在今嵊州禹溪村北数里。禹余粮有收敛固涩的功效。《嘉泰会稽志》曾载："蓟子训，齐人，卖药于会稽市，时乘青骡往来。"《万历绍兴府志》载，越大市"在郡城都亭桥，秦汉时，越人于此为市，即蓟子训卖药处"。蕺山多产蕺菜，越人素有食用蕺菜的习俗。蕺菜，《本草纲目》名鱼腥草，归于菜部；《吴越春秋》称岑草，有清肺热、化痰浊的功效。《越中杂识》载，嵊州东三十五里刘门山有“采药径”，相传为汉刘晨、阮肇采药处。南梁著名医药学家陶弘景也曾在会稽山采药，并宴请采药人，“陶堰（宴）”之名由此而来。晋著名医药学家葛洪曾炼丹于宛委山，今有“葛仙翁丹井”遗迹。香薰，内盛芳香药物以熏染，现有晋时期的青瓷香薰出土。

在养生方面，汉代上虞人魏伯阳所撰的《周易参同契》为早期气功养生学专著，历代丹道家咸尊此书为“万古丹经王”。上虞人王充撰写的《养生》十六篇虽然已佚，但《论衡》中记载的“养气”“爱精”“适辅服药”的养生理论及方法，一直影响至今。晋代书圣王羲之亦讲究养生之术。《嘉泰会稽志》载：“羲之雅好服食养性。”其不少书法作品亦与养生有关，《黄庭经》就是代表作之一。

越医文化犹如芝兰有根，醴泉有源，源远流长。

一、“越医”之名的来历

越地“医”之记载甚早。《吴越春秋》卷十载，越王勾践为鼓舞士气，对士兵说：“士有疾病，不能随军从兵者，吾予其医药，给与糜粥，与之同食。”在妇女分娩时“令医守之”以接生，并规定“壮者无娶老妻，老者无娶壮妇”。春秋左丘明《国语·越语上》亦载：“将免者以告，公令医守之。”这也是历史上对“医”称谓较早的记载。中医经典《黄帝内经》中提到了岐伯、雷公等十多位上古名医，但对这些名家，尚未使用“某医”或“医某”的称谓。殷商时期，医疗行业出现了占统治地位的“巫医”，但以医相称者仍很少见。李经纬先生认为公元前6世纪，始有秦名医医缓、医和的事迹记载，医为其职业，和、缓为其姓氏。考古发现战国玺中，有“事疡”“事痈”，及“王瘖”“郭痤”；前者指从事疮疡、痈疽治疗的医生，后者指治疗失音、嘶哑之王姓医生及治疗痤疮的郭姓医生。隋唐至明清时期，由于时间、地域与学术水平之不同，医生的称谓更为丰富。宫廷多称“太医”“大医”“御医”，民间则称“医生”“先生”“儒世”“世医”等，南方多称“郎中”，北方则称“大夫”。此外，尚有“铃医”“走方医”“坐堂医”“衙推”等，也有以地区名命名医者，如“京医”。

“越医”一词，方春阳考证，秦越人为越医之鼻祖。《太平御览》卷七三八引晋·孔衍《春秋后语》说：“齐桓公六年，越医扁鹊过齐，桓侯客待之。”文中的扁鹊指秦越人，“越”是他的籍贯，“医”是他的职业，因此称他为“越医”。唐·陆德明《经典释文》卷八《周礼音义上》说：“《史记》云：姓秦，名少齐，越人。”宋·鲍彪《战国策校注》卷三《武王》说：“按《周礼释文》引《史记》：姓秦，名少齐，越人。今《史》无少齐字，恐《释文》为是，彼时所见本未缺也。越人似非名字。”《经典释文》是一部非常权威的经学著作，《四库全书简明目录》称其：“考证精博，至今谈经之士，钻仰不穷。”此说虽非定论，但也是有理有据的一家之言。

张效霞考证“越医”一词，可能首见于《淮南子·缪称训》中“医骆以治病”句下东汉高诱所作的注：“医骆，越医。”明倪朱谟纂于天启四年（1624）的《本草汇言》，在“橘皮”的“集方”类目下，有“以上七方出越医顾朽匏《畅心集》”之句。顾朽匏，即顾尚，杭州人。这时将浙江医生统称为“越医”。清赵学敏于1765年的《本草纲目拾遗·卷八·诸谷部·米油》云：“越医全丹若云：黑瘦者食之，百日即肥白。以其滋阴之功，胜于熟地也。每日能撇出一碗，淡服最佳。”朱德明考证，全丹若是绍兴人。这时将绍兴医生称为“越医”。王孟英《王氏医案》中多处出现“越医”这一称呼，如“抵杭日招越医陈六顺诊治”等。这是外人对越医的称谓。清·平步青（1832—1896）在《霞外捃屑》卷四专列“越医”一条，开篇即云：“越中自昔多名医，代有传绪。”并且在“丛丛鱼复江边石，摆出新方八阵图”的自注中提到了张景岳：“景岳《类经》。梨洲比之周云渊易算，并叹为越中绝学。”作为绍兴人的平步青，在自己的著作中开列“越医”词条，说明“越医”作为“绍兴医”的代称，已经得到社会的普遍认同。身为“绍兴医”并自称“越医”的，较早的可能是何廉臣。1904年第16期《医学报》载有《越医何廉臣明经论中国急宜开民智》一文，1909年何廉臣编著的《新医宗必读》有《越医传派论》一节，何廉臣《增订伤寒百证歌注·自序》的落款是：“民国十七年夏历十一月望，越医何廉臣识于绍兴卧龙山麓之宣化坊。”（方、张二文均引自2009年《全国首届越医文化论坛论文汇编》）

“越医”之名，其内涵既包括所有“浙江医”者，也特指“绍兴医”者；有他人所称者，也有绍医自谓者。历史上“越医”很早就已形成特定的群体，并为社会所认同。原卫生部副部长、国家中医药管理局局长王国强这样评价越医：“绍兴乃首批中国历史文化名城，中医药文化源远流长，底蕴深厚，并自成一派，世称越医。越医呈现出专科世家多、流派多、名医多、著述多的鲜明特点，具有重实践、敢创新、善总结、知行合一的独特个性，在中华医药史上有着重要地位，为发展、繁荣中医药作出了重大贡献。”

二、越医文化的地域界定

越国是于越族以会稽（今浙江绍兴）为中心建立的国家，于越是远古时期生活在太湖和钱塘江流域的一支古老民族。《史记·越王勾践世家》载：“越王勾践，其先禹之苗裔，而夏后帝少康之庶子也。封于会稽，以奉守禹之祀。文身断发，披草莱而邑焉。后二十余世，至于允常。允常卒，子勾践立，是为越王。”《史记·越王勾践世家》引《舆地志》载：“越侯传国三十余叶，历殷至周敬王时，有越侯夫谭，子曰允常，拓土始大，称王，《春秋》贬为子，号为于越。”越国的历史，自夏王朝帝少康封无余于越，至秦王朝王翦降百越之君，延续了1800多年，但越国历史的源头应该更早，新石器时代于越先民已活跃于这片土地，并创造了灿烂的文化。越国的疆域在历史上有一个发展变化的过程。越开始立国于会稽地区，即“封于会稽”。春秋时期其疆域以会稽为中心，据有太湖、钱塘江流域，包括杭嘉湖平原、宁绍平原、金衢丘陵一带。越灭吴后，据有吴地，后又“徙都琅邪”。战国初期，越国进入极盛时期，其疆域北起今山东琅琊，沿海而南，有今江苏北部运河以东和全部苏南地区、浙江全境、安徽的皖南地区、江西的东境，南抵福建，并可能深入今湖南境内。周显王三十六年（前333），楚威王兴兵败越，“尽取故吴地至浙江”，越始“服朝于楚”，而诸越邦国尚存，越国一度退出原吴国地区，楚、越在长江以南的分界线，大约在今赣东北和皖南西境之间。越国的中心地区是今浙江省的宁绍平原、杭嘉湖平原、金衢丘陵一带。

绍兴古称“越”，是古越国的中心，也是其国都所在地。史载大禹治水告成，在境内茅山会集诸侯，计功行赏，死后葬于此山，所以更名茅山为“会稽”，这便是“会稽”这一名称的由来。春秋时期，于越民族以今绍兴一带为中心建立越国，成为春秋列国之一。春秋末期，越王勾践大败吴国，越国疆域拓展至江淮地区。至周显王三十六年（前333），楚威王兴兵败越，尽取故吴地至浙江，越始“服朝于楚”，而诸越邦国尚存。秦王政二十五年（前222），定江南，降越君，以吴越地置会稽郡，治吴县（今苏州）。东汉永建四年（129），会稽郡分置吴郡，移治山阴，领今浙江境内山阴等14县。隋开皇九年（589），改会稽郡为吴州，治会稽。隋炀帝大业元年（605），改吴州为越州，是为越州名称之始。唐及北宋，越州治山阴，领山阴、会稽、萧山、诸暨、余姚、上虞、剡、新昌八县。此后，领县数长期稳定。南宋建炎四年（1130）四月，宋高宗驻跸越州，取“绍奕世之宏休，兴百年之丕绪”（宋徐梦莘《三朝北盟会编》）之意，于翌年更元为绍兴；又仿唐德宗幸梁州故事，于绍兴元年（1131）十月升越州为绍兴府。这就是绍兴名称之由来。元世祖至元十三年（1276），改绍兴府为绍兴路，治山阴。明、清时期复为绍兴府。民国 24 年（1935）6 月，设绍兴行政督察区，辖绍兴、萧山、诸暨、余姚、上虞、嵊县、新昌七县，驻绍兴县城。1949 年 6 月，设为浙江省第十专区，辖绍兴、上虞、嵊县、新昌、诸暨、萧山六县，10 月改为绍兴专区。现绍兴市为省辖市，领越城区、柯桥区、上虞区、诸暨市、嵊州市、新昌县，市政府驻越城区。

越文化，从时间上讲不仅包括越立国之后的文化，还应包括越建国之前，越地先民所创造的文化，甚至越灭亡后越地的遗风遗俗。越国文化，指越立国期间的文化，从空间上讲涉及的地域不仅限于越文化的分布区域，还包括特定时段内原吴国疆域的文化，至少包括越文化和吴文化，即一般所称的吴越文化。越文化是越医文化的母体，越医文化所属的地域与越文化所属的地域是一致的。由于时代变迁，特定地域的界定也在不断变化，为便于研究，目前越医文化研究重点涉及的地域以现绍兴市（包括越城区、柯桥区、上虞区、诸暨市、嵊州市、新昌县）为中心。

三、越医文化形成的内外因素

（一）越文化哲学思想的影响

越文化哲学思想对越医文化形成的影响，首推范蠡、计然之观点。范蠡认为处世行事，须按照客观规律办事，提出“时不至，不可强生；事不究，不可强成”“圣人随时以行，是谓守时”（《国语·越语下》），又认为客观事物都是可以互相转化的，“阳至而阴，阴至而阳；日困而还，月盈而匡”。在经商中也处处体现其辨证思想，认为“八谷亦一贱一贵，极而复反”“八谷贵贱更相胜”（《越绝书·枕中》），他根据贵贱相互转化的规律，提出理财经商的方法，“候时转物，逐什一之利。居无何，则致资累巨万”（《史记·越王勾践世家》）。他认为要成事，既要根据客观形势，又要发挥人的主观能动作用。“天因人，圣人因天；人自生之，天地形之，圣人因而成之”（《国语·越语下》）。“天时不作，弗为人客。人事不起，弗为人始”“得时无怠，时不再来”“赢缩转化，后将悔之”。范蠡认为抓住时机、充分发挥主观能动作用，亦有形象比喻：“从时者，犹救火、追亡人也，蹶而趋之，唯恐弗及。”（《国语·越语下》）计然认为“知斗则修备，时用则知物，二者形则万货之情可得而观已。故旱则资舟，水则资车，物之理也”（《史记·货殖列传》），“凡人生或老或弱，或强或怯，不早备生，不能相葬”（《越绝书·计倪内经》）。范蠡的“守时”思想和计然的“备生”思想，对越医文化的形成影响深远，张景岳重阳气的学术观点、绍派伤寒重瘥后调理的特色等，无不被其打上烙印。

（二）越文化的兼容思想

越地，除了于越人，还有吴人、楚人、晋人、齐人、徐人等，如文种、范蠡、陈音（著名射师）是楚人，计然是晋人。《国语·越语上》记载：“四方之士来者，必庙礼之。”“其达士，洁其居，美其服，饱其食，而摩厉之于义。”《吴越春秋·勾践伐吴外传》载：“凡四方之士来者，必朝而礼之，载饭与羹以游国中。”“量其居，好其衣，饱其食。”结其果，“四方之民，归之若流水。”越与被视为中原正统的鲁国关系密切。早在越围吴时，越王勾践派人出使鲁国。据《左传》记载，哀公二十一年（前474）“夏五月，越人始来”。杜预注：“越既胜吴，欲霸中国，始遣使适鲁。”《春秋》载哀公二十三年（前472）“秋八月，叔青如越，始使越也。越诸鞅来聘，报叔青也”。越国不仅与中原鲁国等关系密切，还与远隔万水千山的秦国也有政治、经济、文化联系。《史记·六国年表》载秦厉共公二十八年（前449）“越人来迎女”。公元前449年，勾践之孙越王不寿（盲姑）在位时，秦女嫁越的史实反映了两国间的关系。越文化的兼容思想，对越医创立融伤寒、温病学说于一炉的绍派伤寒学说，以及早期越医对西医交流、包容、吸收的态度，有深远影响。

（三）地域特性及生活习俗的影响

越地的社会风尚，尚武轻死，讲究习武。越地有断发文身、贯头左衽、饭稻羹鱼、习水便舟、喜饮酒等习俗。《墨子·公孟》云：“越王勾践剪发文身，以治其国，其国治。”《战国策·赵策》云：“翦发文身，错臂左衽，瓯赵之民也。”《越绝书·记地传》说越人之性，“以船为车，以楫为马，往若飘风，去则难以”。越地是著名水乡，江河湖泊，纵横交错，星罗棋布，因此主要交通工具为舟楫，并流行干栏式建筑作为居住形式，其特点：一是干燥、通风、明亮，可以避潮湿；二是房屋建筑的整体结构科学合理。这些民风民俗，与绍兴地区特有的时病——“伤寒病”及由此形成的伤寒专科，以及越医在诊治“伤寒病”时积累的独特经验、创立的学说有密切关系。

第二章 医学成就

第一节　对医经、伤寒的学术贡献

绍兴医家研究《黄帝内经》，影响较大者有马莳、张景岳、陈士铎、姚止庵、章虚谷、田晋藩、何廉臣七大家。明代马莳的《黄帝内经素问注证发微》和《黄帝内经灵枢注证发微》二书各九卷，后者为史上《灵枢经》之最早注本。张景岳用“以类相从”之法，将《黄帝内经》分为十二大类，并详细注释，著成《类经》，又续编《类经图翼》《类经附翼》，为分类注解《黄帝内经》第一家，其所言及所用分法为后世所宗。清代及民国年间，陈士铎、姚止庵、章虚谷、田晋藩、何廉臣五家继之。姚止庵著有《素问证注节解》，他认为《黄帝内经素问》古目八十一篇，除缺《本病》《刺法》两篇外，实计七十九篇。于是他辑阴阳、脉象、治法者五十一篇，为内编；辑针灸、穴俞者二十二篇，岁运、六气者七篇，为外编。其分编方式，既不同于马莳的追踪王冰，也不同于张介宾的分节重编，而是以“理”（变化无方）、“数”（有象可拟）分内、外编。这种按《黄帝内经素问》的内容以篇为单位进行分编的方法，对姚绍虞来说，是实际研究功夫的一个侧面反映，给后人指明了另一条读《黄帝内经》的途径。章虚谷择《灵枢经》《黄帝内经素问》二经之要义，分类编纂注解，著《灵枢节注类编》。由于章虚谷是一位“享大名于粤浙之间”（何廉臣《吴批医门棒喝》序）的温病学家，把已经成熟的温病学说带进了这部著作，给《类编》增添了新光彩。他对《素问·刺热》的解说，就从伏邪立论，可谓独具只眼。还有陈士铎之《内经素问尚论》《灵枢新编》及《黄帝外经微言》，民国年间田晋藩之《内经素问校证》、何廉臣之《内经存真》，各有发挥。《绍兴府志》记载明代徐渭（文长）曾撰《素问注》，惜未见。

绍兴研究《难经》的代表医家，有南宋的王宗正和明代的马莳。王宗正所著的《难经疏义》是绍兴地区最早研究《难经》的专著。马莳全注《黄帝内经》之后，撰《难经正义》九卷。

自东汉张仲景《伤寒杂病论》问世以来，历代研究者甚众，有以经解经派，认为原文错简、要重新修订的错简派，认为原文不可增减一字、移换一节的维护旧论派，临床上又形成了以方类证派、按法类证派、按因类证派、按证类证派和分经审证派等，绍兴医家独辟蹊径，遵经旨而重实用，形成了大名鼎鼎、影响甚广的绍派伤寒。徐荣斋云："绍兴述伤寒而能法古宜今，并足以继仲景而昭来兹者，当推会稽张景岳。"张景岳在《景岳全书·伤寒典》阐述了伤寒之汗法、下法、补法及慎用苦寒的学术观点，强调勘病、辨证、论治的统一，认为"伤寒"为外感百病之总名，将"温病""暑病"设为专篇隶属于"伤寒"名下，可谓绍派之滥觞。清代乾、嘉年间俞根初所著的《通俗伤寒论》，为绍派伤寒的确立奠定了基础。何廉臣、曹炳章、邵兰荪、胡宝书等为绍派的发展，作出了重要贡献。新中国成立后，徐荣斋、连建伟等医家为绍派在当今的传承及发展，发挥了重要作用。2013 年绍兴市中医院申报的"绍派伤寒"被列入国家中医药管理局首批全国中医学术流派传承工作室建设项目，2021 年入选第五批国家级非物质文化遗产代表性项目名录。

《金匮要略》研究影响较大者，首推明·陆昂修《兰台金匮》《元机素要》和清·高学山著《金匮要略注》。

绍兴医经研究成就卓著，以《黄帝内经》《伤寒论》之研究更为海内外医家所钦佩；绍派伤寒的创立，是数代绍派医家对仲景学说传承发展的成果，影响深远。

第二节 对中医“四诊”的发挥

绍兴地区专门关于藏象、诊法类的研究，在明代之前未见专著问世，明代以后成果斐然。张景岳在《景岳全书·传忠录》中记载的阴阳、表里、寒热、虚实八纲辨证，以及“十问歌（一问寒热二问汗，三问头身四问便，五问饮食六胸腹，七聋八渴俱当辨，九因脉色察阴阳，十从气味章神见，见定虽然事不难，也须明哲毋招怨）”，影响深远，一直指导着后人的临床实践。曹炳章的《辨舌指南》为舌诊专著，引古今医籍百余家，旁及当时国内、外医学杂志和报刊所载，融会新知，又附有彩图，具有较高的实用价值，为医家所推崇。俞根初在《通俗伤寒论》中记载的六经辨舌、观目、腹诊等经验，言简意赅，切于实用，为临床医师所推崇。

脉诊方面，张景岳《景岳全书》中的《脉神章》可谓脉诊专著。书中上卷主要从部位、脉度、三部九候、七诊、六经脉体、四时脉体、胃气、六变、内外上下、脉、人迎气口、脉从病反、搏坚软散、寸口诸脉、诸脉证、病治易难、真脏脉、关格、孕妇、乳子脉等方面阐述《黄帝内经》脉义；中卷分析脉神、脉位，并介绍了浮、沉、迟、数、洪、微、滑、涩、弦、芤、紧、缓、结、伏、虚、实十六种脉象，兼析脉之常变、逆顺等情况；下卷列述《难经》、张仲景、滑寿等诸家脉义，以资参考。陈士铎撰《脉诀阐微》，又名《鬼真君脉诀》，一卷，附刊于陈氏《辨证录》后，全书五篇。第一篇论三十八脉，每脉简述其脉象、主病，篇中并概述诊脉、调患、观症等；第二篇以浮、沉、迟、数、滑、涩六脉为纲，详述兼脉之脉理、主病；第三篇论述左右臂寸、关、尺六部所见诸脉主病；第四篇论述据脉判断预后生死，认为关键“全在看脉之有神无神”；第五篇为妇人小儿脉诀。其他著作尚有唐继山《脉诀》、曹炳章《三焦体用通考》三卷手稿、祝味菊《病理发挥》《诊断提纲》合刊、傅嬾园《组织学讲义》、陈抱一《四诊笔记》《脉典》（手抄本）等。

第三节 对本草学、方剂学的贡献

明代，朱震亨之弟子徐用诚，根据历代诸家关于本草方面的论述及研究加以发挥，著《本草发挥》，多为明初医家用药所参考。至清朝至民国时期，周岩按《本草纲目》编次，对近130种药物的性能和临证应用，遵仲景《伤寒杂病论》之说，并博引历代名家注解，加以阐述析疑，编为《本草思辨录》。其他著作尚有陈士铎的《本草新编》、姚澜的《本草分经》、赵晴初的《药性辨微》、何廉臣的《实验药物学》等书籍流传于世。曹炳章对诸多药品的产地、药性及不良反应一一考证，著有《龙涎香考》《鹿茸考》《燕窝考》《白木耳考》《犀角考》《化龙骨考》《国产桂枝考》《沉香考》《哈士蟆考》《冬虫夏草考》《琥珀考》等数十种，并有《蛇谱》《鼠谱》《真珠谱》等专篇，在当时有一定影响。张若霞著《草药新纂》，对绍兴一带草药进行调查研究。胡宝书根据祖传经验并结合其临证体会，辑成《校正药性》。

方剂的研究，最早有晋代于法开著的《议论备豫方》。宋代裴宗元与陈师文等，受朝廷之命编成《太平惠民和剂局方》，作为当时官药局的成药专书和配方蓝本。民间王谬著有《是斋百一选方》。至明清，张介宾立新方八阵，创制左归饮、右归饮、柴胡疏肝散、玉女煎等方，一直沿用至今。另有董宿《奇效良方》、费杰《经验良方》等。清代有罗越峰《疑难急症简方》、周子乡《经验奇方》、丁尧臣《奇效简便方》、袁体乾《醉经楼经验良方》、黄维熊的《黄氏三世良方》、赵晴初的《奇偶方选》、黄寿衮《温病三焦方略》，以汤歌形式编著的何廉臣《新方歌诀》、赵晴初《汤歌新诀》等。

第四节　临床各科的诊疗特色

一、内科

除“绍派伤寒”和“温补学派”的大家名声最为显赫外，尚有陈士铎、王馥源、田晋藩、赵晴初、金梦安、杨质安及民国年间的傅再扬、潘文藻、俞修源等名家，形成了“湖塘傅氏”“杨氏内科”等内科世家。湖塘傅氏，始于傅馥生，师从王节庵先生，著有《伤寒论辨惑》《金匮要略辨惑》《诊余随笔》，临证尤重辨虚实、辨内外、辨气血、辨缓急、辨神色，其子幼真有《伤寒论注释》《中藏经初释》《四言脉诀》等稿存世。杨氏内科，由杨厚斋创始于清代光绪年间，学生有陶晓兰等，善治伤寒、温病，对内、妇科之危难重症，诸如大头伤寒、痰饮积聚、疫毒发斑、暑湿下利等有丰富经验。

二、儿科

绍兴儿科的记载，始于宋·张永矜《小儿方》和《卫生家宝》。明代张景岳《景岳全书》立“小儿则”专论，力纠时弊。清代徐仙槎为儿科世家，著《婴科诊治概要》。黄维熊亦为儿科世家，著《瘖科要略》，其子著《镐京直指方》，其孙著《元吉危证验方》，祖孙三代所著合称为《黄氏三世良方》。尚有周承新、徐廷槐、史锡节以痘瘖专科而负盛名。其中徐廷槐著《痘瘖一家言》和《医家恒言》，史锡节撰《痘科大全》。清末何廉臣著《新纂儿科诊断学》，潘文藻善于内科，尤精于儿科。绍兴城内断河头的汪氏儿科创始于清朝同治年间，第一代为汪竹安，他对“麻、痘、惊、瘖”的诊治颇具特色。汪氏曾在《绍兴医药学报》上发表“急惊风为痰火内闭说”“小儿瘖症浅说”“治咽喉浅说”等文，总结了其学术思想及经验。

三、妇科

绍兴妇科以钱氏妇科最负盛名，早在宋室南渡时，钱氏已颇有影响。钱氏世居山阴（今绍兴市）石门槛，钱氏第十一代先世始操女科业，有《大生秘旨》为家传衣钵。嵊县竹氏妇科，始于竹秉仁，其子祝忠高、孙竹篆甫均承其医术，第四代顾芷熙有《妇科医案问答》存世。清代在绍兴从事女科者还有单养贤，其著有《胎产全书》，广罗孕胎、生产的生理病理；单南山著《胎产指南》《明易产科》及《广嗣真诠》；周纪常著《女科辑要》；孟葑著《仁寿镜》等。近代，王慎轩以女科著名，著有《胎产病理学》《女科医学实验录》，其妻弟张又良著有《妇科学》《女科医籍提要》。徐荣斋擅女科，著《妇科知要》。

四、伤科

绍兴地区之伤科颇具影响力，首推“三六九”和“顾氏”伤科。“三六九”伤科始于宋代，原名“下方寺里西房伤科”，源自少林寺僧。自光绪年间起，下方寺僧医每逢农历三、六、九日在绍兴城宝珠桥观前坐诊，二、五、八日在肖山城凤堰桥坐诊，一、四、七在寺内坐诊，“三六九”伤科之名由此而来。“三六九”伤科现存医籍主要有：“鼻祖”所传之《下方寺西房秘传伤科》，张梅亭著、王俊林修编之《下方寺西房跌打大成》，不著撰人之《下方寺伤科医录》《里西房方药集》，其他尚有零星抄本。顾氏伤科始于清代中叶，顾士圣为鼻祖。据《道光会稽志》载：“顾士圣善伤科，调筋接骨，应手奏效，子孙世其业。”五世风来公著《医录》，为顾氏伤科传家秘本。尚有清代俞星阶曾为太平天国军医，著《伤科捷径》。新昌张氏伤科创始人张成惠，以擅治骨伤闻名。陈氏伤科发源于诸暨市赵家，代表人物陈文棠擅长接骨疗伤，其子陈吉生曾任绍兴市中医院骨伤科主任。陈氏活血膏、接骨膏、活络膏及陈氏治伤散，沿用至今。

五、外科

明代张景岳的《景岳全书》中专列“外科钤”。清代，祁广生著《外科大成》四卷，为《医宗金鉴·外科心法要旨》蓝本。俞星阶著《外科探源》。清末民初，绍兴城以马氏外科（代表医家马福康）、王氏外科（代表医家王小乐），名声较盛。诸暨郭氏外科以治疮毒、颈腰腿痛、溃烂创口、疥疮见长；黄氏外科以治疮疡、瘰疬、骨髓炎等见长，其中祖传药方“吊筋散”治外伤性痈肿、“金素散”治湿疹，每收良效。

六、喉科

车家弄马氏喉科始于清代，第九代传人马春阳有《喉科实践药方》存世。其治术分为药物外吹、内服、手术排脓，认为咽属胃、喉属肺，临床当咽喉、寒热、虚实分别治之。嵊县王杏林喉科擅用挑法，但见咽喉或红或肿或痛或脓或闭，先以挑法（用斜口挑刀挑刺患处）取效，出血为度，不可深刺；已成脓者破脓，吐去血涎或脓，后喷以吹药适量，放毒疏经络以折上炎之火势，破脓泄热毒以开壅塞之气道，有斩关夺隘之功。

七、眼科

寿明斋眼科和明明斋眼科，颇具影响力。寿明斋眼科，由余姚郑慎斋所创。郑氏共收徒7人，徐德新、胡嬴峤为其弟子。胡嬴峤在绍兴五云门外散花亭设寿明斋眼科并授徒传其医术。寿明斋眼科重视外治，有特色外治眼药40余种，远销北京、广州等地。明明斋眼科，由宁波徐德新所创。徐氏来绍在保佑桥河沿（今“劳动路”）开设明明斋眼科，因其医术高明，在绍兴一带颇有影响。徐氏所传共三支：一传董菊泉，董菊泉学成后在五云门内白果树下新设医寓，当地人称“白果树下董氏眼科”。二传王馨斋，其再传女王莲枝、子王连方，称王氏眼科。三传张伯清，其再传张竹斋（王毛姑）。王毛姑于绍兴城内三角道地设所开诊，故亦称“三角道地眼科”，并于1952年响应政府号召，参加了斜桥联合诊所。

八、其他

如针灸科，明代有徐廷蛤《针灸大全》，清代有章廷圭《重修针灸大成》，民国初年有周颂炇《针灸秘授全书》。

第五节 越医文化的精神内核

越医文化是中医药文化的重要组成部分，有两个特征：一是传承性。越医文化有着悠久的历史渊源，于越先民在医药活动之始就蕴含了越医文化的因子，并代代传承，不断发展。二是地域性。越医文化具有鲜明的地域特征，这与越地的地理风貌、人文风俗密不可分。越医文化是孕育并不断发展于越地的富有中医药特色的传统文化，包含了越医的价值观念、诊疗疾病的独特经验和思想，以及越医独有的风格和气度，蕴藏着越医的坚韧意志及智慧光芒。越医文化融合了中华传统文化与传统中医药文化的精华，凝聚着古越文化的核心思想，是中华传统医药珍贵的历史遗产，其重要的学术价值和文化价值，是浙派中医的代表，是传统中医药百花园中的一朵奇葩，在中华医药史上有重要地位。

越医文化的内涵：

1. 励精图治的务实精神

绍兴人以勤俭务实名世，耕读传家是其传统。大禹治水，百折不回，三过家门而不入，历经千辛万苦，最终克洪荒而享太平；勾践卧薪尝胆，十年生聚，十年教训，灭吴雪耻而复兴越国伟业。历代越医秉承的就是这种励精图治的务实精神，越医结社办报的成就，是其务实精神的明证。1908 年，何廉臣、裘吉生等人发起成立绍郡医药学研究社；同年，创办《绍兴医药学报》，该报水准高、学风正，是当时全国中医药学术交流的中心阵地，展示了越医制度严密、办事严格的作风。绍郡医药学研究社的选举方法是当场投票、检票，当场公布结果，社长、副社长、评议员均按得票多少当选，并在《绍兴医药学报》上公布；连续 3 次无故缺席会议、连续 3 个月未缴会费作自动退社论处。报社成立流通医药学书籍公司，在章程中明确规定“本公司专利医药书籍，出售除医药书外，可寄售各种书籍，但不能自印”“本公司禀请教育部批准立案后施行，如有中外人等借端滋闹者，送官究治”“本公司所购各种旧版书籍，苟能保存者，必当维持，不可贪利求售，查出者倍罚”。可见越医筹划之缜密。

越医治学行医的作风也充分体现了其务实精神。从《通俗伤寒论》中俞根初引用的书看，有《黄帝内经》《千金方》《伤寒总病论》《医学心悟》《顾松园医镜》《世医得效方》《张氏医通》《医门法律》《太平惠民和剂局方》《医方集解》《伤寒全生集》等，其读书之广，学习之勤，可见一斑。另外，俞氏勤于实践，曾言“谚云熟读王叔和，不如临证多，非谓临证多者不必读书也，亦谓临证多者乃读书耳”（《通俗伤寒论·伤寒要义》）。其诊病时一丝不苟，全神贯注，告诫后学“慎毋相对斯须，便处方药”（《通俗伤寒论·伤寒诊法》）。其诊病，必先观目察舌，用两手按其胸脘至小腹，有无痛处，再问其口渴与否，大小便通与不通，服过何药，然后切脉辨证，查明其病情，审定其现象，心中了了，毫无疑义，方始处方。俞氏对已在他医处诊过的患者，必问其所服何药，某药稍效，某药不效，明其有否药误，以便核前之因，配己之见，默为挽救，从不吹毛求疵，信口雌黄，并告诫后学，如果“病已垂危，无可挽救，慎勿贪功奏技，而违众处方，以招铄金之谤”（《通俗伤寒论·查旧方》）。其务实如是。

2. 不激不厉的和谐思想

书圣王羲之的书法得中和之美，雅俗共赏，后人评之“不激不厉而风规自远”（孙过庭《书谱》）；越剧以其悠扬优美之唱腔，尽显江南情调。天长日久，浸淫于越文化之中，不激不厉的和谐思想也成了越医文化的重要内涵。张景岳提出“易具医之理，医得易之用”“命门者，为水火之府，为阴阳之宅，为精气之海”“善补阳者，必于阴中求阳，则阳得阴助而生化无穷；善补阴者，必于阳中求阴，则阴得阳升而泉源不竭”。其“医易同源”的思想，阴阳既本同一体，又一分为二、体用一源的辩证观，是越医文化和谐思想的集中体现。俞根初创绍派伤寒，提出寒温一统的观点，强调治养并重，专设瘥后调理诸法。他用药轻灵，多选用质轻的草木花类药，药之用量亦较轻，并喜欢用鲜品及汁，深得“和”之奥秘。

3. 择善而从的包容胸怀

蔡元培以其“思想自由，兼容并包”的理念，奠定了北京大学成为中国思想活跃、学术兴盛最高学府的基础，越医的包容胸怀堪与之媲美。其表现：一是皇家医与草根医的融合。南宋时期，宋高宗赵构驻跸于绍兴，一大批御医随之南渡，亦有不少流落民间，绍派医家喜用瓜蒌就传之于宫廷医；钱氏女科亦因治愈高宗的妃嫔之疾有功而名声大噪。皇家医与草根医的无间融合，铸就了越医文化的权威性和创新性之魂。二是越医善于博采众家之长。一代宗师张景岳曾游学于北京、辽东等地；御医傅懋光主持了与朝鲜国御医的医学交流；章虚谷曾游学于岭南、河北、苏州等地；清末民初，越医与江、沪医家交往更是密切。赵晴初曾为马培之的《纪恩录》写跋；何廉臣曾寓苏垣一年，居沪三年；王慎轩更是把吴中作为第二故乡，承孟河医派遗钵，创办苏州国医学校，悬壶济世，以妇科大家“王神仙”享誉吴中。三是中西包容。何廉臣在《中西医学折衷论》中提出对中西医学须“择善而从，不善而改，精益求精，不存疆域异同之见”。

4. 桀骜不驯的独立个性

东汉，绍兴出了一位无神论宗师王充。在越地，既有柔美的越剧，又有高亢激昂的绍剧；既有西施之柔美，又有秋瑾之豪侠；既有深得书法中和之美精髓的王羲之，又有被誉为“八法之散圣，字林之侠客”的徐渭（袁宏道《徐文长传》）；鲁迅一介书生，却心系天下，被誉为“民族脊梁”。历代科举中，绍兴出了15个文状元，12个武状元。越人既能卧薪尝胆、韬光养晦，又能“横眉冷对”、卓尔不群。桀骜不驯的张扬个性是越医文化的重要体现。章虚谷著《医门棒喝》，针砭时弊，棒喝警世。历代尊张仲景《伤寒杂病论》为方书之宗，辨证之师，千百年来后人不敢越雷池半步；清代吴中叶天士、吴鞠通创温病学说，自此寒温之争不绝。绍派鼻祖俞根初“以六经钤百病，为确定之总诀；以三焦赅疫证，为变通之捷径”的新思路，标新立异；其后的另一绍派大家胡宝书提出“竖读伤寒，横看温病”，别出心裁。杨则民在《内经之哲学的检讨》提出：“吾人欲讨论《黄帝内经》之真价，宜以哲学的眼光衡量之，不当以自然科学的见解批评之。”诸多见解，高屋建瓴，振耳发聩。越医以傲然独立的个性扬名天下。

第三章 医学流派

浙派中医有著名的十大学术流派，其中以绍派伤寒最著名、影响最大。除此之外，温补学派、医经学派、伤寒学派、温病学派、本草学派的代表人物中亦有绍籍医家发挥了重要作用。

第一节　绍派伤寒

一、概述

自汉代张仲景撰《伤寒杂病论》，后人以其为准绳，尊其为医圣。仲景之后，能承其衣钵，卓然创立新言，吴门温病学派算一派，越中绍派伤寒也算一派。

绍派伤寒，因俞根初的《通俗伤寒论》而得名。《通俗伤寒论》何秀山之序曰："吾绍伤寒有专科，名曰绍派。"它发端于明代，成熟于清末民初。

张景岳在《景岳全书·伤寒典》中阐述了伤寒之汗法、下法、补法及慎用苦寒的学术观点，强调勘病、辨证、论治的统一，认为"伤寒"为外感百病之总名，将"温病""暑病"设为专篇隶属于"伤寒"名下，可谓绍派之滥觞。清代乾、嘉年间俞根初所著的《通俗伤寒论》，为绍派伤寒的确立奠定了基础。稍后于俞氏的任沨波，为任越安之裔孙，任氏四代皆精伤寒。越安视柯韵伯《伤寒论翼》错讹处，去繁就简，成《伤寒法祖》二卷，沨波著有《医学心源》四卷、《任氏简易方》一卷。其后，章虚谷撰《伤寒论本旨》，对仲景原文条分缕析，并撰《伤寒热病辨》，提出先分病类、后辨病症，详析伤寒、温热，对叶氏《温热论》、薛氏《湿热条辨》的解释亦颇有新意。高学山的《伤寒尚论辨似》，能辨喻嘉言之似是而非处。何秀山在俞氏《通俗伤寒论》的三卷抄本上，每条每段各加按语，或作阐发，或作补正，使"俞氏一生辨证用药之卓识雄心，昭然若发蒙"(《通俗伤寒论·前序》)，功不可没。

在绍派伤寒形成过程中，何廉臣作出了重要贡献。他先著《重订广温热论》《感证宝筏》，变化《伤寒论》成法；继而给《通俗伤寒论》逐条勘订并加以发挥，使该书内容大增（从三卷到十二卷），可以说是绍派伤寒的第一次集成；尔后，又编著《湿温时疫治疗法》《增订时病论》，校刊许叔微《伤寒百证歌注》、日本丹波氏《伤寒广要》《伤寒述义》、浅田惟常《伤寒论识》，进一步阐发了绍派伤寒的学术观点。赵睛初《存存斋医话》、黄寿衮《梦南雷斋医话》、张鲁峰《堂医话》，记载了其各自治伤寒的临床经验及学术观点。张畹香著《暑温医旨》，书中“舌苔辨”“伤寒论治”等篇，都反映了他独特的见解。周伯度在《六气感证要义》中明确指出：“外感之证，不出风寒暑湿燥火六气，曰伤寒者，对杂病而言之；若对内伤而言，则伤寒亦同为外感。伤寒之方，多可施于六气，六气之病，亦可统于伤寒。是故欲明伤寒，当先详六气，六气者，伤寒之先河也。”诸多议论，透彻明朗。钱清之邵兰荪，菖蒲溇之胡宝书，治伤寒时病均颇多心得，在病人中信誉甚高，日诊逾百人，均为著名临床实践家，为绍派理论提供了丰富的实践素材。曹炳章著《瘟痧证治要略》《暑病证治要略》，并补何氏未竟之《增订通俗伤寒论》中卷之下及下卷，撰写《通俗伤寒论绪言》，并编《历代伤寒书目考》（包括许多手抄本），故其在理论研究及编辑整理绍派伤寒医著方面贡献尤著。新中国成立初，陈幼生、傅伯扬、傅再扬、陶晓兰、潘文藻、湖塘傅氏伤寒专科，亦以擅长伤寒而著称当地。徐荣斋所著《重订通俗伤寒论》及其他有关研究绍派伤寒的学术论文，培养了绍派后一代，扩大了绍派伤寒在全国的影响，作出了重要贡献。1983 年，绍兴市中医学会、绍兴市中医院组织召开绍派伤寒专题学术研讨会，较系统地研究了绍派伤寒的历史及学术成就，引起国内学术界的关注。2001 年，连建伟著《三订通俗伤寒论》，他通过整理研究，使《通俗伤寒论》成为更加完善的版本。首届国医大师邓铁涛评“本书之出版，使浙派医学再放光彩”。2013 年，绍派伤寒被列入国家中医药管理局首批中医流派传承工作室建设计划。2021 年，绍派伤寒入选第五批国家级非物质文化遗产代表性项目名录。

绍派伤寒的形成与下列因素有关：①吴中温病学说的影响。清末民国时期，越吴两地医家来往频繁，交流密切。如赵晴初与吴中医家常相往来；何廉臣崇尚叶天士之说，曾寓苏垣，与苏州名医傅星槎等切磋医术一年之久。两地医家学术思想相互研讨、相互渗透，是很自然的事。②越地卑湿温热，绍人喜酒水的气候人文环境、温疫时病频发的现状、套用仲景辛温之法临床屡遭碰壁的事实，促使医家进行反思，自创新路。③有一群传统理论功底深厚、临床实践功夫了得、思想活跃、不甘墨守成规的医家。就绍派来说，俞根初是一位重要人物，《通俗伤寒论》是一部重要著作，但仅凭一人一著，是形不成一个学派的。正是在他周围、前后有一个医家群体，他们虽无明显的师承关系，但研究的中心却是相同的——都是四时外感病，且都处于越中这个区域，他们集体的睿智卓识汇集成河，共同造就了绍派的辉煌，在中医发展史上写了浓重一笔。

绍派伤寒的主要特征：一是诊病方法独特。其望诊重观目，辨苔划分六经，擅长腹诊。二是用药特色鲜明。其喜用质地轻清的芳香理气药，如薄荷、荆芥、橘皮、豆蔻等；喜用鲜药如鲜鱼腥草、鲜青蒿、鲜石菖蒲、鲜紫花地丁等；喜用药汁如石菖蒲汁、生姜汁、生藕汁、梨汁等。三是炮制方法特殊。如鳖血炒柴胡、干姜拌捣五味子、麻黄拌捣熟地黄、莱菔子拌捣砂仁等。四是地域特色明显，实用性强。

绍派伤寒于仲景伤寒学说：一是有创新之处，二是通俗实用。正如张山雷所说："且言虽浅近，而取之无尽，用之不竭。智者见智，仁者见仁，老医宿学，得此而且以扩充见闻，即在后生小子，又何往而不一览了然，心领神会。"（《通俗伤寒论·张序》）其重要价值：一是学术创新与实用价值。绍派伤寒提出了"以六经钤百病，为确定之总诀；以三焦赅疫证，为变通之捷诀"的新观点，是中医外感理论的创新；其辨苔划分六经，补充了《伤寒论》舌诊的不足；其望诊重目，擅长腹诊，丰富了中医"四诊"的内容；其辨证重湿，施治主化，喜用质地轻清的芳香药、鲜药、药汁等，创制了羚角钩藤汤、蒿芩清胆汤等临床确实有效的名方，具有很高的实用与学术创新价值。绍派伤寒为民国时期的中医写下了浓重一笔，是浙派中医的杰出代表，其重要内容编入《中医各家学说》《方剂学》《中医诊断学》等教材，影响广泛，至今仍为临床医生广泛应用。二是中药特色炮制传承价值。其特色炮制方法、探索机制、规范方法，具有很高传承价值。三是历史文化价值。绍派伤寒因时、因地、因人总结形成的诊疗经验及理念，体现了中医整体观念、辨证论治核心价值的精髓，具有重要的历史文化价值。四是社会经济价值。绍派伤寒自形成应用至今，挽救了无数患者的生命，治愈了无数患者的病痛，具有巨大的社会价值；绍派名家日诊百余人，促进了当地经济的繁荣和发展，具有重要的经济价值。

二、俞根初及其《通俗伤寒论》

俞根初（1734—1799），名肇源，根初为其字，以字行，因兄弟中排行第三，乡间称其俞三先生。生于清雍正十二年（1734），卒于清嘉庆四年（1799），享年65岁（据《山阴陶里俞氏宗谱》）。

俞氏世居山阴（今绍兴市）陶里村。其先世祖俞亨宗，曾为宋代隆兴进士。据《绍兴府志》记载："仕至秘阁修撰，后为刑部尚书。"明洪武年间，由亨宗后裔俞日新迁居陶里，始操岐黄业，遂世代沿袭，迄根初已历十数代。

俞氏行医近半个世纪，擅伤寒时证，日诊百数十人；其断病，若者七日愈，若者十四日愈，若者二十一日愈，十有九验，一时大名鼎鼎，妇孺皆知。其哲嗣赓香先生亦负盛名。家资渐富，乃培植子孙读书，或入政界，或从幕道，而俞氏医道遂绝（《绍兴医药月报》1924 年第 1 卷第 2 期）。俞氏师承治学虽无名师指点，亦无广深的游历，但他靠勤奋、务实、谦逊的精神治学、实践，持之以恒，终成一代名家。

俞氏之勤奋，一方面表现在其读书之勤。何秀山《通俗伤寒论·前序》曰："其学识折衷仲景，参用朱氏南阳、方氏中行、陶氏节庵、吴氏又可、张氏景岳。"从《通俗伤寒论》中俞氏所引用的书来看，有《黄帝内经》《千金方》《伤寒总病论》《医学心悟》《顾松园医镜》《世医得效方》《张氏医通》《医门法律》《太平惠民和剂局方》《医方集解》《伤寒全生集》等，其读书之广，学习之勤，可见一斑。另一方面，俞氏之勤奋还表现在其临证之勤。俞氏谓，"谚云，熟读王叔和，不如临证多，非谓临证多者不必读书也，亦谓临证多者乃为读书耳"（《伤寒要义》）。他把临证比作读书，颇有深意。俞氏非常赏识喻嘉言"读书无眼，病人无命"之谓，主张书宜活读、方宜活用，故每能悟前人之奥旨，发前人之未发，非皓首穷经、死而不化者可比。

俞氏为医，特重务实。其诊病，必先观目察舌，用两手按其胸脘至小腹、问有无痛处，再问其口渴与否、大小便通与不通、服过何药，然后切脉辨证，查明其病源，审定其现象，心中了了，毫无疑义，方始处方。常谓"慎毋相对斯须，便处方药"（《伤寒诊法》）。"若不将病源症候，一一明辨在先，遽为舌苔之征实，不比脉象之蹈虚。而以探试幸中之药品，妄事表彰，断定草药可治某舌，亦多误人之弊。后之学者，必小心谨慎之"（《心法提要》）。俞氏从其四十多年的临证实践中，深深体会到，要真正治好伤寒，必须有治疗杂病的扎实根基。他说："故前哲善治伤寒者，其致力虽在杂病未研之先，而得心转在杂病悉通之后，不亲历者不知也，临证不博者更不知也。"（《伤寒夹证》）俞氏于他医疏忽处，亦能用心研习，如专设瘥后调理法一节，示病家以调理方法，亦为医家治伤寒提供了一条思路。

俞氏一生虚怀若谷，敬同道，重医德，对已在他医处诊过的患者，必问其所服何药、某药稍效、某药不效，明其有否药误，以便核前之因，酌已之见，默为挽救，从不吹毛求疵，信口雌黄。俞氏告诫后学"如果病已垂危，无可挽救，慎勿贪功奏技，而违众处方，以招铄金之谤"（《通俗伤寒论》），并对病家专好议药以责问医者、医家专好议方以伤残同道、议药不议病的陋俗深恶痛绝。

另外，俞氏还认为“勘伤寒症，全凭胆识。望形察色，辨舌诊脉，在乎识；选药制方，定量减味，在乎胆。必先有定识于平时，乃能有定见于俄顷。然临证断病，必须眼到、手到、心到，三者俱到，活泼泼地，而治病始能无误，熟能生巧，非笨伯所能模仿也”（《通俗伤寒论·前序》）。诚心得之言。

俞氏代表作《通俗伤寒论》，具体成书年代不详。

是书原系俞根初手稿，凡三卷，其著作体裁，一曰勘伤寒要诀，二曰伤寒本证，三曰伤寒兼证，四曰伤寒夹证，五曰伤寒坏证，六曰伤寒复证，七曰瘥后调理法。后经同邑何秀山氏整理加按，何廉臣再予勘订，于1916年首次在裘吉生主编之《绍兴医药学报》上陆续刊出。全书印至中卷之中停编、停印，其中卷之下及下卷，未刊中止，后因何廉臣于1929年8月谢世，致使是书功亏一篑。廉臣哲嗣幼廉，不忍先人未竟之志湮没不彰，力请曹炳章助其整理完全。曹氏乃将前印之稿，分编分章分节，重为编定，卷册均分为十二卷。其原文不删一字，原书之中、下未成二册，悉照何廉臣预定目录编次，整理残稿，依次编述，其原稿有缺失者，根据平时与何氏朝夕讨论之经验学识，为其撰补，其间有实验心得，另列“廉勘”之后，附入发明之，历时二载，始告竣工。1932年，该书由上海六也堂书局出版。全书增为四编二十卷十二章。第一章伤寒要义，第二章六经方药，第三章表里寒热，第四章气血虚，第五章伤寒诊法，第六章伤寒脉舌，第七章伤寒本证，第八章伤寒兼证，第九章伤寒夹证，第十章伤寒坏证，第十一章伤寒复证，第十二章瘥后调理法。如此，斯书得以完璧，但因前后数人易稿，文中不无瑕疵。故徐荣斋于1944年起，历时十一年，予以潜心研究，系统整理，俾去芜存菁，益臻完美，而成《重订通俗伤寒论》。徐氏每节根据自己体会，进行补充加注。如第十二章中的“病中调护法”一节，就是徐氏增补的内容。另外，徐氏还补充了陈逊斋的“六经病理”、姜白鸥的“脉理新解”，对原书亦做了一定的删减和修订。全书的编书体例：各部均先列俞氏著文和俞氏经验方；次附何秀山的按语和何廉臣之勘补内容；最后附徐氏的按语。是书1955年由杭州新医书局出版，1956年由上海卫生出版社出版。

《通俗伤寒论》是一部论述四时感证的专著，集中代表了俞氏论治伤寒的学术思想和临床经验。俞氏认为中风自是中风、伤寒自是伤寒、湿温自是湿温、温热自是温热，然皆列入伤寒门中。因张仲景著《伤寒杂病论》，当时不传于世，晋·王叔和以断简残编，补方造论，混名曰《伤寒论》，而不名曰四时感证论，从此一切感证，通称伤寒，从古亦从俗，俞氏亦从俗，故此书名曰《通俗伤寒论》。

全书共12章，各章内容分述如下：

第一章“伤寒要义”，是一个纲领，贯穿后面的11章，分述六经形层、六经病理、六经病证、六经脉象、六经舌苔，并设六经、三焦用药法、六淫病用药法、用药配制法，最后为六经总诀，论述六经治则。

第二章“六经方药”，按经审证，对证立方，设发汗剂、和解剂、攻下剂、温热剂、清凉剂、滋补剂，附方101首。

第三章“表里寒热”，分述表寒、里寒、表里皆寒、表热、里热、表里皆热、表寒里热、表热里寒、里真热表假寒、里真寒表假热诸证。

第四章“气血虚实”，分述气虚证、气实证、血虚证、血实证、气血皆虚证、气血皆实证、气虚血实证、气实血虚证、气真虚而血假实证、血真实而气假虚证诸证。

第五章“伤寒诊法”，分述观两目法、看口齿法、看舌苔法、按胸腹、问渴否、询二便、查旧方、察新久，其中观目法及按胸腹，更为俞氏之发明。

第六章“伤寒脉舌”，详述伤寒脉舌之诊法，以补总论中“六经脉舌”之未备。

第七章“伤寒本证”。所谓本证者，谓受寒而致病者也。分小伤寒、大伤寒、两感伤寒、伏气伤寒、阴证伤寒5端。

第八章“伤寒兼证”。所谓兼证者，或寒邪兼他邪，或他邪兼寒邪，二邪兼发者也。有伤寒兼风、伤寒兼湿、伤寒兼痧、伤寒兼疟、伤寒兼疫、风温伤寒、风湿伤寒、湿温伤寒、春温伤寒、热证伤寒、暑湿伤寒、伏暑伤寒、秋燥伤寒、冬温伤寒、大头伤寒、黄耳伤寒、赤膈伤寒、发斑伤寒、发狂伤寒、漏底伤寒、脱脚伤寒21证。

第九章“伤寒夹证”。俞氏谓伤寒最多夹证，其病内外夹发，较兼证尤为难治，分夹食伤寒、夹痰伤寒、夹饮伤寒、夹血伤寒、夹阴伤寒、夹哮伤寒、夹痞伤寒、夹痛伤寒、夹胀伤寒、夹泻伤寒、夹痢伤寒、夹疝伤寒、夹痨伤寒、临经伤寒、妊娠伤寒、产后伤寒16证。

第十章“伤寒坏证”，论述伤寒转痉、转厥、转闭、转脱四大重证的证治。

第十一章“伤寒复证”，论述伤寒劳复、食复、房复、感复、怒复五大难证的证治。

第十二章“调理诸法”，分述病中调护法，瘥后药物调理法、食物调理法、气候调理法、起居调理法，示人调理法，颇有新意。

《通俗伤寒论》版本，有1916年《绍兴医药学报》连载本，1932年上海六也堂书局本，1934年上海千顷堂书局本，1948年重庆中西医药图书社本，1955年杭州新医书局本，1956年上海卫生出版社本等。

何秀山《通俗伤寒论·前序》评：“直截了当，简明朴实。”

何廉臣《通俗伤寒论·后序》评：“其辨析诸证，颇为明晰，其条列治法，温寒互用，补泻兼施，亦无偏主一格之弊，方方切用，法法灵通，其定方宗旨，谓古方不能尽中后人之病，后人不得尽泥古人之法，全在一片灵机，对证发药，庶病伤寒者其有豸乎……俞氏此著，勤求古训，博采众法，加以临证多年，经验丰富，故能别开生面，独树一帜，多发前人所未发，一洗阴阳五行之繁文，真苦海之慈航，昏衢之巨烛也。学者诚能从此书切实研求，广为探索，则历代伤寒名家，皆堪尚友矣。”

曹炳章《通俗伤寒论·绪言》评：“可谓方法美备，学理新颖，不但四季时病无一不备，而重要杂证，亦无遗漏矣。得俞、何及末学三人之经验，成伤寒独一无二之大观，为当今改进国医之先锋，可为后学登堂入室之锁钥，亦无不可。”

曹炳章《重订通俗伤寒论题辞》评：“何廉臣先生之《通俗伤寒论》，自1932年出版以来，医学界公认为四时感证之诊疗全书。”

张山雷《增订通俗伤寒论·序》评：“且言虽浅近，而取之不尽，用之不竭，智者见智，仁者见仁，老医宿学，得此而且以扩充见闻，即在后生小子，又何往而不一览了解，心领神会。”

徐荣斋评：“内容都是诊疗伤寒的临床经验，简明切要，完全系当时传道授业之口诀，浮泛语少，实用价值高。”

邓铁涛《三订通俗伤寒论·序》载：“本书原作者俞根初先生为浙江名医，‘专治伤寒（外感热病）四十余年，有胆有识，日诊百数十人，大名鼎鼎，妇孺皆知。’可见俞根初先生临床实践之功底丰厚，在丰富的临床基础上写成《通俗伤寒论》，足证此书是一本从实践中来又能指导临床实践之专著。”

书名《通俗伤寒论》，其通俗之处在于发展了仲景的《伤寒论》，书中的‘伤寒兼证’，很多内容今天来看已属于温病的范围了。温病学说的发生是有清一代之重大成就，这是历史发展的必然结果。若以‘寒温统一论’观点看，则俞根初先生可以说是先行者。

本书另一特色是诊断上的发挥，重视舌诊，补充了《伤寒论》之不足。在辨证方面，除了六经辨证论治之外，对表、里、寒、热、虚、实、真、假及气血辨证加以详论，则在诊断上发挥了仲景之论，为‘八纲’辨证论添砖加瓦。

在方剂方面收录了不少俞氏的经验方，有些已成为名方，则方剂上又发挥了仲景矣。

书名曰《通俗伤寒论》，实在是继承仲景《伤寒论》又加以发展与创新，‘通俗’者，谦辞耳。今天科学发展快，特别强调创新，如何在继承的基础上创新，俞根初先生及其后继者的《通俗伤寒论》给我们以正确的启示，树立了榜样。”

三、俞根初的学术思想及临证经验

（一）六经三焦倡新论

俞氏辨证外感时病，遵张仲景之旨，兼参温病学说，结合六淫致病理论，以六经统摄三焦、气血辨证，从表里寒热论治外感病，既不同于伤寒学派，又异于温病学派，探微索奥，自成一家，对后世辨证外感病有较大影响。

1. 形层说解六经

张仲景《伤寒论》中提出的六经辨证，丰富了《素问·热论》的六经分证理论，并为辨证论治奠定了基础；对《黄帝内经》运用汗、下法治疗热病的思想有较大的发展，其创制的栀子豉汤、黄芩汤、白虎汤、竹叶石膏汤、麻杏甘石汤、大小柴胡汤及三承气汤等，为后人所推崇。因此，《伤寒论》被后世医家称为统治外感病的专书，六经辨证也被誉为统治百病的辨证纲领。然而，至清代吴中叶、吴温病学派兴起，却对此提出异议。他们认为《伤寒论》“专为伤寒而设，未尝遍及于六淫也”（《温病条辨·朱序》），“仲景之书专论伤寒，此六气中之一气耳……其余五气，概未之及”（《温病条辨·汪序》）。认为以伤寒之法，疗六气之疴，无异御风以绨，指鹿为马。所以，叶天士创卫气营血辨证，吴鞠通倡三焦辨证，以别于伤寒之六经辨证。吴鞠通谓：“若真知确见其为伤寒，无论何时，自当仍宗仲景；若真知六气中为何气，非伤寒者，则于本论中求之。”（《温病条辨·自序》）由此而引发了伤寒派与温病派之争。俞氏认为要解决他们之间的纷争，应该对《伤寒论》中提出的“六经”实质有清晰的认识。

六经辨证是《伤寒论》辨证论治思想的集中体现，历代医家对六经实质进行了不断探讨，然众说纷纭，各执一端，莫衷一是。俞氏遵《黄帝内经》《伤寒论》之旨，重温热病病变之实，结合临床，提出以形层说解六经理论，别有新意。其内容有二：

一是内外形层。俞氏说："太阳经主皮毛，阳明经主肌肉，少阳经主腠理，太阴经主肢末，少阴经主血脉，厥阴经主筋膜。"(《通俗伤寒论·六经形层》)

二是上下形层。俞氏说："太阳内部主胸中，少阳内部主膈中，阳明内部主脘中，太阴内部主大腹，少阴内部主小腹，厥阴内部主少腹。"(《通俗伤寒论·六经形层》)。俞氏还以上述观点对《伤寒论》的条文作了合理的解释。如太阳经的桂枝汤证、麻黄汤证，不仅在外有恶寒发热的皮毛病状，而且还有胸闷、咳喘的胸部症状。言简意赅，明白透彻。何氏祖孙的注释更有利于我们理解俞氏的观点。何秀山说："此即六经分主三焦之部分也。《内经》云：上焦心肺主之，中焦脾胃主之，下焦肝肾主之，乃略言三焦内脏之部分也。合而观之，六经为感证传变之路径，三焦为感证传变之归宿也。"何廉臣谓："张长沙治伤寒法，虽分六经，亦不外三焦。言六经者，明邪所从入之门，经行之径，病之所由起、所由传也；不外三焦者，以有形之痰涎水饮、瘀血渣滓，为邪之抟结，病之所由成、所由变也。窃谓病在躯壳，当分六经形层；病入内脏，当辨三焦部分，详审其所夹何邪，分际清晰，庶免颟顸之弊。"俞氏形层说解六经理论，为阐发仲景六经学说精蕴，另辟蹊径，亦为其寒温一统理论奠定了基础。

2. 八纲辨析六经

俞氏除以形层说解六经外，还以八纲结合六经加以辨析。俞氏说："凡勘伤寒，必先明表里寒热。有表寒，有里寒，有表里皆寒；有表热，有里热，有表里皆热；有表寒里热，有表热里寒，有里真热而表假寒，有里真寒而表假热。"(《通俗伤寒论·表里寒热》)并告诫说："发现于表者易明，隐伏于里者难辨；真寒真热者易明，假寒假热者难辨"。俞氏又谓："凡勘伤寒，既明病所之表里，病状之寒热，尤必明病人之气血，病体之虚实"(《通俗伤寒论·气血虚实》)，立有气虚、气实、血虚、血实、气血皆虚、气血皆实、气虚血实、气实血虚、气真虚而血假实、血真实而气假虚等证。俞氏以八纲学说析六经，立足临床，不囿于《伤寒论》条文，俞氏还以其丰富的临床经验进行提要，更具深意。"吾四十余年阅历以来，凡病之属阳明、少阳、厥阴而宜凉泻清滋者，十有七八；如太阳、太阴、少阴之宜温散温补者，十仅三四，表里双解，三焦并治，温凉合用，通补兼施者，最居多数"(《通俗伤寒论·六经治法》)。"六经实热，总清阳明；六经虚寒，总温太阴；六经实寒，总散太阳；六经虚热，总滋厥阴”(《通俗伤寒论·六经总诀》)。由博返约，提纲挈领，堪为后学师法。俞氏以八纲辨析六经，从另一侧面为我们理解六经实质提供了一条思路。

3. 寒温一统成新论

俞氏以为伤寒派与温病派的两种理论，本不是水火不容的，只是由于两派各执一端，使之人为对立罢了。因此，俞氏提出寒温一统新论。

其一，俞氏在病名概念上加以澄清。俞氏谓：“伤寒，外感百病之总名也”(《通俗伤寒论·伤寒要义》)他指出中风、伤寒、湿温、热病、温病，皆列入伤寒门中者，“因后汉张仲景著《伤寒杂病论》，当时不传于世，至晋·王叔和以断简残编，补方造论，混名曰‘伤寒论’，而不名曰‘四时感证论’，从此一切感证，通称伤寒。”“后汉张仲景著《伤寒杂病论》，以伤寒二字统括四时六气之外感证”(《通俗伤寒论·伤寒夹证》)。故俞氏在病名上统称伤寒温热，如风温伤寒、湿温伤寒、秋燥伤寒、冬温伤寒等。

其二，俞氏在辨证上提出“以六经钤百病，为确定之总诀；以三焦赅疫证，为变通之捷诀”(《通俗伤寒论·六经总诀》)。俞氏认为《伤寒论》虽为诊疗外感时病之全书，但毕竟详于伤寒而略于温热，且仲景居于湖南高燥多寒之地，与江浙卑湿温热之地不同，不能照搬硬套，故俞氏根据温热病致病的特点，在六经辨证大纲指导下，参以六淫、新感伏邪致病说(其中对六淫中湿之为病，辨之尤详)，使三焦辨证、八纲辨证与之有机结合，既丰富了仲景六经辨证理论，又补温病学派之未备。何廉臣称之曰：“廉臣细参吴氏《条辨》峙立三焦，远不逮俞氏发明六经之精详，包括三焦而一无遗憾。”(《六经总诀》)

其三，俞氏将这一理论应用于临床实践。在诊断上，俞氏以六经各有主脉、主舌为纲，以下细分相兼脉、相兼舌为目。治疗上，专列六经用药法、三焦用药法两节，并提出“风寒风温，治在太阳；风温风火，治在少阳；暑热燥火，治在阳明；寒湿湿温，治在太阴；中寒治在少阴，风热治在厥阴”(《通俗伤寒论·六经治法》)。“阳道实，故风寒实邪从太阳汗之，燥热实邪从阳明下之，邪之微者，从少阳和之；阴道虚，故寒湿虚邪从太阴温之，风热虚邪，从厥阴清之，虚之甚者，从少阴补之；阳道虽实，而少阳为邪之微，故和而兼补；阴道本虚，而少阴尤虚之极，故补之须峻”(同上)。“外寒宜汗，宜用太阳汗剂药；里寒宜温，宜用太阴温剂药，固已，惟上焦可佐生姜、豆蔻；中焦可佐以朴、草果，或佐丁香、花椒；下焦可佐小茴、沉香，或佐吴茱萸、乌药，随证均可酌入”(《通俗伤寒论·六淫病用药法》)。六经、三焦、八纲理论浑然一体，应用自裕。

俞根初提出的辨证感证理论源于临诊实践，遵经旨而参众家之长，俞氏以此为指导，总结了特别适宜于江浙温湿之地、喜饮酒之人的伤寒诊法及辨脉舌法，制定了六经方药及调护法，其观两目法、看口齿法、看舌苔、按胸腹等诊法，及羚角钩藤汤、蒿芩清胆汤、加减葳蕤汤、阿胶鸡子黄汤等方剂，至今仍为广大临床医生所喜用，俞氏功不可没。

（二）观目诊腹辨舌苔

望、闻、问、切，历来是中医诊察疾病的重要手段，但由于各种疾病有不同的特性，故历代医家在“四诊”的基础上各有发明，叶天士辨治温病总结的辨舌、验齿、察斑疹、白痦法就是一个很好的例子。俞氏辨治伤寒，主张四诊合参，而重观目、擅腹诊、察舌分经，则是其独到之处。

1. 观目

《黄帝内经》云：“五脏六腑之精皆上注于目。”目系上入于脑，脑为髓海，髓之精为瞳子。肝脉交颠入脑，由脑系而通于目，故肝开窍于目，目则受灵机于脑，脑为元神之府。神以心为宅，以卢为门，而其所出入之窍，得以外见者惟目，目于人之精神存亡息息相关。故俞氏说：“凡诊伤寒时病，须先观病人两目。”“凡病至危，必察两目，视其目色以知病之存亡也。故观目为诊法之首要。”（《通俗伤寒论·观两目法》）

俞氏观目之法：首以目开、目闭别阴阳，凡开目欲见人者阳证，闭目不欲见人者阴证。次观神之有无以测危重症的吉凶。凡目有眵有泪，精采内含者，为有神气，凡病多吉；无眵无泪，白珠色兰，乌珠色滞，精采内夺及浮光外露者，皆为无神气，凡病多凶。目清能识人者轻，睛昏不识人者重。目不了了，尚为可治之候，两目直视，则为不治之疾。瞳神散大者元神虚散，瞳神缩小者脑系枯竭。目暗者，肾将枯。目睛不轮，舌强不语者，元神将脱。俞氏指出凡目睛正圆，及目斜视上视，目瞪目陷，皆为神气已去，病必不治。但应注意有些病人也有直视斜视上视，目睛微定，后移时即如常人，此属痰闭所致，不可竟作不治论。

最后，俞氏通过观察患者目白、目眵、目泪、目胞等的变化，辨其属热属寒、为湿为风。“目白发赤者，血热；目白发黄者，湿热”“目眵多结者，肝火上盛”“目光炯炯者，燥病，燥甚则目无泪而干涩；目多昏蒙者，湿病，湿甚则目珠黄而眦烂。眼胞肿如卧蚕者，水气，眼胞上下黑色者，痰气。怒目而视者，肝气盛，横目斜视者，肝风动”（均见《通俗伤寒论·观两目法》）。

俞氏发明之观目法，使医者能在纷繁的症候中抓住主要矛盾，有提纲挈领的作用，于重危病人尤为重要。感证瞬息万变，若遇一危重病人，仍按部就班，四诊合参，慢条斯理，难免贻误病情。故何廉臣谓“俞氏以观目为诊法之首要，洵得诊断学之主脑”（《通俗伤寒论·观两目法》），并非过誉之词。

2. 腹诊

《黄帝内经》云：“胸腹者，脏腑之郭也。”胸腹为五脏六腑之宫城，阴阳气血之发源，故俞氏谓：“若欲知其脏腑何如，则莫如按胸腹，名曰腹诊。”

腹诊源于《黄帝内经》，以后历代医家各有发挥，惜论述多散在零星，惟俞氏始集先贤菁华，融个人心得而汇为专篇，并推腹诊为“诊法上第四要诀”。其诊法，俞氏谓宜按摩数次，或轻或重，或击或抑，以察胸腹之坚软、拒按与否，并察胸腹之冷热、灼手与否，以定其病之寒热虚实。若欲诊肌表之病变，则宜轻手循抚，自胸上而脐下，知皮肤之润燥，可以辨寒热；若欲诊深部之病变，则宜重手推按，察其硬否，以辨脏腑之虚实、沉积之何如；介于二者之间，宜中手寻扪，问其痛不痛，以察邪气之有无。其轻、中、重手法，犹如诊脉之浮、中、沉手法也。其具体内容可以分为下面三点：

①虚里测吉凶。俞氏认为按胸必先按虚里。虚里在左乳下两寸，为脉之宗气所聚处也。俞氏的经验是，按之应手，动而不紧，缓而不急者，宗气积于腹中，是为常。其病理变化，按之微动而不应者，宗气内虚；按之跃动而应衣者，宗气外泄。按之弹手，洪大而搏，或绝而不应者，皆心胃气绝，病不治。虚里无动脉者必死。虚里搏动而高者，亦为恶候。但猝惊、疾走、大怒后，或强力而动肢体者，虚里脉动虽高，移时即如平人，不忌，不得误作恶候。虚里为脉之宗气所聚，与寸口六部相应，诊虚里的优势在于“往往脉候难凭时，按虚里则确有据”。如厥脱闭证，脉多伏而不现或散乱不收，细察虚里，可明辨宗气之盛衰。浅按便得、深按不得者，气虚之候。轻按洪大、重按虚细者，血虚之候。按之有形，或三四至一止，或五六至一止，积聚之候。

按胸除诊虚里外，还可候他脏之虚实。按之胸痞者，湿阻气机或肝气上逆；按之胸痛者，水结气分或肺气上壅；胸前高起，按之气喘者，则为肺胀。肝居胁部，胆附其中，两胁候肝胆。若肝病须按两胁，两胁满实而有力者肝平。肝胆为病，不外乎气滞、热郁、血瘀所致疝瘕数端。按其胁肋胀痛者，非痰热与气互结，即蓄饮与气相搏。两胁下痛引小腹者，肝郁；男子积在左胁下者，属疝气，女子积在右胁下者，属瘀血；两胁胀痛、手不可按者，为肝痛。两胁空虚，按之无力者为肝虚。“按其膈中气塞者，非胆火横窜包络，即伏邪盘踞膜原”。上、中、下三脘，“平而无涩滞者，胃中平和而无宿滞也”。以手按之痞硬者，为胃家实。

②冲任辨真假寒热。冲任两脉，起于胞中，根植肝肾。皆行于脐之上下左右，冲为血海，任主胞胎，职司调节五脏阴血。俞氏认为，冲任为脐间动气之源，与虚里同为生命活动的征兆之一，诊冲任预后与虚里同功，而辨寒热真假尤为可据。脐，名神阙，为神气之穴、保生之根。其诊法，密排右三指，或左三指，以按脐之上下左右，动而和缓有力，一息二至，绕脐充实者，肾气充也。“按冲任脉动而热，热能灼手者，症虽寒战咬牙，肢厥不利，是为真热而假寒。若按腹两旁虽热，于冲任脉久按之，无热而冷，症虽面红口渴，脉数舌赤，是为真寒而假热。”并以冲任脉动之高低来推断热势轻重。动而低者热尚轻，动而高者热甚重，经治疗积热渐下，冲任脉动渐微。

③察有形实积。辨有形实积，虽亦可从问诊中了解一些原委，但总莫若直接触摸积块来得确切无误。俞氏的体会是：“水积胸者，按之疼痛，推之辘辘”。食结胸者，按之满痛，摩之嗳腐。血结胸者，痛不可按，时或昏厥。因虽不同，而其结痛拒按则同。”“痛不可忍者为内痈。痛在心下脐上，硬痛拒按，按之则痛益甚者，食积。痛在脐旁小腹，按之则有块应手者，血瘀。腹痛牵引两胁，按之则软，吐水则痛减者，水气。”虫积则有三个特点：“腹有凝结如筋而硬者，无定处；有物如蚯蚓蠢动，隐然应手；高低凹凸如畎亩状，熟按之，起伏聚散，上下往来，浮沉出没。若绕脐痛，按之磊磊者，乃燥屎结于肠中。”（引文均见《通俗伤寒论·按胸腹》）

3. 六经辨舌

舌苔在外感病中变化最多最速，俞氏专设“六经舌苔”一节，各经各有主舌，与六经用药相应，使人易得舌诊要领。俞氏的经验是：“太阳表证初起，舌多无苔而润，即有亦微白而薄，甚或苔色淡白……少阳主半表半里，偏于半表者，舌多苔色白滑……偏于半里者，舌多红而苔白……阳明居里，舌苔正黄，多主里实……太阴主湿，舌多灰苔，甚则灰黑……少阴主热，中藏君火，多属血虚，舌色多红……厥阴气化主风，风从火化，舌多焦紫。”

在此基础上，俞氏再论六经舌的主要变化：太阳病者，素多痰湿者，苔多白滑，舌色淡红。素禀血热者，苔虽微白，舌色反红。若传入本腑，膀胱蓄溺，苔多纯白而浓，却不干糙；膀胱蓄热，苔多白兼微黄，薄而润滑。少阳病者，若白苔多而滑，黄灰苔少者，半表证多；红舌多而白苔少，或杂黄色灰色者，半里证多。阳明病者，黄白相兼，邪犹在经。微黄而薄，邪浅中虚。黄而糙涩，邪已入腑。浅黄薄腻，胃热尚微。深黄浓腻，胃热大盛。老黄焦黄，或夹灰黑，或起芒刺，胃热已极。太阴病者，灰而滑腻，湿重兼寒；灰而淡白，脾阳大虚。灰而糙腻。湿滞热结；灰而干燥，脾阴将涸。少阴病者，淡红浅红，血亏本色；深红紫红，血热已极；鲜红灼红，阴虚火剧；嫩红干红，阴虚水涸。厥阴病者，多见火化，但亦有寒化，舌多青滑。对一些特殊舌苔，俞氏特意予以提醒，如少阳病见白苔粗如积粉，两边色红或紫者，温疫伏于膜原也；苔白如碱者，膜原伏有浊秽也。若阳明病见黄而垢腻，湿热食滞；黄起黑点，温毒夹秽；黄厚不燥，舌色青紫，多夹冷酒，或夹冷食；黄而晦暗，多夹痰饮，或夹寒瘀。太阴病见舌苔或灰或黑，或灰黑相兼，病多危笃，切勿藐视。厥阴病舌见青紫，其病必凶；深紫而赤，肝热络瘀，或阳热酒毒；淡紫带青，寒中肝肾，或酒后伤冷。

俞氏的观目法、腹诊、六经辨舌法，丰富了温热病诊断学。何廉臣说："俞氏按胸以诊虚里，按腹以诊冲任，较诊太溪、趺阳，尤为可据。故腹诊之法，亦诊断上之必要。"徐荣斋生前亦曾对笔者说："俞氏之腹诊法，能补中医诊法之未逮，可法可传。"

（三）开郁透达留出路

俞氏说："医必求其所伤何邪先去其病。病去则虚者亦生，病留则实者亦死。虽在气血素虚者，既受邪气，如酷暑严寒，即为虚中夹实，但清其暑，散其寒以去邪，邪去则正自安。"（《通俗伤寒论·气血虚实》）。故俞氏治感证总以祛邪为首务。这与伤寒派之重视扶阳、温病派之重视救阴，强调的侧重点有所不同。

1. 凡伤寒病均以开郁为先

俞氏认为，伤寒为病虽千变万化，但究其因不过是一气之通塞耳，塞则病，通则安，故提出"凡伤寒病，均以开郁为先"（《通俗伤寒论·六经治法》），并指出，"如表郁而汗，里郁而下，寒湿而温，火燥而清，皆所以通其气之郁也"（同上）。俞氏将这一观点验之于临床，认为风邪自外而入，必先郁肺气，故治风宜宣气泄卫药，轻则薄荷、荆芥，重则羌活、防风，而杏、蔻、橘、桔尤为宣气之通用。寒邪为犯，除外寒宜汗，里寒宜温外，视其病变部位之不同，上焦佐生姜、豆蔻，中焦佐以厚朴、草果，或丁香、花椒，下焦佐小茴、沉香，或吴茱萸、乌药，以辛香开郁。张凤逵《治暑全书》曰："暑病首用辛凉，继用甘寒，终用酸泄敛津。"俞氏的经验是，辛凉宣上药，轻则薄荷、连翘、竹叶、荷叶，重则香薷、青蒿，而芦根、细辛尤为辛凉疏达之能品。俞氏谓："浙绍卑湿，凡伤寒恒多夹湿"（《通俗伤寒论·六经方药》）。辨证重湿、施治主化，为俞氏治伤寒一大特色。如治风湿，俞氏常以温散之品以微汗，通用羌、防、白芷，重则二术、麻、桂，以取“风能胜湿”之意。湿热以芳淡之品宣化之，通用如蔻、藿、佩、滑、通、二苓（猪苓、茯苓）、茵、泽之类，重则五苓（五苓散）、三石（飞滑石、生石膏、寒水石），亦可暂用，取其辛香疏气、甘淡渗湿之义。燥邪为病，虽有凉燥、温燥之分，治有温润、凉润之异，但俞氏以为达郁宣气则一。郁火为患则宜发，发则火散而热泄，轻扬如葱、豉、荷、翘，升达如升、葛、柴、芎以发散之。

俗医治温病热证，往往急于清火，而忽于里滞。不知胃主肌肉，胃不宣化，即极力凉解，反成冰伏。俞氏之枳实导滞汤，用小承气合连、槟为君，苦降辛通，善导里滞，再佐以楂、曲疏中，翘、柴宣上，木通导下，开者开，降者降，不透发而自透发。治心包气郁之证，俞氏以连翘栀豉汤清宣包络、疏畅气机。方中以清芬轻宣心包气分主药连翘，及善清虚烦之山栀子、豆豉为君，臣以辛夷仁拌捣郁金，专开心包气郁，佐以轻剂枳、桔，宣畅心包气闷，以达归于肺，使以橘络疏包络之气，蔻末开心包之郁。若光清热而不开郁，无异扬汤止沸，难以为功。又如香苏葱豉汤疏郁达表，柴胡达原饮开达三焦之气机，使膜原伏邪外解等，亦为疏气达郁之良剂。

另外，俞氏重开郁的观点，我们还可从其反面——使用补法中得到佐证。如治凉燥后期，阳损及阴，肝血肾阴两亏，俞氏用当归、苁蓉、熟地黄、杞子、鹿胶、菟丝子等，甘温滋润以补阴，丝毫无阴凝阳滞之弊，其重疏达之意可见一斑。

2. 为邪留出路

俞氏治时病祛邪的思路是为邪留出路，具体方法是发表、攻里。“邪去正乃安，故逐邪以发表、攻里为先”（《通俗伤寒论·六经总诀》）。对发表、攻里的含义，俞氏有独特理解：“余谓发表不但一汗法，凡发疹、发斑、发瘖、发痘，使邪从表而出者，皆谓之发表；攻里亦不仅一下法，凡导痰、蠲饮、消食、去积、通瘀、杀虫、利小便、逐败精，使邪从里而出者，皆谓之攻里。”（同上）并指出发表法中发汗、发斑、发疹之不同，由其病位深浅而异，即：“邪留气分，每易疏透，轻则自汗而解，重而解以战汗、狂汗；邪留血分，恒多胶滞，轻则发疹而解，重则解以发斑发疮。”其具体方法还有，外风宜散，内风宜息，表寒宜汗，里寒宜温，伤暑宜清，中暑宜开，伏暑宜下，风湿寒湿，宜汗宜温，暑湿芳淡，湿火苦泄，寒燥温润，热燥凉润，郁火宜发，实火宜泻，阴火宜引。何秀山对此极为赞赏，说：“此语极为明通，凡邪从外来，必从外去，发表固为外解，攻里亦为外解，总之使邪有出路而已，使邪早有出路而已……邪早退一日，正即早安一日，此为治一切感证之总诀。”（《通俗伤寒论·六经总诀》）

俞氏在组方遣药时，充分体现了这一特点。如治邪热内陷心包之玳瑁郁金汤，方中除用介类通灵之玳瑁、幽香通窍之郁金为君外；使以山栀子、木通引上焦之郁火屈曲下行，从下焦小便而泄；野菰根、竹叶、灯芯、带心翘，轻清透络，使火热、痰邪外达而神清。加减小柴胡汤，方中使以益元散滑窍导瘀，俾邪从前阴而出。导赤清心汤，方中以茯苓、益元散、木通、竹叶引其热从小便而泄，以童便、莲心咸苦达下，交济心肾而速降其热。何秀山在该方的按语中说：“是以小便清通者，包络心经之热，悉从下降，神气清矣。”又如蠲饮万灵汤，方中用芫花、甘遂、茯苓、大戟峻下逐水，使胸及胁腹之饮，皆从二便而出。由临床验之，为邪留出路，诚不失为一种治时病的好方法。

3. 分步逐邪法

俞氏认为当认证确切后，下水结则甘遂、大戟，下瘀结则醋炒生大黄，下寒结则巴豆霜，下热结则主生大黄，“应用则用，别无他药可代，切勿以稳药塞责，药稳定而病反不稳定也”（《通俗伤寒论·六经用药法》）。故俞氏治吐泻不得、腹痛昏闷、病势险急之干霍乱，急用涌吐法，川椒五七粒和食盐拌炒微黄，开水泡汤，调入飞马金丹十四五粒，作速灌肠，使其上吐下泻，祛其邪以安正。但若寒热互现，虚实错杂，新感宿疾并见而病情繁复者，当视其轻重缓急，分步治之，而难度亦更大。俞氏谓：“人皆谓百病莫难于伤寒，予谓治伤寒何难？治伤寒兼证稍难，治伤寒夹证较难，治伤寒变证更难，治伤寒坏证最难。盖期间寒热杂感，燥湿互见，虚实混淆，阴阳疑似，非富于经验而手敏心灵，随机应变者，决不足当此重任。”（《通俗伤寒论·伤寒要义》）俞氏从其临证得失中体会到：“切不可一见暑病，不审其有无兼证夹证，擅用清凉也。”（《通俗伤寒论·六淫病用药法》）暑湿乃浊热黏腻之邪，最难愈，治之初用芳淡，继用苦辛通降方能收功。伤寒兼寒湿者，先与苏羌达表汤加苍术、川厚朴，使其微汗以开胃。兼湿热者，先予藿香正气汤加冬瓜皮仁、丝通草芳淡化湿以双解表里，继予增减黄连泻心汤，苦辛通降以肃清湿热，终予白术和中汤，加川石斛、谷芽，温和中气以开胃。内伤血郁、外感风寒之夹血伤寒，当活血解表为先，轻则香苏葱豉汤加减，重则桂枝桃仁汤出入；次下瘀血，轻则五仁橘皮汤合抵当丸，重则桃仁承气汤，俟瘀降便黑，痛势轻减者，可用四物绛覆汤，滋血活络以善后，或用新加酒沥汤滋阴调气以芟根。

4. 以通为补

俞氏祛邪的另一种特色为“以通为补”。治妊娠伤寒，俞氏的治则是“疏邪解表，以治其标；扶元托散，以培其本。营虚者，养血为先；卫虚者，补气为亟；营卫两虚，温补兼施”（《通俗伤寒论·妊娠伤寒》）。但若孕妇见里热壅闭，大便不通，脉洪数者，俞氏主张治以三黄解毒汤（黄连、黄芩、黄柏、栀子、大黄）。若妊娠而见热郁阳明，热极而发紫黑斑、脉洪数者，若不急治，胎陨在即，主以青黛石膏汤（青黛、鲜生地黄、生石膏、升麻、黄芩、焦栀子、葱头）。俞氏的经验是，“如用血分滋腻之药不效，又当审察应下则下，惟中病则止，不可固执成法”（同上）。治产后伤寒身热，恶露为热搏不下，烦闷胀喘狂言者，抵当汤及桃仁承气汤主之。伤寒小产，恶露下行，腹胀烦闷欲死，大黄桃仁汤（朴硝、大黄、桃仁）主之。俞氏谓：“以通为补，此皆庞安常之法也。”（《通俗伤寒论·产后伤寒》）

俞根初治时病重祛邪的观点，与张子和很相似，但俞氏之祛邪法纯由伤寒出发，更切于时病之治，亦更灵活实用。可以说，俞氏注重祛邪，强调透达的经验，是张子和祛邪理论在时病治疗中的活用，也为张子和攻邪理论增添了新内容。

（四）治伤寒独重阳明

俞氏谓：“伤寒证治，全借阳明。”（《通俗伤寒论·六经治法》）“凡勘伤寒病，必先能治阳明。”（《通俗伤寒论·六经总诀》）俞氏这一观点源于张仲景顾护胃气的学术思想，较陆九芝在《伤寒阳明病释》中提出的“阳明为成温之薮”的思想，更为完善，更切实用。

1. 六法全借阳明

俞根初说：“邪在太阳，须借胃汁以汗之；邪结阳明，须借胃汁以下之；邪郁少阳，须借胃汁以和之；太阴以温为主，救胃阳也；厥阴以清为主，救胃阴也；由太阴湿胜而伤及肾阳者，救胃阳以护肾阳；由厥阴风胜而伤及肾阴者，救胃阴以滋肾阴，皆不离阳明治也。”“伤寒多伤阳，故末路以扶阳为急务；温热多伤阴，故末路以滋阴为要法。扶阳滋阴，均宜侧重阳明。”何秀山对此做了很好阐发：“伤寒虽分六经，而三阳为要，三阳则又以阳明为尤要，以胃主生阳故也。若三阴不过阳明甲里事耳，未有胃阴不虚而见太阴证者，亦未有胃阴不虚而见厥阴证者；至于少阴，尤为阳明之底板。惟阳明告竭，方致少阴底板外露；若阳明充盛，必无病及少阴之理。盖少阴有温、清二法，其宜温者，则由胃阳偏虚，太阴湿土偏胜所致；其宜清者，则由胃阴偏虚，厥阴风木偏胜所致。阳明偏虚，则见太阴厥阴；阳明中竭，则露少阴底板。故阳明固三阴之外护，亦三阳之同赖也。如太阳宜发汗，少阳宜养汗，汗非阳阴之津液乎？”故此，俞氏设九味仓廪汤以益气发汗，此方妙在参、苓、仓米益气和胃，协济羌、防、薄、前、桔、甘，各走其经以散寒，又能鼓舞胃中津液，上输于肺以化汗，即所谓“借胃汁以汗之”之意。设调胃承气汤缓下胃腑结热，其药较仲景调胃承气汤多姜、枣二味，以助胃中升发之气，秉“借胃汁以下之”之意。又借仲景小柴胡汤和解益气，俞氏特别欣赏方中参、夏、姜、枣、草和胃阴壮里气之用，“盖里气虚则不能御表，表邪反乘虚而入，识透此诀，始识仲景用参之精义。盖上焦得通，精液得下，胃气因和，不强通其汗，而自能微汗以解。”俞氏以为治法虽千变万化，但健脾胃必须时时放在首位，脾胃若不健，药又岂能收功？俞氏治阴虚火旺，心阴虚者，以阿胶黄连汤为主药；肝阴虚者，以丹地四物汤为主药；脾阴虚者，以黑归脾汤为主药；肺阴虚者，以清燥救肺汤为主药；肾阴虚者，以知柏地黄丸为主药；冲任阴虚者，以滋任益阴煎为主药。但若胃未健者，则以先养胃阴为首要，以洋参、燕窝、银耳、白毛石斛、麦冬等品为主药。在制方时，俞氏常顾及阳明，如清燥养营汤，方中以陈皮运气疏中，妨碍胃滞气，梨汁醒胃以增汁。在瘥后调理时更重脾胃，俞氏认为瘥后遗症的药物调理，当分补虚、清热两项。补虚有两法：一补脾，一补胃；可以六君子汤、黄芪建中汤、叶氏养胃汤加减。清热亦有两法：初病时之热为实热，宜苦寒药清之；大病后之热为虚热，宜用甘寒药清之。二者有霄壤之殊。凡人身天真之气，全在胃口，津液不足，即是虚，生津液即补虚。故以生津之药合甘寒泄热之药以治感后之虚热，如麦冬、生地黄、牡丹皮、北沙参、西洋参、鲜石斛、梨汁、蔗浆、竹沥、鲜茅根之类，皆为合法，丝毫无苦寒之弊，其重阳明之意昭然若揭。

2. 阳明多火化证、重危症

风寒暑湿，悉能化火，故火病独多；火必就燥，阳明专主燥气，故久必归阳明。风寒、暑湿、湿热，一经传到阳明，皆成燥火重症。故俞氏谓，“阳明之为病，实证多属火”（《通俗伤寒论·六经总诀》）。“六经实热，总清阳明”（同上）。阳明又多兼证、重危症。胃热冲肺，则咳逆痰多，冲心包络，则神昏发厥；冲心则神昏谵语，或但笑而不语；下烁肝肾，则风动发痉，阴竭阳越，其变证由于失清失下者多。阳明之邪，失表失清，以致陷入太阴，故阳明又多中湿证（俞氏分阳明标证、本证、中见证、兼证）。当辨湿重而热轻者，失于汗解，或汗不得法，湿气内留，或其人素多脾湿，湿与热合，最为浊热黏腻。热重而湿轻者，往往内郁成斑，斑不得透，毒不得解，尤为危候，急宜提透，不使毒邪陷入少、厥二阴。邪入阳明，热结燥实者固多，气结湿滞者亦不少见。故俞氏在治疗阳明时，先将其分成上、中、下三脘现证，以别其浅深轻重之不同。俞氏谓："阴阳本证，在上脘病尚浅，咽干口苦，气上冲喉，胸满而喘，心中懊侬；在中脘病已重，大烦大渴，胃实满，手足汗，发潮热，不大便，小便不利；在下脘，由幽门直逼小肠，且与大肠相表里，病尤深重。日晡发热，谵语发狂，目睛不知，腹胀满，绕脐痛，喘冒不得卧，腹中转矢气，大便胶闭，或自利纯清水，昏不识人，甚则循衣摸床，撮空理气。"（《通俗伤寒论·六经总诀》）俞氏治阳明之法虽多，然总以健运胃气，或清或下为主。具体方药有，以大承气汤峻下大肠结热，调胃承气汤缓下胃腑结热，厚朴七物汤攻里兼发表，柴芩清膈煎攻里兼和解，六磨饮子下气通便，枳实导滞汤下滞通便，加味凉膈煎下痰通便，白虎承气汤清下胃腑结热，陷胸承气汤肺与大肠同治等。何秀山赞曰："（阳明病）其生其死，不过浃辰之间。即日用对病真方，尚恐不及。若仅视同他病，力求轻稳，缓缓延之，而病多有迫不及待者。俞氏善用凉泻，故能善治阳明，而名医之名，亦由此得。"（《通俗伤寒论·六经总诀》）

（五）方方切用法轻灵

俞氏治感证，宗仲景六经理论，旁参三焦学说、六淫致病说，故其专设六经用药法、三焦用药法、六淫病用药法，列方剂 101 首，分汗、和、下、温、清、补六法，以应六经之治。综观俞氏用药，以轻灵见长，所制汤方，每出新意，何廉臣称其"方方切用，法法通灵"。（《通俗伤寒论·后序》）

1. 六经用药，纲举目张

为使医者能正确、全面掌握感证的治疗大法，俞氏在《通俗伤寒论》中开明宗义第一章，即设六经、三焦、六淫病用药法，论述其主要用药规律，让医者有规可循、有章可依，起到纲举目张的作用。俞氏的经验是："（六经者）太阳宜汗，轻则杏、苏、橘红，重则麻、桂、薄荷，而葱头尤为发汗之通用。少阳宜和，轻则生姜、绿茶，重则柴胡、黄芩，浅则木贼、青皮，深则青蒿、鳖甲。阳明宜下，轻则枳实、槟榔，重则大黄、芒硝，滑则桃杏、五仁，润则当归、苁蓉……太阴宜温，轻则藿、朴、橘、半，重则附、桂、姜、萸，而香、砂尤为温运之和药……少阴宜补，滋阴轻则归、芍、生地，重则阿胶、鸡黄，而石斛、麦冬尤为生津之良药。补阳，刚则附子、肉桂，柔则鹿胶、虎骨，而黄连、官桂为交阴阳之良品。厥阴宜清，清宜心包，轻则栀、翘、菖蒲，重则犀、羚、牛黄，而竹叶、灯心尤为清宣包络之轻品。清泄肝阳，轻则桑、菊、丹皮，重则龙胆、芦荟，而条芩、竹茹，尤为清泄肝阳之轻品。”

三焦者，上焦主胸中、膈中，橘红、豆蔻是宣畅胸中的主药，枳壳、桔梗是宣畅膈中的主药。中焦主脘中、大腹，半夏、陈皮是疏畅脘中的主药，川厚朴、腹皮是疏畅大腹的主药。下焦主小腹、少腹，乌药、官桂是温运小腹的主药，小茴、橘核是辛通少腹的主药，而绵芪皮为疏达三焦外膜之主药，焦山栀为清宣三焦内膜之主药，制香附为疏达三焦气分之主药，全当归为辛润三焦络脉之主药。

俞氏谓：“风寒暑湿燥火，为六淫之正病，亦属四时之常病，选药制方，分际最宜清析。”（《通俗伤寒论·六淫病用药法》）俞氏把六淫病用药法归纳为：①风病以宣气泄卫为先，轻则薄荷、荆芥，重则羌活、防风，通用为杏、蔻、橘、桔。风郁久变热生痰，宜蜜炙陈皮、瓜蒌、川贝、胆星、竺黄、蛤粉、枳实、荆沥之属。若风热日久烁液耗津，则宜用润燥药，轻则梨汁、花露，重则知母、花粉，而鲜生地黄、鲜石斛尤为生津增液之良药。②寒邪为病，外寒宜汗，太阳汗剂药主之；里寒宜温，太阴温剂药主之。③暑邪为患，当察其有所兼夹，分别治之。暑湿，宜藿梗、佩兰、薏苡仁、通草、苍术、石膏、草果、豆蔻、滑石、炒香枇杷叶、鲜冬瓜皮瓤芳淡清泄为先；暑秽，宜葱、豉、菖蒲、紫金片锭、青蒿、鲜银花、鲜薄荷主之；暑瘵，宜西瓜汁合童便热服，或鲜茅根汤磨犀角汁。④湿邪为病，宜淡渗为主法，二苓、米、滑为主药。伤脾阳者宜香砂、理中汤，伤及肾阳者以真武汤正本清源。风湿宜羌、防、白芷、二术、麻、桂以温散，寒湿宜二蔻、砂、朴、姜、附、丁、桂以燥之，湿热宜蔻、藿、佩兰、滑、通、二苓、茵陈以芳淡宣化。若湿火盘踞肝络，血瘀而热，应苦寒泻火为君，佐辛香以通里，如栀、芩、连、柏、龙荟、清麟丸等，略参冰、麝、归须、泽泻。⑤燥病治当首分温凉，凉燥温润，宜紫菀、杏仁、桔梗、橘红之属；温燥凉润，宜鲜桑叶、杏仁、瓜蒌皮、川贝之类。⑥火病则别虚实，郁火宜发，葱、豉、荷、翘、升、葛、柴、芎施之；虚火宜补，补中益气汤主之，即甘温除大热是也。

2. 相须相恶，各得其宜

组方遣药，难在配伍。若配伍得当，则诸药共力；若配伍失宜，则药力无存，病安能愈？俞氏深谙个中三昧，每能将两味普通药合用一起而使全方顿生灵气。如同为发汗，麻黄配桂枝为重剂发汗，苏叶合葱、豉为轻剂发汗。同为和解，由于配伍不同，其侧重点亦各有异。黄芩配柴胡为和解少阳，蝉、蚕配生大黄为升降和解，茹、橘合苏梗为旁达和解。同为泻下，因邪之轻重，患者体质之强弱，食积、水积、痰积之不同，故配伍亦各异。元明粉配白蜜为急性润下，陈海蜇合地栗为慢性润下，楂、曲配制大黄为下食滞，桃、红合醋大黄为下瘀积，礞、沉配制大黄为下痰火，遂、戟合制大黄为下水积，黄芪配归、苁蓉为润下老人气秘，桃仁合松、柏二仁为润下产妇血秘。同为消食积，则有谷积、肉积、酒积、水积之不同。神曲配谷麦芽则消谷食，山楂合萝卜子则消肉食，乌梅配蔗浆、葛花则消酒积，商陆合千金霜则消水积。其他配伍经验还有：杏、蔻配姜、橘为辛温开上，香、砂合二陈为辛温和中，附、桂配丁、沉为辛温暖下，葱、豉配栀、芩为辛凉解肌，杏、橘合栀、翘为轻清宣上，芩、连配姜、半为苦辛清中，五苓合三石为质重导下，芦笋配灯芯为轻清宣气，桑叶合牡丹皮为轻清凉血，知母配石、甘为甘寒清气，犀、羚合鲜地为咸寒清血，橘、半配茯苓则消湿痰，蒌、贝合竹沥则消燥痰，姜、附配荆沥则消寒痰，海粉合梨汁则消火痰，燕窝配冰糖为补津液，酸枣仁合茯神为补心神，熟地黄配杞子为补肾精，杜仲合川续断为补筋节。俞氏自谓："此皆配制之要略，开后学之悟机"(《通俗伤寒论·用药配制法》)。

又如鳖血炒柴胡、干姜拌捣五味子、麻黄拌捣熟地黄、生姜拌炒食盐、桂枝拌捣滑石，用肉桂泡汁渗入茯苓片内晒干入药，取其温阳化饮之效等特殊炮制方法，相反相成，更具妙思。

3. 质轻力胜，药贵中病

俞氏治感证多选用质轻的草木花类药，质重之介类药及血肉有情之品不常用，药之用量亦较轻，并喜欢用鲜品及汁，而正是这些不起眼的药物，经俞氏精心配伍，合理应用，屡起重疴危证。以轻取胜，亦是俞氏用药之一大特色。

俞氏之柴胡陷胸汤，方中柴胡一钱，姜半夏三钱，小川连八分，苦桔梗一钱，黄芩钱半，瓜蒌仁五钱，小枳实钱半，生姜汁四滴分冲。其用药之轻清，剂量之小，由此可见。又如苏羌达表汤，俞氏对方中之剂量有特别说明，苏叶钱半至三钱，防风一钱至钱半，光杏仁二钱至三钱，羌活一钱至钱半，白芷一钱至钱半，鲜生姜八分至一钱，浙茯苓皮二钱至三钱，广橘红八分至一钱。从俞氏的一般经验来说，药量多在三钱之内。俞氏常用之鲜品，有鲜生姜、鲜竹茹、鲜葱白、鲜石斛、鲜枇杷叶、鲜茉莉花、鲜荷叶、鲜冬瓜皮、鲜银花、鲜薄荷、鲜茅根等，取其药鲜力专、透发力强之故。俞氏常用取汁的药，有菖蒲汁、生姜汁、生藕汁、竹沥、沉香汁等。如五汁一枝煎，方中鲜生地黄汁、鲜茅根汁、鲜生藕汁、鲜淡竹沥、鲜生姜汁、紫苏旁枝，俞氏还在方后特别注明其服法：先将紫苏旁枝煎十余沸，取清汤盛盖碗中，和入五汁，重汤炖温服。何秀山氏称五汁一枝煎为“清润心包、濡血增液”之良方。

俞氏治病在肌表之感证，多用轻宣药，即使治疗危笃沉疴，亦以轻药奏效。俞氏治妇人温病热结血室证，症见昼日明了、夜则谵语，甚则昏厥、舌干口臭，便闭溺短等危象，俞氏以柴胡羚角汤主之，和解偏重破结。方中有鳖血柴胡二钱，归尾二钱，杜红花一钱，碧玉散三钱，羚角片三钱（先煎），桃仁九粒，小青皮钱半，炒川甲一钱，吉林人参一钱，醋炒生锦纹三钱，药量不大，药物亦为轻清之品，而病者服之霍然而愈。因此，俞氏认为治病贵在对证下药，只要药证相符，轻剂可愈重病，若药证不投，药愈重而病愈深。

4. 因地因人，通灵达变

俞氏治感证已达出神入化之境地，于临床瞬息万变之病证，莫不成竹在胸，信手拈来，即成妙方。

俞氏在苏羌达表汤后注释云：“浙绍卑湿，凡伤寒恒多挟湿，故予于辛温中佐以淡渗者，防其停湿也。湖南高燥，凡伤寒最易化燥，仲景予辛温中佐以甘润者，防其化燥也。辛温发汗法虽同，而佐使之法则异。”（《通俗伤寒论·六经方药》）俞氏由患者所处地域不同，从仲景方中悟出玄机，而新制苏羌达表汤，非精于临证、敏于心思者难能做到。俞氏谓：“病变不常，气血有素，穷不常之病变，须门门透彻，葆有素之气血，要息息通灵，斯可言医治之方药矣。”（《通俗伤寒论·六经方药》）

为此，俞氏治感证，并非只着眼于外来之邪，十分重视患者之气血盛衰。如俞氏治阴虚体质感冒风温及冬温咳嗽、咽干痰结之证，设加减葳蕤汤以滋阴发汗，方以生玉竹滋阴润燥为君，臣以葱、豉、薄、桔，疏风清热，佐以白薇苦咸降泄，使以甘草、红枣甘润增液，以助玉竹之滋阴润燥。若纯用表药全然无汗，而得此阴气外溢则汗自出，病亦随之而解，可谓是活用汗法能自出新意者。俞氏还善于化裁古方，如新加三拗汤，为《太平惠民和剂局方》三拗汤基础上加荆、薄疏风，桔、甘宣上，使以橘饼、蜜枣辛甘微散，变峻剂为平剂，以治风伤肺，寒伤太阳，头痛恶寒、无汗而喘、咳嗽白痰等症，效如桴鼓。何秀山称之为“屡用达药，善于化裁者矣”（《通俗伤寒论·六经方药》）。又如柴胡达原饮和解三焦法，以柴、芩为君，臣以枳、桔开上，朴、果疏中，青、槟达下，以开达三焦之气机，使膜原伏邪尽从三焦而外达肌膜，佐以荷梗透之，使以甘草和之，较之吴又可之原方又有新意。此外，俞氏以仲景三承气汤为基础，化裁出三仁承气汤、陷胸承气汤、犀黄承气汤、白虎承气汤、桃仁承气汤、解毒承气汤、养营承气汤等，于临床运用颇为合拍，足堪师法。

（六）传变要诀是“三化”

俞根初认为，虽然伤寒一证传变颇多，然不外乎火化、水化、水火合化三端。从火化者，多少阳相火证、阳明燥实证、厥阴风热证；从水化者，多阳明水结证、太阴寒湿证、少阴虚寒证；从水火合化者，多太阴湿热证、少阴厥阴寒热错杂证。俞氏又说，大抵绍患伤寒者，火化证多于水化，水火合化者亦不鲜。其意义有三：一是明确了伤寒传变的三大途径——火化、水化、水火合化；二是分析了其传变的原因与邪的性质、受邪脏腑的特性、人体禀赋、气候时令等因素有关；三是言简意明，切于实用。俞根初自谓：“就予所验，凡太阳伤寒，其邪有但传少阳阳明而止者；有不传少阳阳明越传三阴者，各随其人之体质阴阳，脏腑寒热。从火化者为热证，从水化者为寒证，从水火合化者，则为寒热错杂之证。医者能审其阴阳盛衰、寒热虚实，为之温凉补泻于其间，对证发药，随机应变，心灵手敏，庶可以治伤寒变证矣。”（《通俗伤寒论·伤寒本证》）

何秀山按：“此节论伤寒传变证，抉择原论之精华，补助仲景之缺略，发明火化、水化、水火合化三端，独出心裁，非经验宏富者不能道，学人当奉为准绳。”何廉臣谓：“俞氏特立火化、水化、水火合化三端，已握传变之主脑。然后审定各人之特性因素，再将气候风土、寒热燥湿、老幼男女等之各异及其体质强弱、脏性阴阳，与夫生活状态、旧病有无等关系，辨其经络脏腑之外候，断其寒热虚实之真相，以决方剂。虽多引用成方，略为加减，而信手拈来，适中病情。细绎其诊察之法，大抵以头、项、背、腰之变化察表，以面目、九窍之变化察里，以血脉、睛、舌之变化察其病势之安危，断其病机之吉凶。”（均引自《通俗伤寒论·伤寒本证》）

其火化、水化、水火合化三证辨证及处理方法简介如下。

1. 火化

邪传少阳经证，和解兼表，柴胡枳桔汤主之。邪传少阳腑证（偏于半里证），和解兼清，蒿芩清胆汤主之。小结胸者，和解兼开降法，柴胡陷胸汤主之。少阳上焦之邪渐结于中焦阳明，和解兼轻下法，大柴胡汤去姜半夏加川厚朴、风化硝治之。

邪热传入胃经，尚为散漫无形之燥热，未曾结实，宜清透而不宜攻下之阳明外证，辛凉泄热为君，佐以甘寒救液，新加白虎汤主之。若顺证则一剂知，二剂即已。若见逆证，则人参白虎汤，或孙氏生脉散参许氏二加龙蛎汤，力图急救，希冀侥幸于什一。

邪传阳明胃腑，则病有太阳阳明、正阳阳明、少阳阳明、太阴阳明、少阴阳明、厥阴阳明。其证有热结、痰结、水结、气结、发黄、蓄血、液枯、正虚之各异。

①太阳阳明，为太阳转属阳明之热结也。宜以攻里兼解法，厚朴七物汤治之。

②正阳阳明，有轻、重、危三证。轻者，热已结胃，胃腑不和也，法当泄热润燥，佐以和胃，调胃承气汤微下之。重者，胃中热结移入小肠，法当苦寒泻火，佐以辛通，小承气汤缓下之（微和胃气，勿令大泄下）。危者，胃小肠热结，上蒸心脑，下移大肠，急急峻下存阴为君，佐以息风开窍，大承气汤加犀角（用代用品）、羚角（用代用品）、紫雪急救之。脉弦者生，涩者死，此要诀，切记之。

③少阳阳明，即仲景所谓误发汗而利小便，胃中燥烦而实，大便难是也。轻则和解兼攻下法，大柴胡汤主之；重则攻里兼和解法，柴芩清膈煎主之。

④太阴阳明，其证有二：一为肺胃合病，肺中痰火与胃中热结，而成下证。法当肺与大肠并治，开降肺气以通大便，陷胸承气汤主之。若水与郁热互结在胸脘、胁、肺胃之间，法当急下停饮，蠲饮万灵汤主之。二为脾胃合病，脾中湿浊与胃中热结，而成下证，急急开泄下夺，承接未亡之阴气于一线，小承气汤加川黄连、至宝丹急救之。若再失下，其脾必约，仲景麻仁脾约丸，缓不济急，速投三仁承气汤加硝蜜煎润下之，庶可转危为安。

⑤少阴阳明，有轻、重、危三证。轻者，外邪初陷于心胃之间，乃包络热郁之闷证也，法当微苦微辛，轻清开透，连翘栀豉汤主之。重者，少阴邪从火化合阳明燥化，而成下证，法当急下存阴，大承气汤加犀角（用代用品）、鲜生地黄峻下泻之。危者，少阴少火悉成壮火合并阳明燥热，而成下证，亟亟开泄下夺，泻燎原之邪火，以救垂竭之真阴，犀连承气汤加西黄、麝香急拯之。

⑥厥阴阳明，有轻、重、危三证。轻者，厥阴气结合阳明热结，而成下证，仲景所谓厥应下之是也。法当苦辛通降，下气散结，六磨饮子去木香，加广郁金主之。重者，此厥阴火亢合阳明热结，而成下证，仲景所谓脉滑而厥，厥深热亦深也。法当清燥泻火，散结泄热，四逆散缓不济急，白虎承气汤加广郁金润下之。危者，此由厥阴郁火，深伏于肝脏血络之中，而不发露于大经大络，直透胃肠而外发也。往往气闭闷毙，顷刻云亡。治宜先刺要穴出血（如少商、中冲、舌下紫筋、曲池、委中等穴）以开泄其血毒，再灌以紫雪，品飞龙

夺命丹，以开清窍而透伏邪。

俞氏谓："太少两阳与阳明合病，仲景已有明文。三阴与阳明合病，仲景《伤寒论》虽未指出，而细阅其书，亦未尝无是证，及临证实验，尤为数见不鲜。爰将病状、脉舌、疗法、药方，一一标明，以补仲景原书之不逮，从岐伯中阴溜腑之义，悟出三阴实而邪不能容，邪正互争，还而并入胃腑以成下证也。"

发黄、蓄血，本阳明常见之变证。最难治者，阳明病应下失下，邪盛正虚之坏病。若见发黄，为瘀热在里，热不得越而成阳黄也。轻则清利小便为君，荡涤黄液佐之，茵陈蒿汤调下矾硫丸，使黄从小便去。重则荡涤黄液为君，清利小便佐之，栀子大黄汤调下矾硫丸，使黄从大便去。

若见蓄血，此为瘀热在里，《黄帝内经》所谓蓄血在下，其人如狂是也。轻则凉血化瘀，犀角地黄汤加光桃仁、广郁金、白薇、当归须、青糖拌炒活䗪虫等清消之，重则破血逐瘀，桃仁承气汤急攻之，极重用抵当汤去虻虫（光桃仁二十颗、酒醋炒生大黄二钱、盐炒水蛭三支研细）加夜明砂（三钱包煎）、蜜炙延胡（钱半）、炒穿甲（一钱，现用代用品）、杜牛膝（四钱）、麝香（五厘，冲）等峻攻之。

邪热传入厥阴经证，为阳经热邪传入足厥阴经标病也。法当清泄肝热，清肝达郁汤主之，或用四逆散加制香附、小川黄连、霜桑叶、童桑枝、广郁金等疏通之。

邪热传入厥阴脏证，为阳经热邪传入足厥阴脏本病也，法当大泻肝火，龙胆泻肝汤去柴胡加白头翁、胡黄连主之。若火旺生风，肝风上行，邪陷包络，厥深热亦深，法当息风开窍，羚角钩藤汤加紫雪五分或八分急救之。若吐蛔而昏厥者，此为蛔厥，小儿最多，妇人亦有，速投连梅安蛔汤，调下妙香丸，清肝驱虫以救之，羚角钩藤汤不可与也。

以上少阳、阳明、厥阴三经脏腑变证，皆伤寒邪从火化之传变也。

2. 水化

太阳表证未罢顺传阳明，此仲景所谓胃中虚寒，水谷不别故也。先以桂枝橘皮汤解其表，表解即以香砂二陈汤温其里，以白术和中汤温脾和胃而痊。

太阳表寒虽解而阳明中有水气，此由胃阳素虚，猝为表寒所侵，触动里结之水气，累及脾胃不能健运所致。呕多者，先与吴茱萸汤止其呕，利多者，与胃苓汤，温中化水，继以香砂理中汤温健脾阳，升发胃气，其病即愈。

邪传太阴经证，为太阳经邪越传足太阴标病，法当芳淡温化，藿香正气汤主之。若湿流肌肉，发为阴黄，前方送下矾硫丸，燥湿除疸以退之。

邪传太阴脏证，此太阴寒邪，直入足太阴脏证也。法当温健脾阳，香砂理中汤主之，重则热壮脾肾，附子理中汤主之。

太阳寒邪内陷少阴经证，此太阳未解，少阴先溃，必其人肾阳素虚，邪从太阳中络直入足少阴肾经也。温调营血为君，佐以扶阳，桂枝加附子汤治之。仲景麻附细辛峻汗法，究嫌冒险，不可轻与。

太阳寒邪内陷少阴脏证，此仲景所谓下焦虚寒，不能制水故也。先以附子理中汤加肉桂五分、云茯苓六钱，壮肾阳以化水气，服药后，吐利止而手足转温，或时自烦、欲去衣服者，水去而阳气回复也，可治。若下利虽止，反自汗大出，孤阳从外亡也，急与真武汤回阳摄阴。若下利既止，而头目晕眩、痰涌喘息、两足冰凉者，下多阴竭，孤阳从上而脱也，急与新加八味地黄汤，镇元纳阳。此二者，皆邪传少阴，生死出入之危候也。故仲景原论，少阴独见死证。

以上阳明、太阴、少阴，三经脏腑变证，皆伤寒邪从水化之传变也。

3. 水火合化

凡阳经表邪传入太阴，往往脾湿与胃热相兼，其证有四：

①湿重于热。此由其人中气素虚，太阴证多而阳明证少也。辛淡温化为君，佐以芳透，藿香正气汤或大橘皮汤，二方酌用之。

②热重于湿。此由其人中气素实，故阳明证多而太阴证少也。苦降辛通为君，佐以凉燥，增减黄连泻心汤清解之。

③湿热并重。此湿遏热郁，夹痧秽或夹食滞阻闭中上二焦，俗称闷痧，实即湿热夹痧食之干霍乱也。必先捌痧放血，继即予涌吐法，又次宣畅气机，连翘栀豉汤调下红灵丹，终与枳实导滞汤缓下之。

④湿热俱轻。此湿热阻滞上焦清阳，胃气不舒，膈热不清之轻证也。但用轻清芳淡法，苇茎汤去桃仁，加藿香、佩兰叶、枇杷叶、淡竹叶、青箬叶等，宣畅气机，肃清三焦，自然肺胃清降，湿热去而胃开矣。

邪传少阴脏证，当分手、足二经，手少阴心主热气，中含君火；足少阴肾主生阳，中藏寒水，其证有三：

①水为火烁，此外邪夹火而动，阴虚而水液不能上济也，治宜壮水制火，阿胶黄连汤主之。若兼下利咽痛、胸满烦闷者，此水液为虚火下迫，郁热下注而不能上升也，治宜育阴煦气，猪肤汤主之。

②火为水遏，此阳气内郁，不得外达，水气上冲而下注也，治宜达郁通

阳，加味四逆散主之。

③水火互结，此水阴随热下注，郁火反从上冲，治宜滋水泻火，猪苓汤加辰砂染灯心草、童便、枇杷叶等主之。

邪传厥阴，当分手、足二经，手厥阴为包络，内含胆火，主行血通脉；足厥阴为肝脏，下含肾水，主藏血活络。火性热，水性寒，故其证最多寒热错杂、阴阳疑似，约计之有四：

①外寒内热。此外虽厥而里有热，仲景所谓厥微热少是也。法当辛凉泄热以利尿，新加白虎汤主之。若包络夹胆火而肆虐，仲景所谓厥深热亦深，法当凉血清肝以坚阳，加味白头翁汤主之。

②内寒外热。此阴多阳少，肝夹肾水之寒而肆发，仲景所谓戴阳，下虚故也。急急温通回阳，通脉四逆汤主之。

③下寒上热。此寒格于下，热拒于上，火逆水泻之错杂证也。当清上热开寒格为君，佐以益气健胃，先与生姜泻心汤去甘草，加淡竹茹、枇杷叶止其吐，继与乌梅丸止其利。

④上寒下热。此寒格于上，热结于下，水逆火郁之错杂证也。法当先逐其水，蠲饮万灵汤主之，继则清肝泄热，加味白头翁汤主之。

以上太阴、少阴、厥阴各脏变证，皆伤寒邪从水火合化之传变也。

（七）病后调理有专法

瘥后调理，常为一般医生所忽略，而这与患者能否痊愈关系甚大；瘥后调理不慎，常易致复发而前功尽弃。俞根初对此十分重视，专设瘥后调理一节，其内容有药物调理法、食物调理法、气候调理法、起居调理法及情志调理法。

1. 清余邪，调脾胃

俞根初认为，“伤寒温热，大邪退后，余热未尽，元气已虚，胃虚少纳，脾弱不运”（《通俗伤寒论·调理诸法》），当以清余邪、调脾胃为法。

治瘥后浮肿，俞氏认为多由脾虚不能制水，治当实脾利水，焦冬术、茯苓皮、薏苡仁、杜赤豆、扁豆、山药、木瓜、车前子、泽泻之属治之，切忌消利。瘥后咳嗽，俞氏以为这是余热恋肺，宜当归六黄汤加减，以育阴泻火，加西洋参、生地黄、麦冬、甘草、小麦、百合、竹叶、茯苓、莲心之类，清热养阴。瘥后发疮，乃余热淫于肌肉所致，照寻常疮症，温托妄施，或苦寒直折，断不能救，惟多服清凉解毒，兼养气血药自愈。

俞氏还认为瘥后之余邪，毕竟是强弩之末，邪虽应清，但所选药与病初之清邪大不一样。初病之热为实热，宜用苦寒清之，大而病后之热为虚热，宜用甘寒。

俞氏经验得出，不欲食者病在胃，宜养以甘凉，《金匮要略》麦门冬汤或叶氏养胃汤主之。食不化者病在脾，治当温运，香砂理中汤、六君子汤主之。伤食者饮食自倍，肠胃乃伤，病在不及消化；停食者不论食之多少，或当食而怒，或当食时病在气结而不能化。治伤食重在食，或吐或下或消；治停食重在气，惟理气兼之以消，吐下之法不任。

2. 慎食忌，重食补

俞氏谓，伤寒温热之证，多属胃肠伏邪所致，胃肠已失其正常消化力，最宜忍饥耐饿，平卧安静，热退舌净无苔，始可渐进粥汤，渐进渐厚，不致转复。

进食之法，俞氏视舌苔渐净，即渐进谷气以扶正胜邪。其法，先用荷叶擦洗杓器，次用青竹叶带水一滚，倾去竹叶，只用净水一碗，次入嫩鲜芦根指大数寸，置汤中一滚，再去芦根，次入陈冬米研磨之粉，法以水搅和粉，澄去沉底粗者，只取上浮细者，入汤煎中，数沸后，粉糊已露，芦根、竹叶气清香入胃，能回清气、退浊气，有湿化湿，有火清火，有痰清痰，如有燥粪，自能润下之。俞氏称之为“伤寒瘥后进食第一法也”。

俞氏还告诫病家，今之为父母者但狃于平昔之爱好，只记伤寒之不吃粥饭，而床头果品，枕边酸甜，一概不禁，不知此等滋味，一入胃肠，则稠黏胶结，反助胃火里邪，其害甚于谷气。患者进食后，还应慎忌口。不但油腻腥发曲蘖炙煿，熏灼脏腑者固宜禁绝，即瓜果生冷，凡能冰伏脾胃者，亦不宜入口。惟萝卜汤、陈干菜汤疏导肠胃，细芽菜运其津液，服之有益。

候脉症相安，渐为减药，以谷肉果菜食养尽之。俞氏食补之法，但取其气，不取其味，如五谷之气养之，五菜之气充之，每食之间，便觉津津汗透，将身中蕴蓄之邪热，以渐运出于毛孔。若急以肥甘之味补之，则适得其反，其邪愈无外出之期。其所列食补中有，雪梨生食清火，蒸熟滋阴；薏苡仁汤治肺热脾虚；淡莲子汤、芡实粥用于遗精泄泻；扁豆红枣汤，专补脾胃；龙眼肉汤，兼养心脾；鳇鲟鳔、线鱼胶（同猪蹄、燕窝、海参，或鸡鸭荤中煮烂，饮汁更佳），填精益髓；凤头白鸭、乌骨白鸡，补阴除热；猪肺蘸白及末，保肺止血等。

3. 顺四时，适时宜

人生活在大自然中，与大自然息息相关。四时寒热温凉之嬗递，是万物生长的催化剂，也是人体保持健康的重要保证。若六气太过成为六淫，或人们触风露寒，冒暑忍热，不但人易患疾，而瘥后则更易复发。《太素经》云：“适寒温者，寒无凄凄，暑无出汗，居处无犯人邪，则自身安矣。”故俞氏谓：“前贤知摄生者，卧起在四时之早晚，兴起有至和之常规，调养筋骨，有偃仰之方法，节宜劳逸，则有予夺之要则，温凉调节合度，百病不生。”（《通俗伤寒论·气候调理法》）其具体方法为：

春三月，此谓发陈，天地俱生，万物以荣，病后调养，当此春日融和之际，宜处园林宽敞之处，用摅滞怀，以畅生气，不可兀坐久卧，以郁生化。天气寒暄不一，不可顿去棉衣，逐渐减服，稍寒莫强忍，即仍加衣，不可令背寒，寒即伤肺。春夜卧时，间或用热水下盐一撮，洗膝上下至足方卧，能消风邪，利脚气。

夏三月，此谓蕃秀，天地气交，万物花果。试看草枯木落，其汁液尽消竭于夏季，故一岁惟夏为疾病之生死关。夏季之病，较别季为独多，夏令调养，尤当谨慎。不论无病病后，如平居檐下，过街棚、弄堂、无窗屋内，弗纳凉夜卧，勿露卧，勿有汗当风而卧，勿使人扇风取凉，虽大热，不得吃冰水、凉粉、冰激凌、冷粥、一切生冷煎炒炙煿肥腻甜辣诸物。勿用冷水洗面，伏热在身，烈日晒热之衣，及汗透之衣，皆不可便穿。饱腹受寒，必起霍乱。莫食瓜茄生菜，腹中方受阴气，食凝滞之品，多为痞积。若患冷气痰火之人，尤宜忌之。

秋三月，谓之容平，天气以急，地气以明。不宜贪取新凉。凡人五脏俞穴，皆会于背，酷热之后，贪取风凉，此中风之源也。故背宜常暖护之。凡清晨睡醒，闭目叩齿咽津，搓手熨眼，可以明目。

冬三月，此为闭藏，天地闭藏，水冰地坼。当闭精养神，以厚敛藏。如植物培护于冬，至来春方得荣茂，此时若戕贼之，春升之际，下无根本，枯悴必矣。调理之法，有痰宜吐，心膈多热，所忌发汗，恐泄阳气。宜服药酒滋补，寒极渐加棉衣，不得频用大火烘炙，手足应心，不可以火炙手，引火入心，使人烦躁。不宜早出犯霜，勿多食葱，以防发散阳气。

俞氏的四时调摄法，不但病后之人十分适宜，即无病防病亦颇为可取。

4. 洁身体，勤摩擦

俞氏谓：“吾绍之病家，一病之安危，多有责之于医，不知侍疾者对于病人，往往居处不合理，身体不清洁，寒温不适宜，卧起不定时，不但无助医家治疗之能力，实则助长病菌之孳生。”（《通俗伤寒论·起居调理法》）

居处宜宽敞宁静，空气流通，阳光充足。室中灯火，尤宜少燃，而绍地病家习惯，凡病伤寒时疫，素重迷信，最怕鬼祟，不但夜间红烛高烧，即日中于病室床内，亦必多燃灯火为阳光。而满屋皆侍病之人，骈肩并足，交头接耳，七嘴八舌，汗雾交流，即使无病之人，久居此室，亦必头目昏晕、胸膈气闷，况患时病之人乎？口鼻之所吸受，肺胃之所浸淫，往往轻者重，重者即死。

病后之人，面要常擦，能使容颜光泽，血气流通；目常宜揩，每静时宜常闭目，能清心安神，或用两指背两相摩擦，能祛火；齿宜常洗擦，以去口秽；腹要常摩，使腹食消磨，秽浊不结；足要常搓，常搓涌泉穴，能去风湿，健步履。凡患病人之衣服，必须间日更换，卧床被褥，尤须清洁。“洁身体，勤摩擦，皆为病后调和血气法也”（《通俗伤寒论·起居调理法》）。

另外，应留意的还有，卧讫勿留灯烛，凡眠先卧心，后卧身，卧勿张口，久成消渴及失血，不得久眠，令人失气。食后勿就寐，夜卧勿覆其头。

最后，俞氏还告诫患者应注意情志调摄。凡费力、劳心、过喜、过怒、多言多动，皆能致复。应除思虑，节言语，戒嗔怒，静心和气，使病人目见耳闻，心悦诚服，有益康复。

第二节 温补学派

一、概述

温补学派以研究脾肾和命门水火的生理特性和病理变化为中心内容，是以温养补虚、善用甘温为治疗特点的一个医学流派。这一流派以薛己为先驱，浙江的代表人物为张景岳、赵献可、高鼓峰、冯兆张等。

由于这一学派的诸多医家学宗洁古，私淑东垣，因而，该学派是由金元易水学派发展、演变而来。其立论颇新，发展了易水学派的脏腑病机学说。该学派从研究脏腑学说转变为专论脾肾，尤其对肾命水火的理论研究逐步深化，从真阴、元阳两个方面阐明了人体阴阳平衡的调节机制及其重要意义，并建立了以温养补虚为临床特色的辨治虚损系列方法，强调脾胃和肾命阳气对生命的主宰作用。在辨证论治方面，温补学派立足于后天，或重视脾胃，或侧重肾命，其善用甘温之味，使扶正诸法臻于完善。因此，也有人把温补学派称为“肾命学派”。这一学派以薛己为先驱，赵献可、张介宾与之声名同列，共称为“温补三大家”，是这个学派的代表人物。此后，孙一奎、李中梓、高鼓峰、吕晚村、冯兆张等名家，或存其统绪，或彰其余韵，使温补一派的学说渐臻完善，将杂病治疗理论与实践推向了新的阶段。

因为温补学派的形成与发展虽并非局限于绍兴地区，但作为温补学派领军人物的张景岳来自绍兴，故在此主要介绍张景岳的温补思想、临证经验及他对温补学派发展作出的贡献，凸显绍兴地区中医医家在该学派发展中的关键作用。

二、温补学派领军人物张景岳

张景岳（1562—1629），名介宾，字会卿，著《类经》《景岳全书》《质疑录》，为温补学派的中心人物，属温补学派中的补肾派。擅用熟地黄，人称

“张熟地”。1982 年，张景岳学说研究会筹备组在绍兴市成立，由姜春华、徐荣斋、班秀文、郑淳理、程鸿儒、张志远、朱曾柏、于天星、章又村、董汉良、石志磐、季明昌、毛培镐、马龙侪、柴中元、陈天祥组成，姜春华任组长，徐荣斋、班秀文、郑淳理任副组长，绍兴市中医药学会还组织编印了《景岳学说研究》两册，对推动景岳学说的研究起到了一定作用。

张景岳学术渊源受薛立斋、李东垣、许叔微的影响较大，其学术中心思想是“重阳不薄阴”，主要观点有：

①命门主两肾，为真阴之府、真阳之宅。其认为阴精和阳气，是性命之本；阴阳之根，都在命门；命门总主两肾，补肾中真阴真阳，即所以补命门。

②“阳常不足，阴常有余”与“气不足便是寒”。前者是针对朱丹溪的“阳常有余，阴常不足”的论点提出的，后者是针对朱丹溪“气有余，便是火”的论点提出的。丹溪重视真阴，景岳重视真阳。真阴真阳都是人身的正气，以正气言，阴常不足，阳也常不足。丹溪责火邪有余，景岳责寒邪有余。以邪气言，阳常有余，阴也常有余。

③相火不可言贼。景岳虽很推崇李东垣的学说，但对东垣的“相火为元气之贼”和“火与元气不两立”（东垣《脾胃论》）的说法，则有不同意见。景岳认为相火与情欲妄动而起的“邪火”截然不同。君相之火，正气也；邪火是贼，相火不可言贼。

景岳温补学说的现实意义：

①中年求复的预防观。景岳认为：“人于中年左右，当大为修理一番，则再振根基，尚余强半。”进补要适时。补精血的最好办法是药饵，代表方有大补元煎、左归饮、三阴煎、两仪膏等，代表药有熟地黄、山茱萸、菟丝子、枸杞子、人参、当归等。

②五脏同补的整体观。景岳认为五行五藏、五脏互藏，五脏同补代表方为五福饮，即人参（补心）、熟地黄（补肾）、当归（补肝）、白术（补肺）、炙甘草（补脾），谓“凡五脏气血亏损者，此能兼治之，足称王道之最”。

③阴阳互引的辨证观。景岳重视先后天阴阳互引，认为气血、脏腑、寒热，为后天有形之阴阳，盛衰昭著，体认无难；元阴元阳为先天无形之阴阳，曰元精、元气，变幻倏忽，挽回非易。景岳制方用药擅长阴阳互引，提出“善补阳者，必于阴中求阳，则阳得阴助，而生化无穷；善补阴者，必于阳中求阴，则阴得阳升，而泉源不竭”。其创制的左归丸、右归丸，以育阴涵阳和扶阳配阴为组方宗旨，深得水火既济之妙。

④灸药并重的简验观。景岳虽为大儒医，但不废外治，重视艾灸的温阳作用。在《类痉图翼》中提出："凡用灸者，所以散寒邪，除阴毒，开郁破滞，助气回阳，火力若到，功非浅鲜。""膏肓俞……此穴灸后，令人阳气日盛……则诸病无所不治。"

三、张景岳的学术思想及临证经验

（一）对真阳的认识

张氏精通《易经》，主张医易同源。《类经附翼》说："虽阴阳已备于《内经》，而变化莫大乎《周易》。""易之为书，一言一字皆藏医学之指南；一象一爻咸寓尊生之心鉴。"故"易具医之理，医得易之用"，二者运用得当，就能"运一寻之木，转万斛之舟"。张氏非常重视人身阳气，就以《易经》哲理加以阐述。第一，他针对阴寒之气（与真阴不同，是指邪气）有碍生化而强调元阳的造化作用。"伏羲作易，首制一爻，此立元阳之祖""大哉乾元，万物资始……阳为发育之首也"。"春夏之暖为阳，秋冬之冷为阴，当长夏之暑，万国如炉……及乎一夕风霜，即僵枯遍野"。由此得出结论，"凡万物之生由乎阳，万物之死亦由乎阳，非阳能死物也，阳来则生，阳去则死矣"。第二，重视真阳的功能。人体为小乾坤，阳气为"性命之本"，生命活动就是阳气的体现，人体生命的发生、延续、各系统生理功能的正常进行，如脏腑功能、气血津液运行、肌肉骨骼运动、体温、呼吸、心跳、思维等所有生理活动和功能表现，都归属于阳气的作用，故张氏谓："凡通体之温者，阳气也；一生之活者，阳气也；五官五脏之神明不测者，阳气也。"第三，独重命门真阳。景岳强调生命之阳，是"先天真一之气藏于坎中"，起于命门。他认为命门真阳之气"操权"聚散，而脏腑经络之阳气布散于人体各部，此阳气是人体脏腑、经络、气血运动变化的动力。他认为位于"性命之本"命门中的真阳元气，"为五脏六腑之本"，凡寿夭生育，"无不由此元阳之足与不足"。总之，乾元之阳能造化、生命活动即阳气的体现、真阳之气源于命门，是张景岳重视阳气的基本思想。所以，张氏认为"人之大宝，只此一息真阳""阳非有余"。

（二）对真阴的认识

阴精是阳气的根本，与阳气互根而不可分，所以阳非有余，阴亦不足。为了让人们能了解真阴的内容，他详言真阴之象、真阴之脏、真阴之用、真阴之病、真阴之治，以悉其义。

景岳说："所谓真阴之象者……此阴以阳为主，阳以阴为根也。经曰：五脏者，主藏精者也，不可伤，伤则失守而阴虚，阴虚则无气，无气则死矣。非以精为真阴乎？又曰：形肉已脱，九候虽调犹死。非以形为真阴乎？观形质之坏与不坏，即真阴之伤与不伤，此真阴之象，不可不察也。”阴为精，阴虚即精虚，精虚则气无所附；阴成形，故了解外在形质之坏与不坏，即可观察真阴之伤与未伤。这是真阴之象。

景岳说：“所谓真阴之脏者，凡五脏五液，各有所主，是五脏本皆属阴也。然经曰：肾者主水，受五脏六腑之精而藏之。故五液皆归乎精，而五精皆统乎肾。肾有精室，是曰命门，为天一所居，即真阴之腑。精藏于此，精即阴中之水也；气化于此，气即阴中之火也……欲治真阴，而舍命门，非其治也。此真阴之脏，不可不察也。”脏腑之精统归肾，肾的藏精之所叫作命门。精藏于此，是为阴中之水；气化于此，是为阴中之火。故肾是水火之宅，是生命的根本。欲治真阴，当从命门求之。

景岳说：“所谓真阴之者……命门之火，谓之元气；命门之水，谓之元精。五液充，则形体赖而强壮。五气治，则营卫赖以和调。此命门之水火，即十二脏之化源。故心赖之，则君主以明；肺赖之，则治节以行；脾胃赖之，济仓廪之富；肝胆赖之，资谋虑之本；膀胱赖之，则三焦气化；大小肠赖之，则传导自分。此虽云肾脏之伎巧，而实皆真阴之用，不可不察也。”人体的生命活动，脏腑功能的正常运行，实质上是真阴的生理功能反映。这说明真阴的生理作用是非常广泛的，与元气一样，是生命之根蒂。

景岳说：“所谓真阴之病者，凡阴气本无有余，阴病惟皆不足，即如阴胜于下者，原非阴盛，以命门之火衰也。阳胜于标者，原非阳胜，以命门水亏也。水亏其源，则阴虚之病迭出；火衰其本，则阳虚之证迭生。”在景岳看来，真阴之气本无余，所以真阴之病都是不足。阴胜于下者，原非阴盛，而是阳不足，即命门火衰；阳胜于标者，原非阳盛，而是阴不足，即命门之水亏。正如王太仆所说：“寒之不寒，责其无水；热之不热，责其无火。”无水无火，皆在命门。

（三）对真阴、真阳相互关系的认识

张景岳在《真阳论》中，首先阐述了阳气与阴精的关系。他说：“盖阴不可以无阳，非气无以生形也。阳不可以无阴，非形无以载气也。故物之生也生于阳，物之成也成于阴，此所谓元阴元阳，亦曰真精真气也。”其一，张氏认为人体生命是“阴阳之精交结”“妙合而凝”所形成的。精气分而言之，虽曰阴曰阳，然合而言之，则“阴阳之气，本同一体”。根据张氏的观点，凡是人体

中的津液、精血、一切有形物质，只要是有生命的，就必然是阴中有阳、阴阳一体的。如血中有气，血气一体。脏腑器官虽属有形之物，然也必阴中有阳，阴质和阳气（其功能）阴阳一体，脏腑才能各尽其职，发挥生理作用，维护生命现象。其二，体用一原的观点。人体的一切功能活动和功能作用，无一不以物质为基础，没有物质也就谈不上功用。张氏把五行中的火比喻为人体的功能活动，指出："火之互藏，木钻之而见，金击之而见，石凿之而；惟是水中之火，人多不知，而油能生火，酒能生火，雨大生雷，湿多成热，皆是也。且火为阳生之本，虽若无形，而实无往不在。"这个比喻就是体用一原的说明。其三，将人体真阴、真阳与命门密切结合，认为"命门者，为水火之府，为阴阳之宅，为精气之海"。张景岳这种认为阴阳既本同一体，又一分为二，体用一原，重视命门的思想，是其阴阳学说的精华。

（四）治疗大法

景岳说："所谓真阴之治者，凡乱有所由起，病有所由生，故治病必当求本。盖五脏之本，本在命门；神气之本，本在元精，此即真阴之谓也。王太仆曰：壮水之主，以制阳光；益火之元，以消阴翳。正此谓也。许学士曰：补脾不如补肾。亦此谓也……故治水治火，皆从肾气，此正重在命门，而阳以阴为基也。"五脏为人身之本，肾为五脏之本，命门为肾之本，阴精为命门之本。故凡阴阳诸病变，当责之并具水火之命门。阳既非有余，当用益火之剂，慎用寒凉；阴既常不足，当宜壮水之方，反对攻伐。张氏根据"阳非有余"理论所制的代表方有右归丸治疗命门火衰，益火重在补益肾水；理阴煎治疗火不生土之虚寒呕吐、反胃，同时又能兼补肾阴；胃关煎治疗阴中少火、中焦易寒之虚寒痢泄；镇阴煎治阴盛格阳，引火归原兼益肾水等。根据"阴常不足"理论所制的代表方有左归丸主治真阴肾水不足，不能滋溉营卫，渐至衰羸之症，有"俱宜速壮水之主，以培左肾之元阴"之功；左归饮主治命门阴衰阳胜之证；大补元煎主治气血大坏、精神失守，被誉为回天赞化、救本培元第一方；三阴煎治肝脾虚损、精血不足、营卫不充；归肾丸治肾水真阴不足、精血衰少等。阴中求阳、阳中求阴，是张氏阴阳观在制方用药中的具体体现。

（五）制方用药特色

在制方用药方面，景岳创八阵之说，自制新方，屡见奇效，其中如左归丸、右归丸、济川煎、玉女煎、两仪膏等著名方剂，至今仍为临床医生所喜用。张氏自云："复制新方八阵，此其中有心得焉，有经验焉，有补古之未备焉。"洵非自诩之辞，然后世由于学术观点的不同，妄加抨击者也不乏其人，如陈念祖、章虚谷等人，将景岳所制的新方斥之为“杂沓模糊，以启庸医温补之渐”，致使璧玉晦而不彰。其用药特色有以下几点。

1. 以阴阳为纲

景岳制方遣药首重阴阳，尝曰：“凡诊病施治，必须先审阴阳，乃为医道之纲领。”他熟谙经典，通晓易经，谓“精中无气，则孤精于内，阴内无阳，则气耗于外”，深明阴阳相济的重要性，并把这一认识充分体现在其制方特色上。其创制的左归丸、右归丸，以育阴涵阳和扶阳配阴为组方宗旨，方中去三泻（茯苓、牡丹皮、泽泻）、重用血肉有情之品，以调补奇经、充髓填精，深得水火既济之妙。景岳又从《黄帝内经》阴阳互根、从阳引阴、从阴引阳的道理中悟出：“阴根于阳，阳根于阴，凡病有不可正治者，当从阳以引阴，从阴以引阳，各求其属而衰之。如求汗于血，生气于精，从阳引阴也；又引火归原，纳气归肾，从阴引阳也。”细观景岳之方，便知以上所述均非空泛之言。如列于散阵的大温中饮（熟地黄、冬白术、当归、人参、甘草、柴胡、麻黄、肉桂、干姜），其用熟地黄、当归配散剂，即“求汗于血”。景岳在方后还颇为自得地说：“尝见伤寒之治，惟仲景能知温散，如麻黄桂枝等汤是也；亦知补气而散如小柴胡之属是也；至若阳根于阴，汗化于液，从补血而散，而云腾致雨之妙，则仲景犹所未及，故予制此方乃邪从营解第一义也。”列于补阵专治“劳倦伤阴，精不化气”的补阴益气煎（人参、当归、山药、熟地黄、陈皮、甘草、升麻、柴胡），其用人参配熟地黄，即“生气于精”。列于热阵的镇阴煎（熟地黄、牛膝、炙甘草、泽泻、肉桂、附子），治疗“阴虚于下，格阳于上”之证，其用熟地黄配附、桂，即“引火归原”。列于补阵的贞元饮（熟地黄、当归、炙甘草），专治“元海无根，亏损肝肾”所致的气短似喘、呼吸急促、吸不能升、咽不能降，其用熟地黄配当归，即“纳气归肾”。景岳此举，后贤每多效法。吴澄曰：“有血虚不能托邪外出者，宜大温中饮。此托补之大法，万世不易之理。凡禀质薄弱者速用此法，自有云腾致雨之妙。”

然而景岳又谓：“以精气分阴阳，则阴阳不可分；以寒热分阴阳，则阴阳分明。”在治疗疾病的寒热虚实上，景岳制方时一丝不苟，泾渭分明，如胃关煎、抑扶煎。两者虽都用于治泻痢，但抑扶煎用干姜、吴茱萸、乌药，直驱寒邪以抑阴为先，治泻痢之属寒实者；而胃关煎用熟地黄、山药，与干姜、吴茱萸相配以益肾温脾，专为虚寒泻痢而设。景岳还特别告诫，抑扶煎“此胃关煎表里药也，宜察虚实用之”。又如金水六君煎、苓术二陈煎，两者同为治痰之方，但前者以熟地黄、当归加二陈，重在补精生气以治痰；后者用干姜配二陈、猪苓，直接温化水饮。张氏以阴阳为纲的制方特色，可见一斑。

2. 以精血为基

景岳认为无论水亏、火衰诸症，临床见症虽异，但均以真阴不足为病理基础。对于外感，内伤诸疾，但见虚象，即予补阴。景岳谓："欲祛外邪，非从精血不能利而达，欲固中气，非从精血不能蓄而强。水中有真气，火中有真液，不从精血，何以使之降升？脾为五脏之根本，肾为五脏之化源，不从精血何以使之灌溉？""故凡欲治病者，必以形体为主，欲治形者，必以精血为先，此实医家之大门路也。"证之于方，有补精祛外邪者，如五柴胡饮（柴胡、当归、熟地黄、白术、芍药、甘草、陈皮）。景岳在方后注道"中气不足而外邪又不散者，非此不可"，本方"兼培血气以逐寒邪，尤切于时用"，并谓遇此正不胜邪等证，必须培助元气，兼之解散，庶可保全，"若但知散邪不顾根本，未有不元气先败者"。补精血固中气者，如五阴煎（熟地黄、山药、扁豆、炙甘草、茯苓、芍药、五味子、人参、白术），方中熟地黄配四君补精益气。补精血治痹痛者，如三气饮（当归、枸杞、杜仲、熟地黄、牛膝、茯苓、芍药、肉桂、北细辛、白芷、附子、炙甘草），方中血肉有情之品与辛温通络药相伍，治疗血气亏损，风、寒、湿三气乘虚内侵，筋骨历节痹痛之极及痢后鹤膝风等证。补精血疗痘疹者，如六物煎（当归、熟地黄、川芎、芍药、人参、炙甘草）。景岳自谓，本方"治痘疹血气不充，随证加减用之，神效不可尽述"。补血调经水者，如逍遥饮（当归、芍药、熟地黄、酸枣仁、茯神、远志、陈皮、炙甘草）。

景岳在补精血时，特别喜欢用熟地黄，把熟地黄比作"治世之良将"，临证常用，即"乱不可忘治，故良相不可缺"。谓熟地黄为"精血形质中第一品纯厚之药"，具有"大补血衰，滋培肾水，填骨髓，益真阴"的功效。在临床应用时，善于用熟地黄与他药配伍。熟地黄与人参相伍，"人参有健运之功，熟地黄禀静顺之德"，故地、参一阴一阳相为表里，一形一气互主生成，其所创二仪膏，即取其"精化为气"之义。熟地黄与当归相伍，有"补血可以生气"之意。更为可贵的是，景岳通过适当的配伍，用治痰饮、水气、肿胀、痞满、呕吐诸症，不嫌熟地黄之滞腻；用治泄泻、痢疾，不畏熟地黄之滑泽。景岳用熟地黄之妙，已到了左右逢源的境地，故有"张熟地"的美称。

3. 以精一为法

景岳组方十分强调方简药精。尝曰："观仲景之方，精简不杂，至多不过数味，圣贤之心，自可概见。"其认为凡诊病者，既得其要，"但用一味二味便可拔之，即或深固，则五六味、七八味亦已多矣。然虽用之七八味，亦不过帮助之、导引之，而其意则一也”。其自创的186首新方，平均每方用药不过6味，其中3味以内者，就达33方，充分体现了这一原则。景岳鄙视那些广络原野，每以不寒不热、兼补兼泻之剂杂乱而投的庸医，指出：“凡施治之要，必须精一不杂，斯为至善。”他强调：“确知为寒则竟散其寒，确知为热则竟散其热。”“宜抑者则直从乎降，宜举者则直从乎升，所以见效速而绝无耽延之患，亦不过见之真而取之捷耳。”列于补阵的大补元煎（人参、山药、熟地黄、杜仲、当归、山茱萸、枸杞子、炙甘草）和举元煎（人参、黄芪、炙甘草、升麻、白术）即以纯正不杂著称。前者确知为虚而竟补其虚，乃“回天赞化，救本培元第一要方”；后者确知宜举而直从乎升，为“气虚下陷，血崩血脱，亡阳重危等症”的急救良剂。又如固阴煎“专主肝肾”，秘元煎“专主心脾”，一至五阴煎之专主肾、心、肝、肺、脾，各守其职，各为专病而设，力专效验。然景岳之精一不杂，以“见之真”和“确知”为基，并非拘一不变，“若必不得意而用行中之补、补中之行，亦势所当然。如《伤寒论》之小柴胡汤以人参、柴胡并用，陶氏黄龙汤以大黄、人参并用，此正精专妙处，非若今医之混用也”。

对于当时有些医生用药繁杂，不但不知其弊所在，反而自诩效东垣法的风气，景岳的观点是：“东垣之方有十余味及二十余味者，此其用多之道，诚自有意。学者欲效其法，必须总会其一方之味，总计其一方之计……若欲见头医头、见脚医脚，甚有执其三四端而一概混用，以冀夫侥幸者，尚敢曰我学东垣者哉？”景岳根据自己的切身体会，谆谆寄语后学：“东垣之法非不善也，然余则宁师仲景而不敢宗东垣者，正恐未得其精，先得其隘，其失也。”语重心长，足堪回味。

4. 以灵变见长

景岳谓：“天下之方，治法虽多，对证则一。”“善于知方者，斯可以执方，亦可以不执方。”景岳制方每于法中寓法，巧思迭出，在病有不可顺治的情况下，最宜效法。如济川煎（当归、牛膝、肉苁蓉、泽泻、升麻、枳壳）是根据虚损便秘或老人肾虚便秘，势有不得不通而又不耐攻下（顺治）者所设，主用当归、肉苁蓉、牛膝补益而兼顺下，少佐升麻，欲下先升，枳壳既能运化气机，又能监制诸药之腻，用意即在寓通于补。又如玉女煎（生石膏、熟地黄、麦冬、知母、牛膝）为白虎之权变方，针对火炎灼阴或阴伤火炎之证，熟地黄、麦冬配石膏、知母，旨在寓滋于清、邪正兼顾，于少阴不足、阳明有余之证最为相宜。他如列于因阵的决津煎（当归、泽泻、牛膝、肉桂、熟地黄、乌药），乃“用补为泻之神剂”，其“以水济水”，治妇人血虚经滞，“若江河一决而积垢皆去”。《外科证治全书》卷二“误吞类”载，有一小孩误将铁钉吞入喉间，剧痛难忍，命在旦夕。景岳忆《本草》有“针畏朴硝”之说，悟得一方：用活磁石一钱，朴硝二钱，并研为末，令以熬熟猪油加蜜和调药末，嘱小儿服之。翌日，小儿解下一物，药护其外，钉在其中，苦痛若失。硝非磁石不能使药附钉，磁石非硝不能逐钉速出，非油无以润，非蜜未必吞。四药相辅相成，共同为力。景岳用药之活，堪为后世效法。

5. 五脏同补

景岳五脏同补学说源自《黄帝内经》的有关论述及其五行五藏的观点。《灵枢·天年》云：“帝曰：人之寿夭各不同，或卒死，或病久，愿闻其道。岐伯曰：五脏坚固，血脉和调，肌肉解利，皮肤致密，营卫之行，不失其常，故能久长。”“帝曰：其不能终寿而死者，何如？岐伯曰：其五脏皆不坚，使道不长，空外以张，喘息暴疾，又卑基墙，薄脉少血，其肉不石，数中风寒，血气虚，脉不通，真邪相攻，乱而相引，故中寿而尽也。”所谓五行五藏，是指五行中的任何一行生克互藏。《类经·运气·五行统论》曰：“（五行者）第人知夫生之为生，而不知生中有克；知克之为克，而不知克中有用；知五之为五，而不知五者之中，五五二十五，而复有互藏之妙焉。”如土之互藏，木非土不长，火非土不荣，金非土不生，水非土不蓄。万物生成，无不赖土，而五行之中，一无土之不可也。景岳沿袭了五行五藏的观点，将五行与阴阳紧密结合起来，提出：“五行即阴阳之质，阴阳即五行之气，气非质不立，质非气不行。”其将五行与五脏结合起来，即形成了五脏互藏理论。《景岳全书·卷四·脉神章》曰：“所谓凡阳有五者，即五脏之阳也。凡五脏之气，必互相灌濡，故五脏之中，必各兼五气，此所谓二十五阳也。”同时又指出：“有一脏之偏强，常致欺凌他脏者；有一脏之偏弱，每因受制多虞者。”为此，景岳提倡五脏同补，并创制了五脏同补的代表方——五福饮。古时“五福”有其特殊意义。《尚书·洪范》记载“五福”的内容是：“一曰寿，二曰富，三曰康宁，四曰攸（遵行）好德，五曰考终命（年老善终）。”汉代桓谭写过一篇《新论》，对“五福”做了微调，云：“五福：寿，富，贵，安乐，子孙众多。”民间说法，“五福”指的是家中无患者，门外无讨债人，邻里无仇人，牢里无亲人，朝中无当官的人。五福饮由人参（补心）、熟地黄（补肾）、当归（补肝）、白术（补肺）、炙甘草（补脾）组成，主治五脏气血亏损，方后自谓：“凡五脏气血亏损者，此能兼治之，足称王道之最。”“凡治气血俱虚等证，以此为主。或宜温者，加姜、附；宜散者，加升麻、柴、葛，左右逢源，无不可也。”若气血俱虚，而心脾为甚者，前方加酸枣仁、远志（名七福饮）。人参补气补阳，熟地黄补精补阴（大补元煎注），白术补气，当归补血，甘草和中，调和诸药。本方五脏气血并补、阴阳互引，五脏同补五福齐全。

值得一提的是，张景岳在书中并非只载成功的经验，也记录失败的教训。《景岳全书》中载，张氏治一年已及笄女子锁喉风案，患者于仲秋突然喉窍紧涩，息难出入，不到半日证势更剧。景岳诊其脉无火，问其喉无肿痛，望之则面青瞠目不能语，听其声则喉窍之细如针，抽息之窘如线，伸颈拼命求救，不堪之状，甚为可怜。先以二陈汤加生姜与之，毫无效果，复欲用独参汤以救其肺，但见证候危甚，恐滋怨谤，终未下手。他医见之亦束手无策，一日夜后而殆。景岳对此深为遗憾、痛惜，“此终身之疑窦，殊自愧也”。后反复推究，以为此病“非独参汤，决不能救”！希望后人“虚心详酌焉”。这种精神，值得后人学习。

第四章 专科世家

绍兴专科世家有四大特征：一是起源早、流传长，有史料文字记载，如钱氏女科、“三六九”伤科，均始于宋代；二是影响广；三是科目齐全；四是许多专科世家大多有著作留传下来，保存了其独门秘术，也使许多名方扬名天下。

第一节 石门槛钱氏女科

钱氏女科，又称石门槛女科，世居山阴石门槛（今越城区仓弄）。据《语肥堂钱氏族谱》载，钱氏第十一代始操女科业（北宋末年），迄今已二十二代，有《大生秘旨》《胎产要诀》《钱氏产科验方》等书存世。宋高宗赵构在绍兴行宫暂留期间，后、妃、嫔染疾，每延钱氏女科诊治。

据嘉庆《山阴县志》记载："钱象坰，字承怀，以医名。钱氏自南宋以来，代有名家，至象坰而荟萃先世精蕴，声远播焉。"象坰为钱氏女科第十四代世医，著《胎产要诀》。象坰之子廷选，孙登谷，曾孙琦瑶，承先辈业，精女科。第十八代世医茹玉亦精胎产。清代宝灿与族弟宝楠为第十九代世医。宝楠长子少堂，次子少楠（廿代世医），孙寿祺、寿铭，皆精女科，在绍地享有盛誉。钱氏女科传子不传女，惟十九代世医宝灿破其戒，授徒两人，一为绍兴徐如忠，一为杭州何九香。

钱氏女科所创之生化汤，为妇科之名方。何廉臣曾说："钱氏之方，得盛行者，实始于生化汤。吾越前哲张会卿载之于《景岳全书》。乃时，景岳之全书盛行，而钱氏产科之生化汤亦盛行，甚至妇人皆知，药肆备为通行官方，不必就医诊治，即向药肆购服矣。厥后，前清国初傅青主征君，著《妇科产后编》，随证加减，屡见不鲜，大旨为生化汤发明推广其方之效用。前朝光绪时代，陆封翁九芝为之重订，将繁者汰之，冗者节之，杂者一之，易其名曰《生化编》，而钱氏之产科验方，名乃大盛。"（《钱氏产科验方·序》）钱氏生化汤是我国非处方药的滥觞。

柴中元、陈天祥等人将钱氏女科的特色及经验总结如下：

一、治经病成一家言

1. 调经善用风药

宋·陈良甫谓："妇人月水不调，乃风冷乘虚客于胞中，伤冲任之脉。"《黄帝内经》云："二阳之病发心脾，有不得隐曲，女子不月。"《济阴纲目》释之云："人有隐情曲意，难以舒其衷，则气郁而不畅，不畅则心气不开，脾气不化，水谷日少，不能变化气血以入二阳，血海无余，所以不月也。"这里简明地阐述了六淫、七情可导致经候不调的机制。钱氏根据经病的成因，在熟习内科及深究奇经（尤其是督脉）的基础上，创造了独特风格的调经方，今录于下：川藁本，香白芷，青防风，珍珠母，川郁金，路路通，绿梅花，木蝴蝶，福泽泻，炙甘草。

钱氏调治月经的代表方，开风药调经之先河。方中以藁本引白芷、防风入督脉，驱散六淫之邪，开发阳和之气；取珍珠母（或白蛤壳）介类潜降以监制风药之香散；用绿梅花、木蝴蝶、路路通调畅气机，稍佐川郁金入血分。综观全方，把走奇经、畅气机、活血脉三者熔于一炉，制方精当，轻灵可法。王肯堂氏《女科准绳》载有升阳举经汤，亦用藁本、羌活、防风、独活等风药于血分药中，主治经水不调，可互资印证。

2. 经前乳胀证治举要

大凡经前乳胀，良由肝气郁结、胃气失和所致。乳房属阳明胃经，乳头属厥阴肝经，故本病与肝、胃二经关系至重，为女性不孕症原因之一。钱氏认为，本病轻者数剂可愈，重者非朝夕见功，应守药缓图。病多在气分，用药宜轻灵，切忌重浊。钱氏临床遣药，柴胡嫌其劫肝阴，当归动血于证不宜，不主张逍遥散，而喜用木蝴蝶、砂仁、绿梅花、代代花、香附子、玫瑰花、甘松、广郁金等，肝火甚加左金丸。钱氏疏肝喜用诸花，谓花者，百草之精灵也，其性和平，轻清芬芳，善疏肝而兼快脾悦胃。临床应用药量宜轻，如绿梅花常用3克，玫瑰花、代代花常用1～1.5克。诸花疏肝理气而不伤正，有百益而无一弊，非学有家渊，难克臻此。

3. 钱氏崩漏家传方

钱氏治崩漏之家传方，由下列药物组成：鲜生地黄，冬桑叶，白菊花，焦山栀，淡子芩（黄芩），东白薇，鲜藕节，肥知母，血见愁，生白芍，绿梅花，木蝴蝶。

钱氏云：血崩之因，多为喜怒劳役伤肝，导致血热沸奔，顺肝经下行，暴则为崩，缓则为漏，斯证平肝清热凉血之品当为首选，故谓桑叶、菊花为治崩之功臣。《重庆堂随笔》记载："桑叶治肝热妄行之崩漏及胎前诸病。"《本草从新》亦谓其能"滋燥、凉血、止血"。李时珍谓菊花："昔人谓其能除风热，益肝补阴，盖不知其得金水之精英尤多，能益金水二脏也。补水所以制火，益金所以平木，木平则风息，火降则热除。"钱氏认为桑叶配菊花治崩漏相得益彰，临床建功卓著。

至于归、芎之类，钱氏认为其动而走窜，虽伍以寒凉之品，亦难制其慓悍之性，于血证多弊，皆宜慎用。

二、治带下时出新意

钱氏诊治带下，虽无秘本家传，但以口授言示却相传不湮。据钱氏女科二十一代世医钱兆麟老先生介绍，钱氏对"带下皆责于脾"之说持不同看法。钱氏认为人是一个整体，"五脏皆可令带下"，且症状亦各不相同，推崇"五色带下"的理论。但脾虚与带下的关系，较之他脏更为密切，因此无论何色带下均伍健脾之品，钱氏带下证治经验择录如下。

1. 白带

白色带下，临证最为多见，斯证纯属肺脾两虚，其人少气懒言，带下如涕如唾，绵绵不断，多无秽气。此为脾虚及肺，失于固摄，气不足则水谷之精无以上腾而下陷，治以培土生金、益气举陷。方为：生黄芪，炒白术，炒白芍，薏苡仁，淮山药，川藁本，广陈皮，白蛤壳，炙甘草。

2. 黄带

黄色带下，临证也不甚少见。此脾虚夹湿热之证，其人腹胀纳钝，带下黄稠，多为秽臭，治以健脾清热利湿法。方为：绵茵陈，赤白芍，茯苓，生黄芪，生白术，川黄柏，生甘草，车前子，海螵蛸。

3. 青带

青色带下，临证固不多见，但医者不可不知。证属肝气郁结，横逆犯脾，以致脾湿夹肝气下行。治以健脾疏肝法。方为：白槿花，绿梅花，代代花，香白芷，苍白术，云茯苓，淮山药，六一散，莲蕊须，北芡实。

4. 赤带

赤带属热属火，五脏之热，乘克脾土，灼伤带脉，可见此证。其人心烦多怒，带下夹红，治法不外清火泄热。方为：细生地黄，焦山栀，紫丹参，川水连，杭白芍，川黄柏，碧玉散，生白果，生甘草。

5. 黑带

带下清澈或带黑色者，为肾阳至亏、虚极之症，“阳虚则寒”，其证势必一派寒象，治宜补命门之火，即温肾中之阳也。方为：肉桂，淡附子，鹿茸片，川杜仲，淮山药，川续断肉，甘枸杞子，云茯苓，潞党参，海螵蛸，青防风。

上述钱氏治带下之大略，然临床证候变化无穷，临证处方惟能灵活变通，方为钱氏之本旨。

三、胎前以调养为贵

1. 孕后宜补母寿子安胎

钱氏女科认为：孕妇脾胃旺盛，胎安正产，则不必服药，若因母血弱不能令分荫其胎，则应“借药补以培胎元”，当予先服补母寿子安胎饮，以补先天之不足。对“屡产子无气或育而不寿”者，此方胎前即宜服，若孕成之后，更“宜多服以全胎元”。

补母寿子安胎饮为：人参、熟地黄、当归身、白术各 6 克，黄芩 3 克，川芎 2.4 克，紫苏、炙甘草、陈皮各 1.2 克。

气血虚弱之妇，“孕成不安或得数坠，照方每月服十五帖，弱甚者日服一帖，大益胎元而易于分娩，又生子精神而寿”。钱氏女科于此自云：“经验多，故录以示人。”《钱氏产科要诀》又云：“参、术、黄芩乃安胎之圣药，芎、归、熟地实补血之良剂，佐苏叶、陈皮可为常服之方。”补母寿子安胎饮兼和平之性，有调补之功，而无损胎之弊。钱氏对孕妇的药物调理，在药品的选择上很有讲究，比如黄芪甘温，善于补气；茯苓甘淡，长于健脾。但钱氏认为“六月之前，其胎尚未转运，茯苓性降，不宜多服。黄芪肥胎，岂可常加。香附虽胎喘宜用，欲补则虚人反害。砂仁可止呕定痛，多加则动血行胎”，主张这些药物于胎前宜慎用、少用或不用，这是钱氏女科世传之经验，值得重视。

钱氏女科对时医为达到易产之目的而妄用枳壳、香附等耗气之品，很不赞成。钱氏认为古方士给湖阳公主服枳壳瘦胎方，是因为公主居养优厚而恐胎肥难产耳，故进彼方，但“亦幸中耳，其胎之损元不寿，不责咎也”。在“瘦胎方不可服辨”篇中，钱氏指出“一母之气，分荫其胎，业已两用，正宜大补母弱”，若反用耗气药，“则母救已不暇，奚有余血分荫其胎？是以亏损胎元，日渐伶仃瘦弱焉”。所谓敛胎瘦胎法，实是一种亏元损寿的做法。秉着这种认识，钱氏认为：“《妇人良方》所载无忧散、神寝丸俱不可服。”孕妇到孕期九月、十月时，可服滋养易产方：药用人参 3 克（弱者用 6～9 克），川芎 3 克，当归 8

克，白茯苓2.4克，益母草、大腹皮、黄芩、生地黄、白术各6克，甘草、陈皮各1.2克。

2. 胎前宜调肝脾、补气血

胎前病以肝、脾二脏失调为多，故《金匮要略》治妊娠病，以当归散调肝及白术散理脾为主。钱氏女科宗法《金匮要略》，其证治胎前病常用当归、川芎、白术、茯苓为主。如偏肝血虚不能养胎者，则每加阿胶、熟地黄、紫河车、龙眼之类；如偏脾胃弱而气虚食少者，则加人参、大枣、陈皮、藿香之类，并弃黏腻之药不用。补母寿子安胎饮具有调肝脾、补气血之功用；偏于补肝血的加减河车大造丸由人参、熟地黄、当归加紫河车、五味子、麦冬所组成；偏于补脾气的加味参橘饮由人参、白术、当归、川芎、甘草加半夏、竹茹、藿香、橘红、砂仁所组成。其他如加味安胎饮、顺气安胎饮、补中安胎饮、胶艾安胎饮、竹叶安胎饮等方，也均从补母寿子安胎饮加减而来。

一般通论认为胎前病多实，产后病多虚。但钱氏女科不赞同此说，认为："孕妇脾胃旺、气血充则胎安正产，且子精神而寿。""若禀气不足而气血衰，脾胃弱而气血少，则虚证百出，孕虽成而易坠，生子或不寿，是必资药力以助母安胎寿子也。"钱氏常用补气血法治胎前病，是汲取了丹溪学说补气血以助母气达到安胎却病的精华。《钱氏产科要诀·耗气种子方不可服辨》说："得孕数坠者，孕成后每月必服丹溪安胎饮十数帖，加味大造丸治气血弱人不能摄之成孕，或数坠胎及生子不寿。或孕后虚热盗汗、少食、带多，并宜服。"又说，"丹溪先生删定安胎饮，至良之方，治孕妇元气虚弱，胎元不安，饮食无味，腹疼腰痛，随症加减皆治。"如弱人呕吐，稍加橘皮、半夏；禀厚吐逆，再加竹沥、姜汁；胎漏宜凉，加生地黄、熟地黄；胎痛宜温，少加带壳砂仁；顿仆动胎下血加阿胶、艾叶；怒气胎冲上逆加木香；以及用逍遥散加山栀子，治子淋带血；用天仙藤散治子气；用参术羚角散治子痫等。辨证施治，方法细腻，处方可师可法。

四、产后以通补为常

1. 宜补慎攻

钱氏女科认为"产后忧惊动倦，气血暴虚"，治疗大法"必以大补气血为主，虽有他症，以末治之"。钱氏女科"援治验为据"，认为产后病变虽多，统以气血之虚为本，外邪滞血为标，用药强调守调补之常，慎攻伐伤正。钱氏认为苏木、山栀子、莪术之类，虽似可用于血块，但大能破血，不宜于血虚之体。青皮、枳壳、香附之类，虽可治胀满，但大能耗气，不利于产后气虚之质。故此类药物乃产后禁用之品。《大生秘旨》中“有气滞毋专耗散，有食滞毋专消导”云云，均是防其伤正之论。产后气血虚衰之际，外邪很易乘隙侵袭，但虚中外感，标证明显时，也不宜选用性味峻烈之品。钱氏提出：见似可汗之证而用麻黄，则重竭其阳；见似可下之证而用承气，则重乏其阴。如有血块积痛之标实，亦“慎不可用苏木、三棱、蓬莪术、赤芍、山楂等药，恐虚弱之人，受害多矣”。钱氏对产后病的治疗时时虑正气之虚，认为：“耳聋胁痛，乃肾虚；恶露之停，休用柴胡；谵语汗出，乃元气弱，似邪之证，毋同胃实。”产后大便燥结，为津血之亏，宜用肉苁蓉、生地黄、当归之类润导；小便短涩为气化不足，宜六君子倍用参、芪，以助气化而利水。此外，诸如“厥由阳气之衰，难分寒热，非大补不能回阳而起弱；痉因阴血之亏，毋论刚柔，非滋荣不能舒筋而活络”。无论在辨证之时，抑或遣药之际，都注意到气血之虚为本，而应以守补为常。“如乍寒乍热，发热依时，症类疟也，若以疟治，迁延难愈。神不守舍，言语无论，病似邪也，若以邪治，危亡立待”，指出产后气血亏虚之本，而枉伐无辜，终成虚者益虚之势。

钱氏女科对时医视济坤丹为良方，泛用于催生、下胞、消血块的做法颇不赞同。钱氏认为此方下胞、落胎、定痛之功虽捷，但唯产妇之少壮者尚可，然总属“藁苗继暴秋阳”，使新生之血不得安宁。提出济坤丹一类慓悍之剂，“胎产并宜大禁”“一切耗血气之剂，汗吐宣下之策，只可施于少壮，岂可用于胎产”等论述。以及反复叮嘱“产后勿用姜以消血块”“勿食枳实、香砂等丸”“身热毋用芩、连、栀、柏以损胃”等，都体现了治产后病宜补慎攻的学术观点。

2. 宜通忌滞

产后正气亏虚，气虚不足以运，则见气滞胀满，且因生化之机衰减，滞血易生，血块难化，故亦常有腹痛、恶露不尽诸症。所以，钱氏女科认为，如新产之后，当“先问恶露如何，块痛未除，未可遽加参、芪”，若只知补而不知通，用药呆滞则不灵动，也为产后用药之大忌。四物汤虽善调血养血，但因其性偏于阴凝，不利产后。故钱氏云：“世以四物汤理产，误人多矣。”钱氏女科认为治产后病宜通补兼施，用药则不宜太偏于一端，故曰：“寒厥不可用四逆汤，热厥不可用白虎汤”“热不用芩、连，寒不用桂、附；寒则血块滞凝，热则新血崩流。”钱氏根据产后病的病理特点，本着用药不宜过寒过热、须补宜通的原则，取中和平正之品，拟生化汤一方，从而确立了传世之治产后病的良法。

钱氏还主张产后病宜用动药缓补，而反对静药蛮补。如"产后三日内，未曾用生化汤以消血块，而就用参、术、芪、熟以致块痛难除。"假使是形体大虚，须用"倍参生化汤加黄芪、熟地"的时候，如血块痛未除，芪、地亦不可即用。钱氏主张用动药缓补，又谆谆告诫，"虽陈皮不可用至五分以上"，此种调补产后病中和平正的稳妥手法，确是用补于产妇之真谛。

3. 用生化曲尽其妙

①初产当用。生化汤治产后病，是钱氏女科起手第一常法。钱氏生化汤方：当归 15 克，川芎 6 克，炙甘草 15 克，干姜 1 克，桃仁 10 粒。钱氏认为，产后血块当消，新血宜生，若专以消则新血不宁，专以生则旧血多滞，惟芎、归、桃仁三品，善破旧血、骤生新血，佐以干姜，引三药入于肝肺，以生血益气。能补能行，补而不滞，"行中又带补，方处万全，治无一失"。

生化汤主要用于新产后不久，一般在七天之内。钱氏谓："大约因初产气血暴竭，必用生化汤加减。"《大生秘旨》又云："凡产后必先服生化汤，块行痛止。"然后，方可服他方。当然，产后虽时日稍久，但因血块未消，恶露未净，或未曾服过生化汤而尚有生化汤适应证的，当然也仍可使用。而且，"少壮产妇及无病者，服几帖补血亦有益"。这说明生化汤不仅可用以治产后病，也是一张产后调补之良方。钱氏治产后病，如产后日久，血崩不止，则用升举大补汤；产后脾泄不止，用参芪莲子饮；产后乳生痈，未成脓者用瓜蒌散，已成脓者，服排脓消毒散；产后胃气不和，呕吐不止，用安胃行血汤；血块去后，用人参养营汤；产后口渴，舌干咽痛，食不下，用麦门冬汤。凡此种种，又说明钱氏对新产妇虽盛赞生化汤之功，但也不是不分时间、不论症状而一概泛用此方也。

②虚实宜辨。钱氏女科用生化汤有一个特点。一般形体尚不大虚者，初产都以生化汤为基本方，酌情加减。如不兼外邪而只有血块痛，或血晕，或胞衣不下皆用原方（一方有益母草）；如感冒风寒，服生化汤不解，加葱白或桂枝；如感寒，心下痞满，加陈皮、桔梗、木香；如感风寒，咳嗽或身热，加杏仁、知母、天冬、桔梗；产后伤食，加神曲，麦芽或山楂、砂仁；产后愤怒，心膈闷满，加木香；大便不通加苁蓉；产后泄泻，加茯苓、泽泻；产后虚中感寒，加砂仁、生姜、茯苓、藿香等。诸如此类的加减法。《大生秘旨》及《产后要诀》，论之甚详。要言之，血块、外邪等标实证较为明显而形体尚未大虚者，则以生化汤加平和的祛邪药物除其实，但祛邪药量宜轻，如木香、沉香、桂枝

之类，往往只用 0.3 ～ 0.6 克，桔梗、升麻、荆芥之类，只用 1 ～ 1.2 克。钱氏女科强调“虽陈皮不可用至五分以上”，指出产后之实是虚中夹实，用祛邪药亦不可贸然用之大量。当然，这仍是言其常而未及其变也。

如去血多而形虚明显者，急急扶正为要，用倍参生化汤为基本方，酌情加减。如形色脱或汗多脱，加人参 9～ 12 克；如初生儿下即时昏晕而脱，用倍参生化汤加荆芥穗；产后劳倦而脱，加黄芪、熟地黄；汗多神色脱，去炙甘草加麻黄根、酸枣仁、黄芪、熟地黄、浮小麦；气促似喘，加沉香、陈皮、香附；头痛，身热，自汗，倦怠，加黄芪、麻黄根、地骨皮、白芷、防风、羌活。如此加减应用，亦十分详明。要言之，虚证明显应倍参为主，如“产后方娩儿下，或一二日内，血块痛苦未止，其产妇气血虚脱，或晕厥，或汗多，或形色脱去，口气渐冷，或烦渴止，或气喘急，毋论血块，当从权治之，用参芪生化汤，以扶正气救危急”。而就一般如血块痛证，则芪、地、术、芍等静补药也不可贸然即进。

生化汤一方，一般认为出自《傅青主女科》，其实出自钱氏女科家传秘方。考明·张介宾《景岳全书》中已有生化汤载录，而张氏早于傅山数百年。据杨则民先生考证，《傅青主女科》是后人抄袭清·名医陈士铎所撰之《辨证录》第十一卷妇人门之全文而转附名于傅青主，本不是傅氏之作。结合钱氏家藏秘书《大生秘旨》和钱氏女科应用生化汤的纯熟程度分析，生化汤系绍兴钱氏家传秘方似无疑义。

五、胎产须注重宜忌

1. 孕妇禁忌

对胎前产后的饮食宜忌，钱氏女科十分注重，《产科要诀》有“孕妇撙节饮食禁忌”等专文，专门讨论孕妇之食忌和药忌，如说：“（孕妇）若误服降性药多，则胎坠小腹，误食苋菜则胎迫欲产。”钱氏女科认为，香附等药耗气，当忌；黄芪之类肥胎，亦不宜多服。此外，济坤丹易损气血，不可用以催生，瘦胎丸不利胎儿，不宜赖此利产，《产宝》峻药方亦不可服。至于大黄类的推荡药，水蛭类的破血药，当然更不在话下。

此外，《产科要诀》还指出：“须戒房事，方保正产。”

对服食不慎，“胎伤药食坠下者，少加升麻以提之”。如果胎痛欲坠，钱氏主张补母寿子安胎饮一日服二帖，不应拘守一日服一帖的常规。这些都是钱氏女科的经验之谈。

2. 产妇禁忌

《产科秘诀》中有“产妇宜戒”“产妇禁药”“产后忌物”等论述，《大生秘旨》中也有类似记载，约言之有：

①产后三戒：戒怒气；戒勉强起居；戒七日内沐浴梳头。

②服药六戒：气不顺亦须禁青皮、枳壳、厚朴类药以防耗气；伤饮食亦须禁枳实、大黄、蓬莪术、三棱类药以防伤正；身热亦须禁芩、连、柏、栀类药以防损胃；七日内血虚亦须禁地黄、芍药之类以防滞血；血块痛亦须禁牛膝、蓬莪术、三棱、苏木类以防破血；大便不通亦须禁大黄、芒硝以防耗津。

钱氏认为“产后大便秘塞误用大黄方”“产后愤怒误用耗气方”“产后伤食误服耗气方”等，皆可以致成臌胀，故必须禁用。

③饮食四忌：藕、橘、柑、柿、西瓜、绿豆，冷粥、冷面等物，苋菜、浓茶之类，均能停块作痛，宜忌；猪头、鸡肉、鹅肉等不但停块作痛，并恐犯药，亦宜忌；独煎山楂汤及沙糖酒能损新血，宜忌；姜及胡椒、辣味之类，其性温散，易耗真气，多服恐动血致崩，宜忌。

第二节 “三六九”伤科

绍兴“三六九”伤科，原名“下方寺里西房伤科”，自宋迄今，历八百余年，名噪江浙。有民谚为证：“清明时节雨潇潇，路上行人跌一跤，借问伤科何处有，牧童遥指下方桥。”为方便百姓就诊，自光绪年间起，下方寺僧医每逢农历三、六、九日在绍兴城宝珠桥观前出诊，二、五、八日在萧山城凤堰桥出诊，一、四、七日在寺内坐诊，“三六九”伤科之名由此而来。

“三六九”伤科，出于寺僧，源于少林。其鼻祖嵇幼域，原籍河南开封府，自幼随少林武师徐神翁习武学医，逢宋高宗被兀术攻逼，迁都南渡，域护驾至杭城；后转游江南，至山阴下方桥玉屏山麓，修“善风草堂”，定居修行，赘居符门，娶养长和女为妻，生一子名绍师。“三六九”伤科从幼域传子绍师，直至明清宏达祖师授业于南洲和尚，再传于张梅亭、王春亭两公。张梅亭传孙授徒张（张凤鸣、张瑞珠、张振初、徐永江）、王（王俊林、徐氏、王仲安、王素珍）、单（单庭奎、单金邦、单灿林、单国胜）、傅（傅长生、傅松樵、傅乃任；傅松春、傅庆儿）、吕（吕元瑞、吕柏泉、吕大陆）及在杭另一支（徐元）共六门，形成了“三六九”支派繁多、人术两旺的局面，至今仍有后人传其术。

“三六九”伤科现存医籍主要有：鼻祖所传之《下方寺西房秘传伤科》，张梅亭著、王俊林修编之《下方寺西房跌打大成》，不著撰人之《下方寺里西房伤科秘本》《里西房方药集》，其他尚有零星抄本。

其治伤特色及经验总结如下。

一、开放性创伤的手术治疗

从“三六九”伤科所传医籍记载看，其骨外科手术技术已达相当水平。有对骨折断端修正的记载，“凡跌打损伤，骨入出内外，折断处两头必如锋刃，或长短不齐，不能复入者，用麻药麻定，方用锉之，或用小铜锯锯齐，然后按入敷药、膏药外用，棉纸数层，再用粉厘板夹好”（《伤科秘本》）；有植骨记载，“凡跌打肿，患处或不令人着摸，看又肿硕，难辨肉内骨之碎否，必先与麻药服之，后用手捺肿处，如骨内有声，便知骨碎，用刀割开，如有血来，再用止血散，并麻药住，然后取出碎骨，以别骨补好，狗骨可代，羊骨可代，再用膏药贴之，外用线包，即与淡盐汤服之一杯，待醒后服接骨丹”（同上）。柳枝接骨最早见于钱秀昌《伤科补要》苏昌阿撰写的序言：“吾闻古医者，解颅理脑，破腹湔肠，后世不可复得。而余亲见折足者，医断其骨而齐之，中接以杨木，卧百日耳，步履不爽。”苏氏作序时间为嘉庆己巳季春（1809）。本处记载“取出碎骨，以别骨补好，狗骨可代，羊骨可代”，虽无确切年份及疗效记载，但不失为古代医家以动物骨植骨的宝贵文献资料。其他尚有以银丝、桑皮作缝线补肠子、接气喉、缝阴囊等手术记载。“缝补肠裂及皮肉断裂，剥去新桑叶根枝皮，作线缝之，以陈皮汁涂之，再用陈皮裹好”（《里西房方药集》）。“凡腹破肠出者……即捏定肠口，用银丝或细线缝好，先用止血草药，后贴收口膏药。少顷，腹中作响，乃肠复旧位……是线缝时不可露一毛针孔，如出露，亦不可治，慎之慎之”（同上）。《里西房方药集》以“腹中作响”作为“腹复旧位”的观察指标，有似今天腹部手术后观察其有否矢气、大便通后方可进食相类似。“是线缝时不可露一毛针孔”，这里对缝线间距提出了具体要求。“凡喉断，当仔细看，若食喉伤者不治，气喉可治。急用一人扶住头，托凑喉管，捏紧勿令气出，用针穿银丝隔寸许联好”（同上）。“阴囊皮破，睾丸跌出，血筋未断者，将手轻轻托入，用桑白皮取线，以针缝合其皮，用生肌散涂抹之”（同上）。《秘传伤科》中有张梅亭的医案，可资佐证。据梅师医案记载：“有戒僧道与邻妇言，遇无赖谓其有奸情。僧愤甚，因自己将阴囊剪破并取出二子，血流昏瞶，面无神色，村人抬至寺中，吾师为（其）缝合敷药贴膏而愈。”

二、骨折、脱位的复位固定技术

《跌打大成·手法论》曰“盖跌打闪撞，肌肤未破，筋络受伤，得药可痊；若脱骱、骨节断碎、血流涌射、歪斜偏倚、筋缩挛急，非手法莫能疗。”

“三六九”伤科的成就主要有两个方面。一方面是总结了正骨手法、要领、外固定器物、注意事项等经验。其在长期的实践中总结了拔、扯、摸、提、按、摩、推、拿八法。“或拔扯摸提，或按摩推拿，而使脱者复进，离者复合，血流者止，筋急者宽，伸屈长短归于旧，偏斜凸凹皆得平”。他们通过整复骨折来止血，而不是单纯依赖药物，很有新意，强调“骨折须按摩，筋伤脱臼宜推拿”；认为“老少宜轻柔，伤重宜轻柔，体弱宜轻柔，体实骨初断，宜刚健有力”。他们在整复前主张以药汤熏洗伤处，“用布巾袱蘸药汤熏洗伤处，令筋骨舒软”（《伤科秘本》，以下均同），易于复位。整复牵引时，他们主张近关节牵引，“大抵伸拔要近伤处，不可移在第二节骨上”。外固定物多采用杉皮，且“凡杉木皮，须用清尿浸过”。对手、足部损伤，其以绵箬等柔软物作固定，“两手掌受伤，骨碎肉烂……纸裹用杉皮一大片，按于掌面作硬托，复将纸裹绵箬一大片盖于掌背，用绢巾包缚如法，不服药”。对关节处要求随势固定，用杉皮打孔后折弯，“若曲折处，其势不可夹缚，恐好后不能伸曲”，要求“屈手无碍”。“伤两踝骨干、脱脚掌而若蹒跚者，其服罨如前法，用杉皮板两大片，自小腿起至脚底为则，其杉皮对踝骨一处剐一圆孔，要箍得踝骨过”，固定后须使“腕转屈伸”，防止关节僵硬。“两肘骨折断而碎者，要时常屈伸，肘腕不强，否则久而筋强难以伸屈”。他们指出有些部位不必固定，“伤两胁筋骨折断者，不必夹缚，即服加减活血住痛散”，认为“凡伤骨一月内尚可整理，久则不治”。

另一方面是记录了一些复杂损伤的具体处理方法。如对下颌关节脱位复位的记载，词虽不多，但正骨的方法、要领、如何固定都已一一交代清楚：“颌骨脱出，令患人坐定，揉脸百余下，令口张开，医者以大拇指入口中拿定，掇出，往下一伸，复往上一送，即入臼归正矣，仍用巾兜住。”

对肩关节脱位记载了两种复位方法。“凡肩背脱臼，令患者低处坐定，自用两手抱膝上，将借力一推，其手臂随手直前，轻轻放两手，就入故臼。”“凡肩损出，用椅当圈住胁，又用软衣棉被铺好，再使人挺定。两人伸拔，却坠下手腕，又曲手着腕，绢片缚之。”整复时“令患者低处坐定”，确是经验之谈，笔者试之临床多应验，但亦常忽略。验证是否复位的方法，也很简便实用，“其肩腕务要摺专，诚其手上到脑后，又过胸前，反手于臂，方是归原”。犹如今天的搭肩试验。

他们将髋关节脱位分为前脱位（足长者）、后脱位（足短者），前脱位较后脱位更难治。“伤两足臀环跳骨脱出者，此伤最难治之症也；若患足短者易治，脱出腕下足长者难治”。

用抱膝圈治疗髌骨骨折：“两足膝盖骨受伤，或碎断，或干脱者，服罨如前，须篾圈子一个，大要箍得膝盖骨住，其旁安两带，令患人仰卧，直伸其足，医者揣扪相接，居位用圈子箍住膝盖骨，缚定不解，后用圣神散敷于圈之外。”

对颈椎损伤的处理：“颈项从高跳下跌仆损伤顿缩者，先用消风散或住痛散加痹药服之，令伤人仰卧，用绢带兜其下颈直上，解伸头发，同带拿作一把，令其头平，医者两足踏其肩，用力徐徐拨伸归原。”

对屈曲性腰椎损伤的处理：“伤腰骨背脊折断，令伤人覆卧，凳上用大黄研末，推置腹下，用绢带缚其两肩胛于凳脑，又缚其两足于凳脑下，脚横木上，如此则屈曲，腰折骨自起而易人也。用曲扁担一条从背脊起直压其断，徐徐接入归原，然后用圣神散贴之，后用纸里裹杉皮一大片，掩腰上，以软带紧紧缚之，再服加减活血住痛散，立愈。”

三、创伤的方药治疗

“三六九”伤科的用药除遵循少林寺伤科重气血、按穴位分治，设上肢损伤汤、下肢损伤汤、上伤汤、中伤汤、下伤汤、三十六致命穴方外，其辨证用药多有发展。其成就主要有三点，简述如下。

其一，重视损伤与内脏、局部与整体的关系。《跌打大成》指出，治伤应“内治与外治相结合，内治调气扶正，外治活血散瘀，接骨愈伤”。他们认为损伤易致气血瘀滞，骨折必殃及肝肾，“伤骨必亦伤筋，肾藏精，精生髓，髓养骨。筋伤则内动于肝，骨伤必及于肾”；提出“治损伤以调气血为佳，疗骨折须补肝肾为法”。重视外伤与五脏的关系，认为相斗则发怒，大怒则肝伤，缓肝则甘草、当归，散肝则川芎。如受杖发喊，气逆肺伤，顺气以阿胶、沙参，泻肺邪以陈皮，收敛以白芍；惊触则伤心，以天竺黄、人参、远志、石菖蒲宁其神，再治其伤；肾者，跌扑则恐，恐则伤神，伤神则失志矣。凡治必先安其神，以补骨脂、杜仲补其气，熟地黄、阿胶补其血，然后治伤。脾脏所赅甚广，如大饥大饱，醉饱行房，皆能损伤成病，虽四脏各分疗理，未有不由中气不调而成患者。故曰：调理脾胃，医中王道；节戒饮食，却病良方。医在明理，以平为贵，调理脾胃，以四君、八珍、十全大补等剂。

其二，“三六九”伤科所载方剂剂型完备，有汤剂（内服、外洗）、丹剂、丸剂、膏剂（内服、外用）、酒剂、散剂等，使用亦十分讲究。如散剂的送服方法各不相同：有用酒送服者（接骨丹、玉龙散）；童便老酒各半送服者（箭头入骨方）；姜汁调服者（活血止痛散）；清茶调服者（安髓散）；姜汁和酒调服者（淮乌散）；米汤调服者（护心丹）；藕汁调酒服者（拾灰散）。汤剂煎服有水煎，入盐一撮（辛香散）；水酒煎服，加童便冲服（活血止痛散、桃仁桔梗汤）；老酒煎，加童便冲服（阴红汤）。外敷有醋调（外敷麻药）；姜汁拌（乌龙散）；唾调搽（续骨丹）；水调蜜敷（跌打损伤及金银所伤）；生姜汁同热醋调敷（敷药方）；浓茶调搽（济阴丹）；清油调（黑神散、白金散）；生蜜调敷（杖伤膏）；陈糟调敷（敷药方）等。服药时间有鸡鸣时服（鸡鸣散）；酒调食后服（上部末药）；酒调空心服（下部末药，远年内伤）；水酒煎，空心服（宽筋汤）等。

其三，“三六九”伤科有其招牌制剂。一是麻醉方，包括麻药内服方（川乌、草乌各二钱，大半夏七钱，南星七钱，黄麻花一钱，闹羊花九分，酒浸七次，蟾酥酒化，芋叶取汁，晒干，共为细末，酒服八厘），外敷麻药（天南星二钱，川乌、草乌一钱，闹羊花三钱，半夏二钱，黄麻根捣汁，芋叶捣汁，用麻根汁三匙，拌药，晒干，共七次，为末，醋调，敷割肉处，或加蟾酥七分，雄黄少许），麻药是施行手术的基础，在临床十分重要。

二是止痛方。①五色救苦丹，其谓能立刻止痛（黄末药：姜黄一两为末，另听取用。红末药：紫金皮醋炒为末，另听收用。黑末药：黄荆子香油炒为末，另听收用。白末药：人中白醋炙七次为末，另听收用。桃花末药：乳香、没药、血竭，共为细末，另听收用。跌打不甚伤，骨亦不断者，用黄末药八分、红末药七分、黑末药八分、白末药二分、桃花末药五分，共和匀，用姜五钱、葱白五个取汁，入黄酒内，加麻油二匙调末药，初服用；以后不用，只用酒调送）。②下方寺西房末药方（五灵脂一两五钱，枳实一两，延胡索二两，香附、丹参各四钱，蒲黄三钱，小茴香钱半，晒干为末，用葱头七个煎汤，加砂糖送服，专治跌打损伤症）。

三是膏药方。①跌打损伤膏药，药物组成：生地黄、川芎、丹参、当归、薏苡仁、薄荷、羌活、玄胡各300克，秦艽、香附、海桐皮各240克，山柰、苏梗、木瓜、川续断、赤芍、玄参、莪术、三棱、桃仁、红花、甘草、细辛、白芷、枳壳、牡丹皮、连翘、防风、枳实、桑皮、黄柏、黄芪、木通、荆芥、独活、甘松、牛膝、杜仲、白及、厚朴、青皮、五加皮、白鲜皮、刘寄奴各180克。制作方法：上药分8料，每料用麻油8kg，春浸7日，夏浸3日，秋浸5日，冬浸10日。将药与油煎熬至滴水成珠，去渣，加炒黄丹粉2kg，用桑枝搅匀，扇至烟尽，候冷，浸入水中，越陈越好。用时在勺内烊化摊帖于补布上，因伤之新旧适当加入“新伤膏药粉”或“陈伤膏药粉”等。功效：续筋接骨，活血定痛。适应证：一切跌打损伤，无论新旧远伤皆宜。②新伤膏药粉方，药物组成：狗皮没药（炒，去油）、滴乳香（炒，去油）、血竭、白龙骨各500克。制作方法：上四药共研细末，用时拌入膏内摊贴。③和入陈伤膏药粉，即陈伤膏药。陈伤膏药粉方药物组成：广木香1000克，青木香1000克，紫丁香500克，紫瑶桂500克。“三六九”伤科的膏药一直沿用至今。

第三节 顾氏伤科

顾氏伤科始于清初的顾士圣。道光《会稽县志》载："顾士圣，善伤科，调筋接骨，应手捷效，子孙世其业。"顾氏伤科世操家业，传承有序，久负盛名，为浙江著名伤科、越医专科世家的代表。顾氏伤科以其独特的治伤经验和丰富的中医药文化内涵，已列入绍兴市非物质文化遗产名录。

顾氏伤科早年承袭河南少林医派，其特色医武兼收，临证重视法药并蓄，内外兼治；正骨复骱，强调一个"活"字，突出一个"巧"字；遣方用药，围绕一个"和"字，不忘一个"养"字，造诣颇深，自成一派，顾氏治伤膏药更是名闻遐迩。鼻祖顾士圣，为清康熙年间人，原籍上虞西化（西华），后迁至绍兴城内。第二代顾子兴，第三代顾元富，第四代顾传贵，第五代顾凤来，第六代顾杏园（字大宝）、顾杏庄（字二宝）、顾杏春、顾杏林，第七代顾二宝之子顾仁瑞（泉源）、顾仁生（泉生）。顾氏伤科原秘不外传，前七世无外姓门人，新中国成立后，始破禁锢，收门生以传其术。

顾仁瑞、顾仁生为顾氏伤科代表人物。顾仁瑞（1907—1993）在绍兴市中医院工作，1973年曾作为绍兴地区的唯一代表，参加浙江省中医骨伤科代表会议。顾仁生（1910—1996）在绍兴市越城区伤骨科医院工作。仁瑞传子顾步青，授徒陶美珍；仁生传子顾渭民，传女顾敏，授徒王永明、张慈强。第九代顾步青授包敏、方尖，陶美珍授吴美英。

早年，顾氏伤科承家学，医武并进，至第五代顾凤来，传医弃武，笔录先贤经验，著《医录》传世。杏庄著《祖传药录》，为顾氏伤科增色添彩。顾氏伤科现存家传秘本《医录》，分二册，全书约1.5万字。

顾氏治疗损伤，遵循"求其本，辨其表"的原则，术药并施，筋骨兼顾，动静适宜。施术选药之际，首先辨其伤于内或伤于外，伤骨抑或伤筋，或两者均伤而别其轻重缓急；伤于内，则验其脏腑、经络之变，结合阴阳、气血、寒热、虚实之象，循法治之。然手法之轻重徐疾，选药之补泻缓急，然临床变通，活法在人，亦不可胶柱鼓瑟、固执不化。

顾氏伤科的治伤特色及经验如下。

一、正骨经验

1. 首重诊断，急缓有别

顾氏伤科认为诊断是治伤的第一步，也是关键处，只有辨得明，方能医得真。《医录·跌打损伤穴道要诀》云："凡伤须验在何部位，按其轻重，明其脏腑经络，又验其生死迟速，然后从症用药为当。"顾氏伤科认为，验伤首从大处着眼，急者为先，不为局部所限。《医录·受伤吉凶看法》云："一看两眼，内有淤血，白睛必有红筋。血筋多瘀血亦多，白筋少瘀血亦少。看眼活动有神，否则难治。二看指甲，将自指甲掀其指甲，放即还原色者易治，少些后还原者难治，紫黑色不治。三看阳物，不缩者易治，缩者难治。四看脚甲，与手同看法。五看足底，红活者易治，黄色者难治。五者全犯者不治，如犯一二，尚可救治。"又"凡人受伤，向上为顺，平拳为塞气，倒插为逆气最凶，各样内伤总怕倒插。血髓气转，气逆即血凝也。""凡伤中指黑凶，大脚指甲同看；眼内有血筋赤皆凶；足底黄出者凶；面色黄亦有伤；卵上升难治。"《医录·接骨入骱奇妙手法》载："若伤胸骱难治，骨青者难医。"

顾氏伤科还特别重视某些致命部位的伤情。《医录·穴道看法》云："天灵盖骨碎髓出者不治；两太阳穴重伤者难治；截梁（即鼻梁两眼对直处）打断不治；喉穴（即喉）打断不治；塞（即结喉下与按骨上的空潭处）打断不治；心坎（即人字骨）打断晕闷，久后必血瘀；丹田倒插伤不治；捏碎外肾不治；脑户、百劳、天柱骨断者不治；尾子骨、两肾打碎，或哭或笑，不治。"

顾氏伤科还重视男女气血生理的不同，指出："凡跌打扑损伤，男人伤上部易治，下部难治，以其气上升故也；妇人伤下部易治，上部难治，以其血下降故也。"（《医录·跌打损伤穴道要诀》），最后告诫，"伤全体者，按其轻重，随症用药"（同上）。

手摸心会是顾氏验伤的重要手段。正骨之首务，必知其体相，识其部位，以明确骨折移位情况、脱臼方位、损伤程度等。触诊是重要手段，也是最见功夫处。《医录·症药之辨》指出："摸触肌肤，察其体相，审理症脉，以明诊断。"进而达到《医宗金鉴》所提出的"机触于外，巧生于内，手随心转，法从手出"的要求。顾氏运用手法诊断，通过触摸、压挤、叩击、摇晃、转旋等手法诊断其有无骨折脱臼、损伤程度或内损外伤。如用压挤之法诊断肋骨骨折、骨管裂折或劈性骨折等；以纵向叩击远端传导性压痛，诊断脊柱实质性病变、胫骨骨折等；以轻度摇晃、轻旋之法，诊断长骨骨折，或帮助确定其病变部位等。

2. 上骱接骨，手法身功

《医宗金鉴》谓："手法者，诚正骨之首务哉。"正骨手法是治疗筋骨折损、脱位的重要手段，顾氏在传技、疗伤时十分强调手法的重要性，整复手法的正确与否、熟练程度，是治疗骨折、脱位成败的关键。顾氏在《医录·接骨入骱奇妙手法》《医录·布式》中指出，施术者一须"心明"，即"机触于外，巧生于内，手从心转，法从手出"，二须"手巧""法使骤然人不觉，患者知时骨已拢"。切忌漫无目的，强拉硬推，动作粗暴，非但不能使骨断者复合、脱骱者复入，反而使不伤处新伤，伤处更重。《医录》记录了整复手法的适应证、要领，更注重"心悟"，后世在临床中皆有体验。《医录》认为"法之所施，使患者不知其痛，方称为手法也""上骱不与接骨同，全凭手法及身功"等，这些经验在临床中有指导意义，形成了顾氏独特的理伤手法。

顾氏整复脱臼手法，可概括为"理、捺、端、入"四字。"理"是术前的准备。复位前先以按摩手法，柔其筋络，然后按其脱出的方向和部位，以刚柔相济的劲力和四两拨千斤的巧力，通过拔伸、按捺、端托、旋转、屈曲等手法使其入位。《医录·接骨入骱奇妙手法》载："跌打损折，筋骨多有受其累者，若骨不能对，医者必须捏骨平复。""惟肩骱与膝骱相似，膝骱送上有力，肩骱送上亦有力。可上之先，将上之一手按住其肩，下之一手按住其手，缓缓转动，使其筋舒。令患者坐于低处，使一人抱住其躯，医者两手捏其肩，抵住其肩骨，将膝夹住其手，齐力而上，绵裹如鹅蛋大，落在腋下。外贴损伤膏，内服羌活桂枝汤，再用吉利散调治而安。""臂骱出者，一手抬其弯，一手按其踝，先掬其上，而后抬其弯，捏平凑拢可也。外贴损伤膏，内以引经之煎剂调服吉利散。捆扎包裹必用白布，做有空眼，恰络其肩臂。"

《医术·布式》载："手骱跌出，一手按其五指，一手按其臼。手掌掬起，一伸而上，此乃会脉之取，即以桂枝煎汤调服吉利散。""骱出不用绑药布敷，如断方用绑敷。""豚骱比诸骱更难，此凸出则触在腹内，使患人侧卧，内手在内，外手随外，上手捺住其腰，下手捧住其弯，将膝掬其上，出左扳于右，出右扳于左，伸而上也。"

顾氏整骨手法，可归纳为四字、八法。四字即"柔、拔、捏、合"。复位前，先柔其筋，缓解肌肉之紧张度，以分离嵌入骨折断端之肌筋，然后以“欲合先离，离而复合”的原则，择用伸牵拔、屈牵拉等不同手法（切忌过度牵拔），再以捺压（捺正错位，按压隆实，使“突者复平”，是矫正侧方移位的重要手法）、捏挤（挤压分离或粉碎之骨片，是处理锁骨骨折移位或捺平粉碎性骨折之法）、推碰（用相对之力推送移位或分离之骨片，使其吻合，适用于髌骨骨折）、提掣（将凹陷之断骨上提复平）、分骨（夹挤并列两骨断端靠拢之间的间隙，矫正移位，使间隙恢复正常）、折旋（用加大成角纠正呈锯齿形骨折的重叠畸形），或用回旋之法（矫正斜形背侧错位畸形，施此术要敏捷，手法要谨慎，防止再度损伤周围组织）等术复合其位。概括起来即为八法：捏挤压揿法、提掣复平法、对捺挤压法、拉颤压纳法、推送抱合法、屈伸牵捺法、挤捺分骨法、折旋矫正法。八法运用时互相关联，施术时需要几种手法同时配合，做到术前“心明”，施术时“手巧”。施术时牵拉轻重得宜，手法刚柔相济，切忌再度损伤，遇复杂骨折，必须仔细分析病情。脱臼合并骨折，先上骱后接骨；双骨折或多段骨折，先处理稳定性骨折，再行不稳定骨折之复位术；合并粉碎性骨折，先行单纯骨折对位，后处理粉碎性骨折；肿胀瘀血严重者，先消瘀退肿，再行整复术，正确把握骨折整复的时机。

3. 夹板固定，“七上八落”

对于夹板固定，顾氏在《医录·布式》中记述：“如断，方可绑缚，先贴接骨膏，棉布包裹，用杉板四片，按其患处，再将棉布三条与板均齐。”其方法可以归纳为“四要一原则”。四要：包扎要平整、松紧要恰当、夹板要适中、复查要经常和“七上八落”一原则。平整时外敷的膏药要平直，缠扎要平齐，即使为加强有效固定或矫正残余畸形而加以衬垫，亦要符合平齐的要求。夹板的松紧度在不影响气血循环的前提下，要尽量牢靠一点，原则是夹板略能移动即可，固定后肤色与健侧同，肌肤无凉感，肢体无麻木感，能测到脉动的部位，所测脉动正常。在不影响固定的原则下，夹板之类的固定器械尽量少绑缚，夹板之间应留有一定的空隙，而且要对称。超关节固定尽量少用。夹板固定在 2 ～ 3 周内要勤检查夹板的松紧度、肿胀消退情况和肤色肌温正常与否。

“七上八落”，七、八指时间限度；上、落指正骨、夹缚的措施。“七上”的要求：①骨折尽量在 7 天内复位。若伤后血肿较轻，应伤后马上复位，力求一次复位成功；若瘀肿严重，不宜即刻复位，应给予消肿祛瘀之内服、外治法，待瘀肿消退，再行复位，但要把握整复时机，原则上不超过 7 天。②骨折 7 天内的夹缚固定宜松不宜紧，以不影响再移位为原则。因术后往往会增加瘀肿，过紧会加剧瘀肿，造成肢体过度受压出现缺血性坏死提严重后果。③复位固定后7天内要勤查体表，每日或隔日复查一次。若瘀肿增剧，则略松其夹缚；若瘀肿消减，则紧其夹板，以防移位。④复位固定后，若肿痛不加剧，无不良反应，则一周后复查、换药、再度固定之。“八落”，指复位固定1周后瘀肿渐趋消退，则夹板宜紧固，但亦要松紧适度，随时注意防止夹板松动，以保持骨位的正确；并随时检查肿胀、肤色、肌温等情况，原则上每周复查、换药1次；开始适当功能锻炼（不稳定性骨折则应推迟活动，或注意功能锻炼的形式及活动量）。在不影响骨折移位、愈合的前提下，固定时间尽量要短，一般固定4～6周可解除夹板，但股骨骨折、胫腓骨双骨折等应固定8周左右，复杂骨折可适当延长固定时间。夹板时间过长会造成肌肉萎缩、关节僵直等。顾氏祖传的小夹板是杉木片、藤制抱膝等器械，今已改用竹片夹板。竹片具有较好的韧性，能起到固定的作用而不易劈裂或断折，并有一定弹性，能适应肢体肌肉舒缩变化的生理要求，质轻易于塑形，适合体形的要求。夹板以竹片中间层为佳。

4. 筋骨相连，一发全身

顾氏认为治疗骨伤科病不能仅着眼于骨、着眼于局部，应谨遵薛己“肢体损于外，则气血伤于内，营卫有所不贯，脏腑由之不和，岂可纯任手法而不求之脉理，审其虚实，以施补泻”之意。顾氏提出骨伤者每损及筋，局部所损常累及全身，伤于外易累及里。《医录·接骨入骱奇妙手法》指出：“跌打损折，筋骨多有受其累者。”“跌打损伤，虽损筋骨，而多累及全身。”《医录·跌打损伤穴道要诀》指出：“伤胸者，伤久必发嗽，胸高气满，面黑发热。”“伤两肋者，两肋痛者，肝火有余，实火盛之故也。”“左肋痛者，亦有痰与食也。”“凡跌蹋打仆损伤，须看得痛真，验得脉确，辨明脏腑。医者宜斟酌，视病而施治，行之慎之。”重视骨伤病外伤之外的原因。《医录·接骨入骱奇妙手法》载：“有下颌一骱偶落而不能言语，皆为肾虚所得此症。此骱如剪模样，连环相纽，用绵裹大指入口，余指抵下边，轻推进而上。多服补气养血汤，再以补肾丸药调治。”在手法运用上，也因人而异，年幼老弱者宜轻柔，身强骨壮者宜有力。综上，顾氏既重视正骨复骱，又重视整复前的理筋和术后的功能锻炼等。

二、用药经验

1. 简约实用

顾氏《医录》共收录42首治伤方，为顾氏伤科的传家之宝，秘不示人，即使授徒也有所保留。其最显著的特点就是简约实用。《医录》在《诸方录》篇中记载了42方的药物组成、剂量及详细的用药方法，在《跌打损伤穴道要诀》《接骨入骱诸方目录》篇中，记载了42方的应用方法，包括辨证要点、适应证、诸方使用的先后次序等。叙述简明扼要，切于实用，没有空泛的理论说教。如在《跌打损伤穴道要诀》篇首即说："凡跌打扑损伤，男人伤上部易治，下部难治，以其气上升故也。妇人伤下部易治，上部难治，以其血下降故也。凡伤须验在何部位，按其轻重，明其脏腑经络，又验其生死迟速，然后从症用药为安。"文中指出辨证要点及预后判断。治则之下，即提出"伤全体者，按其轻重，随症用药。先以砂仁汤调以吉利汤（即吉利散）服之，再以顺气活血汤治之。将和伤丸糖酒送下四五丸，后以调理药酒不拘时服，轻者红糖油和酒调服吉利散可安"。细述用药次序，治养结合，颇费心思。其后，则分次叙述伤肩背、伤背、伤胸、伤肝、伤心、鼻梁断、臂骱手骱，以及断折损伤两腿、膝骱、脚踝骱等部位的具体用药方法。

为使用药时更能有的放矢，专设《引经药》篇，强调引经药的应用，提出"凡跌踢打扑损伤，引经药为要，看得痛真，验得脉确，然后用药为当"。其经验是，伤上部用川芎，在手臂加桂枝，在背加白芷，在心腹加白芍，在膝加黄柏，在左肋加青皮，在右肋加柴胡，腰加杜仲，下部加牛膝，足加木瓜，周身加羌活，妇身加香附，顺气加砂仁，通窍用牙皂。该书特别强调"煎剂之法，必须随症加减，修合丸散，不可不精也"。42方中水酒共煎者14方，有些散剂需要红糖与酒调服，如患者不能开口，即以牙皂末吹入鼻中，一嚏而开，一一交代清楚。该书全无虚法之词，均为临证实用而设。

2. 治伤以调理气机为先

跌打损伤，瘀血留内，治伤必治血为先，这是常理。顾氏伤科从历代医家临证经验中得出结论，治伤者当以行气为先，是"血为气之母，气为血之帅""气行则血行"理论的实践者。顾氏治伤42方，共用药126种，在10次以上的药物为：甘草33次，当归30次，陈皮25次，羌活22次，红花22次，防风21次，生地黄16次，川芎15次，五加皮15次，青皮15次，续断14次，芍药13次，乳香13次，牡丹皮12次，杜仲12次，木通12次，苏木12次，独活11次，枳壳11次，黄芩10次；如加橘红4次，陈皮则有29次，频次仅次于当归。

在《跌打损伤穴道要诀》篇中记载17部位的治疗中，除伤大肠者先服槐花散、次服吉利散，伤膀胱、阴囊、阴户者先服琥珀丸、次服行气活血汤外，其余各条都是先服行气活血汤、疏风理气汤、顺气活血汤，以理气为先。伤气眼者，嘱先以砂仁汤调吉利散，次服酒煎补肾汤，后服和伤丸。在《接骨入骱诸方目录》篇中也是如此。在42首治伤方中，有顺气活血汤、行气活血汤、疏风理气汤、疏风顺气汤、疏风顺气补血汤、清心理气汤、提气活血汤、补中顺气汤等。从方名上看有顺气、理气、提气，其常用药物有陈皮、橘红、青皮、枳壳、枳实、木香、砂仁、厚朴、香附、柴胡、乌药，行气活血的川芎更被顾氏所常用。在活血汤的13味药中，理气药占了5种（陈皮、青皮、香附、乌药、砂仁）。其运用理气的特点，健脾理气药常用陈皮、枳壳、厚朴、木香；疏肝理气药常用香附、柴胡、乌药，砂仁通用。理气药应用于整个治疗过程，早期常与羌活、防风、紫苏、独活、细辛、白芷、荆芥等疏风解表药同用。活血止痛，常以青皮与乳香、没药相伍，如止痛接骨丹；生血补髓，常以陈皮、枳壳与熟地黄、黄芪、杜仲相伍，如生血补髓汤；后期养血壮筋，常以陈皮、青皮、砂仁与生地黄、木瓜、续断、杜仲相伍，如调理药酒方。在壮筋续骨方中也使用陈皮、青皮、枳壳、乌药、柴胡等行气药。顾氏后人说："跌打损伤，瘀血内停，固然需要活血药祛瘀活血，但是气为血帅，气行方能血行，只有行气药与活血药相伍，方能收到四两拨千斤的效应。"

3. 治伤以和为贵

顾氏认为是药三分毒，用药应以和为贵。受伤之人，本身就有各种不同外伤，脏腑亦有所累，所以治伤用药必以和为贵。活血药是治伤最常用的药，顾氏对活血药的选用十分平和，没有土鳖虫等破血药，连三棱、莪术也很少用。在归通破血汤中，也只用了桃仁、赤芍、归尾、苏木、牡丹皮等活血药。顾氏治伤以和为贵的学术思想，首先体现在其谨遵损伤辨证三期用药上，即初期善"祛瘀"，中期宜"和血"，后期常"补骨"。损伤初期，外伤致骨折、脱位、伤筋后，气血离经，瘀血不散，肿痛不止，顾氏认为"七日之内，气血未凝，即宜发散活血；至十四日后，瘀血或有停聚在胸，其势方归大肠小肠，腹内作痛，须服行药"。初期用药常运用活血止血药物，如大黄、地骨皮、生地黄、牡丹皮、玄参等。损伤初期，红肿热痛，此时加以清热凉血之品大有益处，如黄芩、黄柏、金银花、菊花等。损伤中期，肿胀渐退，疼痛缓解，断端开始生长，然顾氏认为此时瘀血散而未尽，断骨长而未坚，损伤之正气尚未恢复，若继续采用攻法，瘀虽可去，亦有伤正之弊；若盲目采用大补肝肾之法，患者瘀血未尽，骤然进补，徒增瘀滞。顾氏谨遵张景岳"兼虚者补而和之，兼滞者行而和之"之说，采用和血续骨、舒筋活络之法，运用全当归、赤芍、川芎、红花、鸡血藤、骨碎补、自然铜、续断、陈皮、枳壳之品，化尽残余瘀血，使正气得到恢复，促进骨折加速愈合。损伤后期，断端已接，脱位已复，但损伤日久，伤津耗气，气血不足，肝肾亏虚，筋肉失养，肌肉萎缩，肢体乏力，此时当滋补肝肾，方可达到强筋壮骨之效。药如熟地黄、龙骨、狗脊、桑寄生、淫羊藿、黄芪、枸杞子等。其次体现在药物的配伍上，即通过活血药与其他药的巧妙配伍，达到治伤不伤正的目的。活血药与行气药配伍，达到增强活血祛瘀的目的，这是最常用的；活血药与大黄、枳实等相伍，通过通腑去瘀血；活血药与木通、滑石、山栀子等相伍，使瘀从小便而去。顾氏强调通补兼重，专设生血补髓汤以生血补髓，设补肾活血汤二方（13方、29方）、归原养血和伤汤、疏风顺气补血汤、补肾和血汤、补中益气汤以养血活血，专设调理药酒方治远年陈伤，以上均是以养血为主。顾氏认为下颌出骱为肾虚所致，宜先服补气养血汤，再以补肾丸药调治。最后体现在重视疏阻不仅局限于活血一法。顾氏在《接骨入骱诸方辨用》篇中记述："折损之症，郁阻属一症候，……郁阻者，气滞，瘀阻，风寒挟阻，湿痰同阻也。"在辨病辨证选方中，提出了"气血同治""调气活血，兼疏风邪，祛瘀之中，涤痰佐之"之观点，在《诸方辨用》篇中首选之剂就有顺气活血汤等。诸方药中，顾氏喜用疏风邪之品，贝母、桔梗、南星、半夏、橘红等豁痰涤痰之品亦多佐之。

三、特色制剂

顾氏伤科特色制剂有治伤膏药、代麻散、止血药等。

（一）治伤膏药

顾氏膏药是治伤招牌药。其膏药肉（基质）为顾氏活血清凉膏，药物配方为天花粉、干地黄、玄参、大黄、川黄柏、木鳖子、蓖麻子、地骨皮、全当归、血余各等分，纯麻油、铅粉或广丹（收敛药肉可用），比例为麻油：药物总重量＝4 ：1。制法：先将药物浸入麻油中3～7天，夏浸3天，冬浸7天，春秋浸5天，宜秋季熬煎。然后上火熬煎，待药物黄焦后滤渣；而后上猛火将麻油药汁熬至滴水成珠，则加入铅粉或广丹，比例为油量：铅丹＝5 ：4。视膏药肉老嫩而调节剂量。收膏后，将松软药肉倒入准备好的缸钵井水中，待用。煎制的膏药肉最好放入水中，冬天放入雪水中，以除火毒。

1. 配置各类伤膏的药物

乳没散：制乳香、炙没药各等量。

灵茶散：山柰：五灵脂：甘粉＝2 ：1 ：1。

南夏散：生南星、生半夏、狼毒、生川乌、生草乌各等量。

丁香散：公丁香、桂丁香 = 3 ∶ 2。

二活散：羌活、独活各等量。

木香散：广木香、青木香以 = 3 ∶ 2。肉桂粉、血竭粉、公丁香粉、化龙骨粉、如意金黄散、麝香等，视病情选用。

2. 各类伤膏配制

（1）损伤膏：膏药肉（活血清凉膏），粉剂以基质的百分比配制用药。乳没散 8%，灵茶散 8%，南夏散 10%，丁香散 8%，肉桂粉 6%，膏药肉 60%，基质熔化后，调入上述粉剂，摊敷于全棉布上。敷贴时每加入血竭粉（1 ~ 2 克），视受伤范围而定。公丁香粉，亦视受伤范围加入 1 ~ 2 克。若胸背、腹部损伤。则在损伤膏调制中再加入适量木香散。

（2）接骨膏：在损伤膏的基础上加入化适量龙骨粉，瘀肿严重时调入金黄散，加重南夏散。敷贴时，要加适量血竭粉、公丁香粉、化龙骨粉于伤膏上，骨折中后期可加入适量麝香，以通经道、调脉络、促进气血化生、加速骨折愈合，避免后患。

（3）消瘀清凉膏：基质（膏药肉）50%，乳没散 8%，南夏散 12%，灵茶散 8%，血竭粉 6%，如意金黄膏 15%，金黄散适量。

（4）风湿陈伤膏：在损伤膏基础上，加入二活散；寒性病变重者，加肉桂粉。敷贴时加入适量血竭粉、公丁香粉、麝香。

（二）代麻散

早年顾氏伤科长于外伤手术急救，麻药、止血药是必不可少的。据顾氏后人述，顾氏至风来公时，创伤手术独树一帜，名闻遐迩。有患者腹部破损，肠流出尺余，风来公即以“青绢湿汤还纳，敷化痛散（麻药），以快速手法，小钢针穿油棉线缝合；后敷以金枪药，内服疏风理气汤、活血止痛散……”告愈后，患者送一匾额致谢，在匾额上记载治疗经过。《医录》对创伤之手术治疗也有记载，如“骨碎如黍米者可取，大则不可。患此症者，先以定痛止血散敷之，使其血不涌出，再敷化痛散，以刀割破，取出而即缝合。手术宜快速为第一，以金枪药敷治”。又损伤“亏缺之症，先用麻药敷之，以小钢针穿油棉线缝合，敷金枪药，口服活血止痛散”“折伤出血者，用止血散掺之，手揿其骨，敷金枪药，夹缚之”。六世医顾二宝对于折损出血、金枪创伤之症，也是硕果累累，为乡人称道。随着西医学的发展，顾氏于创伤手术逐渐放弃，而在闭合手法整复术、内服方药方面，则更有发展。顾氏所传的代麻散即麻药，有麝香、蟾蜍、乳香、没药（去油）各八分为末干掺二厘，用于伤口，特别指出“不可另用”。

（三）止血药

顾氏所传止血定痛散，由降香、五倍子各等分，大色石末三钱，中灰（即灯草灰）七分，为末干掺用。封口金枪药，治一切破碎等伤流血，腐烂就不收口，封之则生肌，被誉为“第一灵方，莫轻传”。同时，内服可选用活血止痛散、托里止痛散，水酒煎服。接骨药。

此外，还有接骨散、止痛接骨丹等，也是顾氏特色制剂。

（四）创新方剂

当代顾氏后人在前人的基础上，也有新的积累，主要方剂如下。

1. 桃红损伤膏 主治跌打损伤肢体外伤；功效为活血理筋，通络止痛；组成为全当归、红花、三七片、川芎、桃仁、落得打、赤芍、白芍、大熟地黄、川续断、制乳香、炙没药、蓬莪术、延胡索。

2. 胸背腹部损伤方 主治胸背腹损伤；功效为活血理气，络止痛；组成为广郁金、全当归、制乳香、红花、炙没药、桃仁、三七、延胡索、江枳壳、赤白芍、降香、橘络。

3. 双龙正骨汤 主治骨折、肌腱损伤；功效为续筋接骨，活血通络；组成为续断、全当归、大熟地黄、川芎、红花、枸杞子、生地黄、赤芍、白芍、炒杜仲、制乳香、炙没药、化龙骨、广地龙、炙地鳖、煅自然铜、生姜、三七片。

4. 强骨壮阳汤 主治肾虚性病变、腰突症；功效为补肝肾，壮阳虚，通经道，舒脉络，活气血，健肌筋；组成为制扶筋、全当归、大熟地黄、桑寄生、红花、制乌药、川芎、炒白芍、枸杞子、炒杜仲、山茱萸、肉苁蓉、巴戟肉、延胡索、络石藤、全蝎。女性患者，去巴戟肉、肉苁蓉，加菟丝子、制黄精；神经痛者，加木瓜、蜈蚣、炮山甲。

第四节　寿明斋眼科

寿明斋眼科，起源于余姚郑家，由郑慎斋（又名徐慎斋）在太平天国时期创办。郑收徒7人，徐德新、胡瀛峤为其弟子。胡瀛峤来绍后，在五云门外散花亭设寿明斋眼科，授徒数人。寿明斋眼科的学术特色为重视外治，其历代祖传的外治眼药有40余种，因组方、配制有独到之处，疗效卓著，曾远销北京、广州等地。寿明斋眼科在上虞亦有分支。曹炳章先生曾称寿明斋眼科为“眼科之魁”。

据余姚老郑家寿明斋眼科医局传人柴光耀口述，柴中元总结，寿明斋眼科常用药方及寿明斋眼药秘制法如下。

一、寿明斋眼科常用药方

1. 日新丹

组成：地栗粉18克，海螵蛸、头梅（冰片）、朱砂各2.4克，炉甘石6克。

本方药料易办，制合方便。于风火外障，具清凉退火、止痛消炎之功，疗效确切。点眼后，随着一股清凉之感，症状每迅速减轻，病人乐于接受，有推广价值。方中之头梅即冰片，眼科前辈多告诫冰片不可多用泛用，但冰片之弊，只是其性燥劫。日新丹以地栗粉为主，又以蜜为基质，与少量冰片配合，有扬长抑短之妙，可谓刚柔相济，制剂得宜，故可不必虑其贻祸为患。此方专治一切风火外障，而于气轮诸病尤宜。

2. 玄武丹

组成：赤小豆62.5克，蕤仁霜30克，人龙2条，斑蝥5对，青娘子、红娘子各1对，腰黄少许。

此方又名滚障眼药，专治冰翳、死翳，其磨激之力甚大，新翳及目稍红者俱禁用。点后有明显异物感，应先向患者说清，宜嘱患者忍耐，点后包眼

2～3天，待异物感消失后除去，若风轮上原呈瓷白色之老翳呈毛玻璃样，视力反更模糊，是为有效征象，可继以至宝丹。至宝丹一名磨障眼药，惟激发之力不及玄武丹，但无刺激性，待目红全退，翳色又成瓷白，可再点玄武丹，如此反复数次，有时能将久治不效，甚至多年的沉翳除去或磨薄。但白翳太厚或成白斑者亦不能取效，可不必试用，以免徒增痛苦。青、红娘子及斑蝥均含斑蝥素，对皮肤、黏膜有刺激发疱作用，但愈后不留瘢痕。玄武丹配以具有清热抗炎作用的赤小豆等药预防感染，对热去翳沉、时日已多、内服退翳药无效者，点之可使翳激活浮起。其组方很有科学性，再外治内服配合，常能收到刮垢磨光之卓效。

二、寿明斋眼药秘制法

1. 炉甘石制法

选上述龙脑甘石二三十斤，在铁船中击碎，去掉头末，把过筛后的甘石放入大铜锅内，用童便浸没，49天后，取出（如时间未到，童便干燥了，则需随时加入新童便）放到大眼药井缸内，加清水后反复研，一直研到无声时为止（即水正）。这样一料，一般按每日升炼六小时计，约半年可以升炼好。

然后把研好的药放置日光下晒，晒时缸上盖一块玻璃，下用一根竹竿撑起，以达到防尘通风的目的。晒干后再盛于内置白炭的铜盆上焙煅，使药末呈疏松的松花黄色，冷却后，用极细的绢筛（铜盆式药筛）筛进，贮入小口的干燥瓷瓶内备用。

取上述研制好的炉甘石一份，另用晚蚕砂三份炒焦至炭色，经开水淋汁数次，将过滤的药汁煮炉甘石，徐徐熬干，研极细后过筛，收贮备用。注意盖紧严防泄气，此药称作“青龙”。日新丹里的炉甘石，是指青龙而言。

2. 地栗粉制法

用鲜荸荠一担（约百余斤），拣掉烂的，去芽、蒂后彻底洗净，削去皮，放入清洁面盆内，用磨石把荸荠一颗颗地磨成糊状，将所有的荸荠糊放入中等大小的水缸中，加入清洁水几至满缸，用竹竿徐搅，及时将上面含浆的清液取出（不要带有荸荠渣）贮入另一缸内，待浆水彻底澄清，倒去清水，取缸底之粉晒干，经绢筛筛后贮备用，要严防受潮。制地栗粉须在冬末春初一段时间内进行。

3. 海螵蛸制法

取大乌贼骨十余斤放入水中浸漂，直到漂净至中心无咸味为止，取出后刮去表外一层并削去外壳，达到完全洁白，捣碎后放入研缸内加水研极细，然后晒干过筛收贮备用。

4. 朱砂制法

用上好镜面辰砂适量，铁船中研细后，再入玻璃或瓷钵内带水研极细，晒燥过筛，收贮备用。腰黄制法，与之相同。

5. 冰片制法

制眼药必须用上等头梅，原均采用百寿牌头梅，质量可靠。二梅、三梅因有细渣滓，不能用，研时须现配现用，在合药时不可先与其他药一起混入再研，要另在小玻璃钵中研至极细后过筛，再配其他几种药混合研，筛过后才可用。

6. 蜂蜜制法

用好蜂蜜适量，加等量清洁水，荸荠去皮切片（梨肉切片亦可），一起放入铜锅内煮沸，用文火慢慢使水分蒸发，冷却后去净渣滓，过滤后收贮备用。水眼药即用此蜜拌入即成，蜜拌入后如静置时间较久，药粉下沉，清液上浮，用时应搅拌一下。

7. 赤小豆制法

去净衣壳，研极细后过绢筛，收贮备用。

8. 蕤仁霜制法

蕤仁去外壳，研碎后用吸油纸包裹，须多包几层，然后放入贴身内衣袋里，待油吸净，再研末过筛，贮存备用。

9. 人龙制法

将呕吐出来的蛔虫洗净后用竹刀剖肚，再彻底漂洗干净，然后烘干细研，过筛收贮备用。

10. 斑蝥制法

斑蝥去净头、足、翅，用糯米拌炒，到糯米略呈黄色为止，干燥后研极细，过筛备用。青、红娘子的制作，与之相同。

第五节 其他专科

一、明明斋眼科

由宁波人徐德新所创。徐德新早年来绍兴保佑桥河沿（今劳动路）设明明斋眼科，医术高明，亦热心公益事业，曾捐资重修东双桥。徐传董菊泉。董17岁学医于徐，学成后在五云门内白果树下新设医寓，当地人称“白果树下董氏眼科”。

二、王氏眼科

由明明斋眼科徐德新所授。徐氏传张伯清，再传张竹斋（王毛姑），王毛姑于绍兴城内三角道地开诊，故亦称“三角道地眼科”。1952年响应政府号召，参加斜桥联合诊所，传王馨斋。王馨斋传女王连枝、子王连方；王连枝在绍兴市中医院，传项文莉、方洁，王连方传任钰萍。

三、石门槛徐氏儿科

原籍绍兴县柯桥州山乡项里村，迄今已有十四代。初时，徐氏以农为业，兼操治惊挑痧服务乡邻，临床经验日积月累，代代相传，渐而弃农从医，名闻山阴、会稽二县。第六代世医，年仅弱冠即精通医理，求诊者风雨无阻，门庭若市。其时，山阴某太守之子，突发高热转惊，昏迷数日，城内众医回天乏术，太守即接徐氏进城诊治，徐氏诊后处一奇方，服后患儿热退惊停，神志清醒，又服数剂而愈。由此，徐氏儿科名噪一时，求诊者遍及诸暨、上虞等县。传至第十一代徐静川（字溶）即由项里迁入城里石门槛（今仓桥直街）悬壶行医，与石门槛女科相毗邻，此即石门槛徐氏儿科之名的由来。传至第十二代徐仙槎（安），15岁随父静川习医，19岁父亡即接班行医，因屡起危症，名闻浙东。仙槎乐做善事，对贫者常施医送药，新中国成立后，每逢“六一”国际儿童节，实行免费诊治，著有《婴科诊治概要》等书。仙槎传其子秋生（即第十三代），后因秋生早年病逝，即授其孙铁钧（即第十四代）。铁钧于1956年创办石门槛中医联合诊所，1958年下乡在乡医院工作，直到1985年退休。徐氏儿科以诊病准、用药精、疗效好闻名，历代相传，形成三大特色：①善于根据不同发病季节及发病规律，迅速准确诊断疾病。②处方精细，用药不多，常收四两拨千斤的效果。小孩脾胃功能弱，药物太多太杂，不但于治病无益，反而损伤脾胃。③对患儿的饮食、禁忌、护理事宜，交代特别清楚。

四、接龙桥骆氏幼科

骆惟均，字茂公，为山阴骆氏幼科第一世，精于理药，无论异疾怪症，经医悉除。

五、王氏疮科

王氏疮科始创于清末，第一代为王家乐，居绍兴城内万安桥。家乐传子幼乐、小乐，新中国成立后，幼乐参加大庆防治所，小乐参加府山联合诊所。小乐业务兴隆，日诊百余人，声誉不但超过其兄幼乐，而且盖过乃父，故称“王小乐疮科”。现由小乐之女伟玲继父业。王小乐疮科以擅治疮、毒、痈、疽名闻遐迩，其祖传秘制的“加味太乙膏”家喻户晓，民间赞其为“王氏膏药奇效，有毒不用开刀”。其诊疗特色为“按、看、闻”诊断三法，簿贴、油膏、药散三种剂型。按，按疮面之软硬、皮肤之松紧判断寒热、湿燥以辨其顺逆；看，看疮面之色暗、色黑、色红等辨其吉凶；闻，闻其气味之恶臭、微臭辨其急缓。簿贴多用于拔毒、发散，油膏多用于收敛疮口，药散多用于解无名肿毒。随着疾病谱的改变，现代人所患疔疮已大幅减少，目前王氏疮科以治带状疱疹、褥疮、皮下囊肿、疮疖为主。

六、车家弄马氏喉科

宋代太医局分九科，内有口齿咽喉科；到元代，咽喉和口齿始分为二科。车家弄马氏喉科世居山阴马山车家弄，是绍兴唯一以喉科名于时的专科世家，始于清代，历代传子不传女，至今已第十代。第一代为马子长，第二代为马伯周，第三代为马成芝，第四代为马茂生，第五代为马加其，第六代为马杏园，第七代为马鹿山、马鹿世，第八代为马廷鹤，均在家中行医，自设药店。新中国成立后，第九代马春阳参加联合诊所，曾在皋埠卫生院工作，后回家务农，但仍有病人寻到家中请其看病，马春阳有《喉科实践药方》存世。至今，第十代传人马天祥仍在家操持祖业。车家弄马氏喉科有以下特征：①唯一性。绍兴虽然有许多专科世家，但车家弄马氏喉科是绍兴境内唯一以喉科名于时的专科世家，在省内亦不多见。②有独门绝活。其治术分药物外吹、内服、手术排脓，其认为咽属胃、喉属肺，临床当根据咽喉、寒热、虚实分别治之。

七、螺蛳桥疳症科

该科以张柏林为代表，以善治小儿疳积闻名，其所制的吹喉散颇有特效。

八、下方桥祝氏草科

该科创建于清末年间，祝公伯仁为创业鼻祖。他祖籍上虞崧厦，自幼失去双亲，因其酷爱医术，便投拜由蜀来上虞的草医为师。伯仁公得其秘传，医术大进。后来离乡采药，游医至绍兴县齐贤下方桥，见那里四面环山，草药丰富，就此定居于下方桥龙皇桥河沿，善取草药以祛病痛，颇得百姓颂扬，“草科祝先生”由此得名。有民谣流传：有名有姓陈念义（明末清初下方桥有名的内科医生）；无名无姓里西房（三六九伤科前身）；有姓无名祝先生。所谓的草科先生与别的中医郎中有所不同，即用自己采集的草药给人治病。祝伯仁之子祝尚林，秉承祖业，以看内科杂症为主，曾撰《祝氏验案摘录》手稿，惜毁于战乱。尚林公生育五子：长子厚生，次子厚夫，三子厚卿，四子厚斋，五子厚刚，除五子厚刚为西医外，其余四子均秉承祖业，尤以四子祝厚斋对肝硬化腹水、糖尿病的诊治有独到之处；次子祝厚夫有《三焦之我见》刊于20世纪70年代末《绍兴医药卫生》。祝厚斋之次子祝瑞德为第四代传人，运用草药治疗内科、妇科杂病独具特色。2009年6月，“祝氏草科”入选绍兴县第三批非物质文化遗产保护项目名录。

九、嵊县竹氏妇科

竹氏妇科世居幸福乡紫竹蓬。第一代秉仁（生于1782年），子忠高，孙箓甫均承家业。箓甫传子芷熙、芷源，授徒张禹川。芷熙传子余祥、侄余芳、余庆成等。

诸暨的陈氏伤科、新昌的张氏伤科等，皆名闻乡里。

第五章 医药相关机构

第一节　绍郡医药学研究社

绍郡医药学研究社，成立于1908年3月15日，社长何廉臣，社址设于豫仓。发起人为何廉臣、裘吉生、舒钦哉、赵逸仙、姚定生等。该社遵照当时颁发的《钦定京师大学堂章程》第四节第四条“医科分医学药学二门”的规定，定名为“医药学研究社”。该社“专门研究中西及日本医药科学，以交换知识，输入新理，为阐发吾国固有之医药学为宗旨”。取孔子会友辅之义，以交换知识为主脑，以保卫健康为目的。

社中设社长1人，副社长2人，评议员14人，董事若干人，编辑1人。社长由社员公举，凡社中管理事宜、编辑医报，均由社长主持；评议员由社员公举，凡社中施行事宜及研究医药学问题，评议员中以多数议决之。社长、副社长、评议员均以一年为一任。连举得连任。书记担任缮录、评议及研究各件。此外，如有证治验方及新书新报中有关医药之事者，悉须录存副本。凡素识医理、愿入该社、照章纳费者，均可为社员。凡入社者须纳会费墨银一元，于入会时先缴，常年费每月墨银三角，于每月第一次开会时缴清。凡素有声望之绅耆及商学界中能热心资助该社经费者，均推为该社名誉赞助员。该社延聘专员月编医学报一册，社员中或有家传验方，或有心得医理，或临会时互有发明，或临证时确有治验，均编入医报中，每月发行，以供海内同人讨论。该社每月开常会两次，进行朔望汇讲，每年开大会两次，社中如须更张办法，于大会时决议实行。时症初起，病理药用须及时讨论者，应开特别大会，由社长发传单，邀请社员共同研究。如病家有疑难杂证，屡治无效，欲由该社开会商议治法者，应另助会费，亦由社长发传单开特别会，邀集社员共同研究。

该社在1908年3月15日的成立大会上，按得票的多少，选举何廉臣为社长，裘吉生、包越胡为副社长，舒钦哉、谢佩铭、赵逸仙、李锦帆、胡东皋（兼编辑）、胡瀛峤、杨质安、任汉佩（兼编辑）、姚小渔、高光瑞、汪竹安、施莘耘、胡幼堂、陈心田为评议员，第一批社员 63 人。该社医药总董事为翁又鲁，赞助员有徐友丞、王子余、张若霞、何寿萱、丁仲祜、余伯华等。该社在编辑《绍兴医药学报》，开展学术交流等方面，发挥了重要作用。至 1915 年神州医药会绍兴分会成立，其全部工作由分会代替。

第二节 神州医药会绍兴分会

神州医药会绍兴分会（后简称分会），成立于1915年3月9日，会所设在绍兴城内诸善弄口钮宅内，胡瀛峤为首任会长。其创办经过：1914年绍兴医会接上海总会来函，议将医会改组，并于5月7日召开会议，全体成员赞成改组为分会。1915年3月，胡瀛娇与各药商一一接洽，得震元、天宝、上寿、天芝等家签印后，以个人名义发传单于医药两界，告知于3月9日（阴历正月二十四日）商讨成立分会之事。是日通过草章，举定职员，分会遂告成立。

该分会合全国医药界“阐发神农圣学，保存天产利权”的宗旨，其事务为：①续办《绍兴医药学报》；②研究保存国粹及推销中药的方法；③筹办医院；④筹办各科医学传习所；⑤征求医药界通才，考订古今医籍。分会设执行部、调查部、评议部。执行部设会长1人，副会长2人，调查部由若干调查员组成，评议部规定由评议员15人组成，设评议长1人。经选举，胡瀛峤为首任会长（会长须医药两界共同推举），裘吉生为医界副会长，宋尔康为药界副会长，何廉臣为评议长。凡医药界人士及有志于医药者皆可入会。赞成该会宗旨，捐助经费者，一律尊为名誉会员。分会规定每年召开大会一次，选举及报告一年来的工作情况。评议长统辖全部之议事机要，评议部每逢农历朔日开会，若连续三次缺席者，即同辞职论，依次递补。分会一年后改选，裘吉生为会长，胡瀛峤为医界副会长，宋尔康为药界副会长，何廉臣为评议长。第三次大会改选时，裘吉生连任会长，胡瀛峤连任医界副会长，张若霞为药界副会长，何廉臣连任评议长。何廉臣、裘吉生、胡瀛峤还被推举为总会埠外评议员。

1917年，绍兴柯桥乡王云程从东洋游学归来，发明了一种丹药，定名“常备丹”。由当地医士邵兰荪、任云瞻、徐仁山等共同评定。分会还改革了其药物炮制，提高了实际疗效。改革药物炮制由钱少堂提出，曹炳章撰稿，将山药、延胡索、郁金三药之炮制，改浸湿后切片为原粒（支）打碎用，既提疗效，又能省工少耗。

为普及卫生知识，控制疾病，分会召开评议会，由裘吉生、陈越樵两人提出“吾绍人烟稠密，警厅无卫生科，对于卫生行政持放任主义，一遇天时不正，疫病横生，未可遏止”，于是提议“附设卫生公会，对个人卫生，公共卫生诸事，随时演讲，暨发行卫生日刊”。当时猪肉店铺每逢夏令常见猪遭瘟死，商人低价购入又随市出售，严重妨碍市民健康的弊病。分会提出组建卫生公团，普及卫生知识，禁止一切有害之物的出售，制止一切不良卫生行为。

第三节 《绍兴医药学报》报社

《绍兴医药学报》创刊于 1908 年 6 月，先由绍郡医药学研究社主办。其办报方针，何廉臣在《略例》中指出："奏定医科大学章程，于中西医学，必令兼习，未尝偏废，故本报对于吾国医药学界，有进取新学、表彰旧籍之责任。凡关于医药之一切事项，或从家传，或由心得，或事编撰，或假译述，惟专为国内医病家浏览起见，凡所论列，力谋浅显，俾切实用而易领悟。"

该报内容：①论文，包括医学通论、全体总论、病理总论、药治通论、古今名医方论。②学说。医学部包括临床医学及诊断学、看护学、卫生学；药学部包括生药学、医药化学。③医案。④小说。⑤杂录，包括越医汇讲、社友心得录、社员题名录、通俗简便疗法、单方草药、医谚存真。⑥通信。⑦专件。⑧近闻。

分会成立后的主要工作之一，就是续办《绍兴医药学报》。据曹炳章《本报继续出版周年纪念辞》记述，《学报》始办于清光绪三十四年（1908）六月，至宣统二年（1910）正月复出第 17 期，后因编辑同人公私冗忙，遂即又停。至同年 5 月，续出第 18 期，乃改朔望两期，每期一大张，计 12 页。至宣统三年（1911）十月朔，计出 44 期。本报因困于经济，遂即中止。

至分会成立不久，于民国四年（1915）7 月 1 日始复刊，续出第 45 期。《学报》基本保持了原有的编辑宗旨，在编排形式上有所改进。其宗旨为"扩张会务，研究医药学术，期医药事业渐臻完善"。编排：①论文。②学说。③短评。④问答。⑤医案。⑥杂著。⑦医药界近闻。⑧专件。⑨古籍选刊。⑩纪事。该报内容丰富，深受全国医药界同道的欢迎。第 45 ～ 80 期，裘吉生主编，各省社友撰著甚多，改订为 6 开大版洋装本。第 81 ～ 104 期，每期一册，主编与撰述者同上。第 105 ～ 141 期，主编与撰稿者同上，唯改用中装，其中多先贤之专载，皆首尾完全。增刊计四种：①月报大增刊 7 册。本刊皆衔接第 45 ～ 104

期月刊中之专书，并附有目录。②百期纪念增刊一册。③《绍兴医报》月刊剩稿一册。④星期增刊158期。1924年1月，裘吉生迁杭，《学报》由何廉臣、杜同甲邀集同人集股续办，杜同甲任总编辑，何廉臣任副总编辑，并改名为《绍兴医药月报》。1927年，《月报》出满36期，何氏因年老不能担任编辑职务，提出辞职。中西医协会公推何幼廉、陈仪臣、曹炳章、裘士东四人为编辑，每人担任三期。医药学报社组织了“流通医药书籍有限公司”，出版罕见孤本及名家专刊之精稿70余种，扩大了绍兴医家在全国学术界的影响。《学报》还聘请章太炎、时逸人、恽铁樵、张如伟、周小农、傅嬾园等为名誉编辑员。《学报》发行，遍及全国，乃至檀香山及槟榔屿，成为外界了解绍兴、绍兴了解外界的重要窗口。

值得一提的是，《学报》在民国17年4月第4卷第6期上发表了余云岫撰写的《中国医学结核病观念变迁史》一文，并在按语中说：“余君为攻击中医最烈者，而此篇足资整理中医之助，病家之益，故发表之。本刊不以人废言也。”其崇尚学术，不因人废言的风气，更为同道所瞩目。

第四节 绍兴中西医协会

1927年，分会与绍兴的西医发起组织成立“绍兴中西医协会”。该会以联络感情，团结团体，发展医药学术，指导民众卫生为宗旨。会员资格：①医校毕业。②营业医士（以确定地址正式悬牌者）。③现任或曾任医院及各级机关医员者。④富有医学经验者（例如曾经创办医校、医院、医局，有著作出版者）。⑤曾在医院或医士处学习期满者。凡备有上述资格之一者，可由本会会员两人介绍入会。

第五节 绍兴县国医公会

1931年9月30日，绍兴县国医公会成立，曹炳章任主席。该会事务所设于下大路药业会馆，办事通讯处为大街和济药局。该会以“改进医学，交换知识，讲求卫生，保障人民生命”为宗旨。第一次会议选出常委5人，曹炳章，主席兼总务主任；何幼廉，兼编辑主任；钱少堂，兼调查主任；徐仙槎、王行恕，兼研究主任。后改为绍兴县中医师公会。

第六节 绍兴县中医师公会

绍兴县中医师公会成立于1935年。1938年3月，第二届理事长凌春生，常务理事傅再扬、赵能谷、潘文藻、俞修源，常务监事顾仁瑞。1949年6月，会员发展到328人。

第七节　绍兴市中医药学会

一、组织建设

绍兴市中医药学会原名中华全国中医学会浙江省绍兴市分会，成立于1979年11月，会长王东，副会长董铭传、范中明、俞岳贞、郑淳理，秘书长董铭传（兼），副秘书长王诗煜、沈惠善、王林仁。

1981年12月换届，选举产生了第二届理事会。会长王东，副会长范中明、郑淳理、俞岳贞，秘书长王林仁，副秘书长陈天祥、王诗煜。

1985年3月换届，选举产生了第三届理事会。会长陆国范，副会长陈天祥、郑淳理、沈惠善，秘书长陈天祥（兼），副秘书长王诗煜、詹爱菊、诸晓英。

1988年2月换届，选举产生了第四届理事会。会长陆国范，副会长范中明、郑淳理、陈天祥，秘书长郑淳理，副秘书长诸晓英（常务）、赵胜权、于真健、董汉良，顾问王小乐、顾仁生、俞岳贞、张又良、顾仁瑞、章柏年。

1990年，市中医学会下设13个学组，包括：中医基础学组、内科学组、外科学组、伤骨科学组、针灸推拿学组、医史文献研究学组、景岳学说研究学组、名老中医经验继承学组、中药学组、科普学组、五官科学组、儿科学组、妇产科学组。会员人数705人，其中全国性会员290余人。

1991年9月，根据《社会团体登记管理条例》，中华全国中医学会浙江省绍兴市分会”更名为“绍兴市中医学会”。

1995年7月换届，选举产生了第五届理事会。名誉会长杨周明，会长陆国范，常务副会长郑淳理，副会长范中明、杨锦鑫，顾问章璋铨、边根松、于真健，秘书长沈万生，副秘书长郑杰 。

2007年2月，绍兴市中医学会更名为绍兴市中医药学会，调整后选举产生了第六届理事会。会长郑淳理，副会长赵胜权（常务）、祝桂琅、王仲浩、何苗地，顾问陆国范、范中明、杨锦鑫，秘书长赵胜权（兼），副秘书长郑杰、毛水泉。

2015年1月换届，选举产生了第七届理事会。名誉会长郑淳理，会长沈钦荣，常务副会长赵胜权，副会长毛小明、何苗地，秘书长赵胜权（兼），副秘书长倪晓红。

2016年3月，调整后选举产生了第七届理事会。会长沈钦荣，常务副会长赵胜权，副会长毛小明、朱铁明，秘书长赵胜权（兼），副秘书长倪晓红。

2018年5月，根据上级有关部门对社团组织中担任相关职务规定的精神，经研究，同意部分同志辞去本会理事、常务理事及相关职务。6月，调整第七届理事会。会长沈钦荣，副会长毛小明、戚坚永，副秘书长董军，常务理事劳泳梅、沈钦荣、毛小明、戚坚永、董军、蒋新新、傅宏伟、龚月江、竺湘江、梁永红、傅野群、相华。

2020年11月，选举产生了第八届理事会。会长沈钦荣，副会长戚坚永、孙洁（兼），秘书长董军，副秘书长许永良、李秋萍、岳艳、俞栩喆、傅金汉、詹倩、魏立峰。

学会至今已成立28个专业委员会。

绍兴市中医药学会的宗旨是，根据实现党在新时期总任务的需要，贯彻落实党的中医政策，努力继承、发掘和整理提高中医药学，坚持中西医结合的方针，积极开展科研、学术交流和科学普及工作，为创造中国新医学、新药学作出贡献。

二、学术活动

1. 学术交流

学会采取各种形式组织中医药人员研究、探索中医药理论知识，总结临床经验；先后邀请全国著名中医专家和本省著名中医师来绍兴作专题学术交流，先后组织学术交流活动70余次。较大的活动有：

1980年，浙江省医史学会主任委员林乾良应邀来绍兴作“医史专题讲座”。

1983年10月，学会举办“张景岳学说研究论文报告会”，来自全国20多个省、市、自治区中医院校的代表100余人参加本次报告会。

1984年，学会邀请潘澄濂研究员、楼百层研究员来绍兴讲学。1985年，内科、儿科学组联合邀请吴颂康、詹起荪副教授作“高血压病的辨证施治和机制探讨”“婴幼儿腹泻的辨证施治”专题讲座。

1987年，学会受浙江省中医学会的委托，组织筹办了全省推拿学术交流会。来自各地的推拿医务工作者代表40余人参加会议，会上交流论文30余篇。

1988年，学会举办“中医内科急症专题报告会”，上海铁道医学院教授颜德馨，杭州市中医院副主任医师王永均等7位专家举行期一周的急症专题学术讲座，参加会议的有60余人。

2017年5月，绍兴市中医药学会举办年会暨专题学术报告会，特邀上海中医药大学研究员陶御风作《我对学方用方的一些思考》专题学术报告。学会理事及相关人员共80人参加了会议。

2017年7月，“浙派中医”宣传巡讲活动首场在越医之乡绍兴开启。200余位同道及社会各界人士应邀出席。

2018年10月，纪念张景岳诞辰455周年暨改革开放40周年张景岳学术传承发展研讨会在绍兴柯桥隆重举行，研讨会由中华中医药学会、浙江省中医药学会主办，绍兴市中医药学会、绍兴市中医院、浙江景岳堂药业有限公司承办。来自全国各地的200余位中医界同人共同参加。

2020年12月，第四届张景岳医学思想学术论坛暨绍兴市首届景岳中医药文化节在绍兴柯桥隆重开幕。本次会议由浙江省中医药学会主办，浙江省中医药学会医史文献分会、绍兴市中医药学会、浙江景岳堂药业有限公司承办。全省11个地市中医药学（协）会会长、秘书长等200余人，参加了此次会议。

2021年6月，学会组织各会员单位申报市中医药学会科技计划项目，经市外专家评审后立项10项并予以资助。

2. 编辑出版中医药刊物和中医药资料

1979—1989年，学会编辑出版《医药卫生》《绍兴医学》的中医专辑及《绍兴中医药》，共20期，与全国有关中医院校和科技情报单位交流。该刊在1983年、1984年《中医年鉴》中列专门条目收载，在全国中医学界颇有影响。1983年编辑《中药通讯》一期，《景岳学说研究》一册。2011年，市中医药文化研究所主编、市中医药学会协办续编《绍兴中医药》杂志（内部刊物），为季刊。至2021年底，共出44期；2016年起，每年增编《绍兴中医药》增刊，每年1～2期，共出8期。

市中医学会发掘整理名老中医经验，开展文献研究和对著名医学家张景岳的医学思想研究，先后整理刊印《医理衡正》《景岳新方砭》《温病管窥》《张景岳医案集》《治肾研究》等。

3. 开展名老中医调查和经验总结

1982 年，学会开始进行本地名老中医调查，整理老中医学术经验。1983 年初步完成《何廉臣学术经验》《顾氏伤科》《“三六九”伤科》学术经验的整理工作。1984 年受市卫生局委派，对市名老中医进行推荐、调查工作，经反复酝酿，经市卫生局批准公布第一批 28 位名老中医。

1985 年 5 月，学会按卫生部中医司“关于编纂《全国名中医谱》的通知”，对名中医曹炳章、傅再扬、俞岳真等收录其生平、著作、学术思想以及在中医事业上的贡献和事迹，上报卫生部。

2017 年 5 月，学会联合浙江省中医药学会走访越医后人，追寻千年越医药的足迹。

2021 年 1 月，学会组织各会员单位开展“越医抢救保护工程”，通过录音、录像、拍照和文字形式记录各县（市、区）10 至 15 位中医药专家的故事。

4. 开展优秀论文评选和组织参与各类比赛

1983 年，市中医学会选送 187 篇论文，参加全省优秀论文评比，其中 5 篇获省中青年中医药优秀论文奖，3 篇获省中西医结合优秀论文奖。

1986 年，学会协助省中医学会进行省级优秀论文评选，全市选送 21 篇；同年，市科协组织优秀论文评选，获市科协优秀论文二等奖 2 篇、三等奖 16 篇。

1988 年，市中医学会设立了论文评选委员会，对参评的 400 多篇论文进行评审，评出优秀论文 60 篇。

2018 年 9 月，为传承发展中医药事业、弘扬越医文化、提升全市中医药人员的学术水平和论文撰写能力，绍兴市中医药学会、《浙江中医杂志》编辑部、浙江震元股份有限公司联合主办首届“越医杯”征文活动，评出优秀论文 20 篇。

2018 年 10 月，学会组织参加了浙江省中医药学会主办的“第三届桐君堂杯中药真伪鉴别大赛”。

2019 年 12 月，学会举办了绍兴市中医药学会第七届第六次理事扩大会暨“越医文旅之路”演讲比赛，来自全市各中医医院、景岳堂、震元堂等单位的 14 位选手参加了比赛。

5. 传承弘扬越医文化

2009 年，越医文化入选浙江省第三批非物质文化遗产名录，并参与筹办全国首届越医文化论坛暨张景岳学术思想研讨会。启动越医经典再造工程，已编印《景岳全书》《类经》(节选),《越医千年》《越医文化》(初集)、《越医名家名著名方》(台历)、《张景岳、俞根初医方书法》等，撰写《绍兴市非物质文化遗产读本·传统医药》，开展有关越医文化研究的省级课题3项，在《中国中医药报》《中国中医药学刊》发表《越医文化内涵初探》《越医文化之渊源》等相关学术论文，收集整理、保护越医医籍，主办国家级继教项目《越医文化研究新进展》。

2018年7月1日，为庆祝《中华人民共和国中医药法》颁布实施一周年，绍兴市中医院、绍兴市中医药学会、兰亭书法艺术学院、绍兴市书法家协会共同举办的“兰亭会——中医与书法”活动，在兰亭书法艺术学院拉开序幕。

2018年7月，浙江省中医药学会、绍兴市中医药学会主办的“浙派中医走基层”暨中医药健康管理服务技术培训班在柯桥开班，绍兴市15名医药人员参加考试，全部取得了培训师资格证。学会于2018年8月7日、8月22日和12月21日，分别在诸暨市中医院、新昌中医院、嵊州市中医院举办“浙派中医走基层”培训班。

2019年4月，绍兴市中医药文化研究所与绍兴职业技术学院、浙江华通医药股份有限公司签约暨授牌“越医文化传承实践基地”的仪式在绍兴职业技术学院文化中心举行。

2019年5月，“越医文化传承与创新”主题活动在越医文化传承与实践基地——浙江景岳堂药业有限公司开班，本次活动由绍兴市中医药学会主办，来自越城区、柯桥区约70名医药人员参加了活动。

2019年6月，“越医文化传承实践基地”签约暨授牌仪式在绍兴市秀水小学举行。

2021年6月，学会举办了绍兴市中药传统炮制技术传承班。来自全市各中医医疗机构的12名中药专业人员参加了为期2个月的培训。培训涵盖净制、切制、炒制、炙、蒸、煮、煅等中药炮制方法，让学员通过实践操作掌握常见中药炮制技术。

6. 科普宣传和社会服务

2017年初至2021年底，古城绍兴张桂铭艺术馆每年举办一场中医药展览，包括“越医古方——丁酉书画印迎新展”“在越医之乡——餐桌上的本草”书画药膳展、“天医济世——纪念越中名医倪涵初先生书画展”“老底子的中医药”。

2017年3月，学会在绍兴职业技术学院作《千年越医及其养生智慧》的专题讲座。

2018年6月，詹倩中医师、周琴中药师应邀参加了由绍兴博物馆举办的“听越医讲故事，跟名家认草药”的主题活动。

2018年10月，受绍兴市医药行业协会邀请，学会参与制定绍兴市中药饮片价格，维持中药饮片价格平稳，保证中药产业可持续发展。

2020年5月15日，在越医文化传承实践基地——秀水小学大礼堂举办了“景岳堂·上善奖学金”颁奖典礼暨越医名家讲座活动，绍兴市中医药学会、浙江景岳堂药业有限公司受邀参加，该校师生通过多媒体平台同步收看。

2020年5月22日19：00—19：30，浙江省名中医沈钦荣通过某直播平台为兰亭书法艺术学院师生们云授课，作了一场名为“张景岳避疫六法”的讲座平台上近500人在线观看，师生们弹幕互动，反响强烈。

2020年11月24日，由绍兴市中医药学会、绍兴市中医院、绍兴市秀水小学等单位联合举办的“越医文化节”暨“越医拓展课”活动在绍兴市秀水小学举办，本次活动以“越医护健康，劳动促成长”为主题。

2021年12月，第五批国家非物质文化遗产代表性项目——绍派伤寒在城市广场参与第七届绍兴非遗集市展出活动。

2020年1月1日，学会微信公众号“绍兴中医药”正式启用，每周推送学会相关信息及中医药养生知识。截至2021年底，共推出111期。

2021年6月，为庆祝中国共产党成立100周年，绍兴市中医药学会组织多名专家赴新昌开展义诊活动，并对国家级非遗项目“绍派伤寒”进行宣传，活动受到了当地百姓的热烈欢迎。

2021年，为庆祝共产党成立100周年，学会组织各会员单位开展“养生视频百解”“养生名言百句”活动，并在学会公众号展播、评比。

自2017年起，学会每年申报并完成绍兴市科协资助的科普项目，包括“穴位养生视频展”“《中医养生酒方》编印及科普宣传”“纪念《中华人民共和国中医药法》颁布实施一周年闻香识药中医养生体验科普活动”“中医药文化进社区、学校、农村、礼堂活动”“中成药服用知识普及活动”“绍兴市中医药事业发展现状及需求的调研”“当代越医讲养生科普宣传活动”等。

第八节 绍兴市中西医结合学会

绍兴市中西医结合学会成立于1986年5月。通过民主选举，产生了首届理事会。会长陆国范，副会长陈天祥、赵松林，秘书长詹爱菊，副秘书长崔敦厚、诸晓英。聘请钱康龄、裘怿钊、吴潮庆、钱雨田、陈吉生、俞岳贞、张又良、章柏年、陈通、郑纪宣为顾问。会员共59人。

该会的总则：认真贯彻党的中医政策和坚持中西医结合的方针，团结广大中医、西医和中西医结合科学工作者，运用现代科学（包括西医学）知识和方法，加强中西医结合研究。继续发扬祖国医药学遗产，取中西医药学之长，融会贯通，促进医学科学的繁荣和进步，促进中西医结合人才成长，为发展具有我国特点的新医药学，为提高人民的健康水平作出贡献。

市中西医结合学会成立以来，遵循学会总则开展各项活动，主要有：

1986年5月22～23日，在成立大会期间，进行学术交流。30余位与会代表就流行性出血热、肾病综合征、胆石症和儿科急症的中西医结合治疗等方面，进行学术交流。

1987年，有2名会员出席在衡阳市召开的全国第一届农村基层中西医结合学术交流会议。

1987年编辑出版《绍兴中医药·中西结合专辑》1期。

1989年10月，学会邀请浙江省中西医结合研究会副会长洪用森主任医师作“清热解毒法研究进展”专题学术报告，30余位代表参加。

后因各种原因，学会停止开展工作。2015年，学会成立新一届理事会。

新一届理事会于2015年6月15日成立，通过民主选举产生新一届理事会。会长钟建平，副会长凌秀凤、寿清和、倪晓红、傅宏伟、高彦炜、傅野群、竺湘江、吕银祥，秘书长李水法，副秘书长尉理梁、张兴。

2020年11月18日，绍兴市中西医结合学会第二次会员代表大会在绍兴顺利召开，选举产生了第二届理事会。会长钟建平，副会长谢建平、凌义龙、张国华、傅宏伟、方海平、骆磊、竺湘江、吕银祥，秘书长李水法，副秘书长罗俊、胡关彪。

学会宗旨：团结广大中西医结合、中医、西医以及相关自然科学技术工作者和管理工作者，遵守国家宪法、法律、法规和国家政策，遵守社会道德风尚，促进绍兴市中西医结合科学技术的繁荣和发展，促进中西医结合科学技术的普及和推广，促进中西医结合科技人才的成长和提高，积极开展中西医结合科技咨询和培训工作，为提高绍兴市人民的健康水平和社会主义建设服务。

学会的业务主管单位是绍兴市卫生健康委员会，登记管理机关是绍兴市民政局，接受绍兴市科学技术协会和浙江省中西医结合学会的指导。学会挂靠单位：绍兴文理学院附属医院（绍兴市立医院）。学会地址：绍兴市中兴南路999号，邮编：312000。组织规模：学会有49个专业委员会，委员1700余人。

近年来，学会在绍兴市卫生健康委员会和绍兴市民政局的正确领导下，在绍兴市科学技术协会和浙江省中西医结合学会的指导下，及时成立了党建工作小组，团结和组织广大绍兴市中西医科技医务工作者，坚持中西医结合特色，专业委员会发展迅速，要求专业委员会每年必须举办1次年会，年会上必须有中医或中西医结合专题报告，制定了《绍兴市中西医结合学会专业委员会年度考核表（试行）》，每年年底对各专业委员会进行考核，评选“优秀专业委员会”10个。学会在学术交流、学科研究、技术咨询、课题调研、科普宣传、继续教育、学会改革和自身发展等方面做了大量卓有成效的工作。

第九节 《绍兴中医药》杂志社

1973年，绍兴地区医药卫生科技情报站创办医学学术刊物《医药卫生》，至1983年底共出刊28期。1984年，绍兴市委宣传部批准将《医药卫生》改名为《绍兴医学》，至1990年底共出刊38期。1973～1983年底，绍兴市中医学会出刊《医药卫生》（绍兴中医专刊），1984年经绍兴市委宣传部批准定名为《绍兴中医药》，共出刊18期。

《绍兴医学》的办刊宗旨是：坚持四项基本原则，贯彻党的卫生工作方针，面向医疗预防保健实际，为两个文明建设服务。根据理论与实践相结合、普及与提高相结合的原则，及时刊载临床医学、预防医学及各分支学科的科研成果、经验总结、学术资料；介绍医疗卫生的新技术、新成果、新进展，为繁荣全市医疗卫生事业，提高各级卫生技术和管理人员的业务水平服务。

2011年，全国内部刊物整顿，绍兴市卫生系统只能保留一本内部刊物。经绍兴市卫生局研究决定，保留的内部杂志主办单位为绍兴市卫生局，由绍兴市中医药文化研究所承担续办《绍兴中医药》杂志的编印工作。因卫生局在宣传部门登记的原刊名《绍兴卫生》不能更换，故在新出的《绍兴中医药》杂志封面除沿用原《绍兴中医药》杂志封面设计外，还印有《绍兴卫生》四字。该刊为季刊，主要栏目有岐黄薪传、学术研究、越医文化、名方心悟、临证实录、杏林随笔、信息传真等。该刊至今已连续编印11年，主要分发绍兴市各中西医院、基层卫生院、中药企业、政府机关，以及省、市外各中医医疗、研究机构赠阅交流，历年为绍兴市图书馆等多家图书馆收藏。至2021年底，共出44期；2016年起，每年增编《绍兴中医药》增刊，每年1～2期，共出8期。

附 1：施医施药机构

新中国成立前绍兴施医施药机构较多，以同善施医局、凌霄社施医局规模较大，时间亦较长。

1. 同善施药局

同善施药局创办于 1920 年 5 月，发起人张琴荪（任董事长），地址在绍兴城内开元寺（绍兴市人民医院院址）。该局聘请城乡名医，轮流坐诊，施医施药。董事长张琴荪曾出资刊印《绍兴县同善局医方汇选》一书，书中收录了在该局坐诊的医生医案 300 余则。曾在该局坐诊的医生有裘吉生、何廉臣、胡宝书、曹炳章、凌春生、傅伯杨等数十人。

2. 凌霄社施医局

凌霄社施医局的施医施药开始于 1927 年夏季，地址在绍兴府山北部脚下（现绍兴饭店）。聘王幼槎、宣耀禄两位医生来社坐诊，后因求诊者日众，次年始将内科、外科、儿科、喉科、眼科、伤科及西医，规定日期，轮流施诊。大致逢一、四、七诸日，以儿科为主；逢十诸日，有内科、眼喉等科；外科则定在一、四、七等日的下午；西医每逢星期日应诊。所有医生，概不收资，仅支极微之车马钱而已。医药部里面，自备药房，可供病人领药。该社施医分作夏、秋和春冬三期（这是指内科而言）。夏、秋疾病较多，每日聘医师两人；春冬二季，每日聘医师一人。每逢夏秋时令疾病流行，施医局还制备有雷击散、玉枢丹、辟瘟丹、辟疫丹、正气丸、杏黄散、安疟丸等成药。每年春季，还给大量小孩种牛痘。曾在该社施医局坐诊的中医有胡宝书、赵能谷、陈幼生等数十人。

其他施医局还有同义、仁寿、善庆等。

附 2：和济药局

和济药局，由曹炳章、何廉臣在越中慈善家的支持下，于 1913 年创设，地址在绍兴县西桥脚南首台门，由曹炳章主持日常事务。其目的为保存国粹，挽回利权，整顿中药，阐发效用。该药局刊行《医学卫生报》，共出 10 期，并以身作则，考正传讹药品，改革不良炮制，订正丸散方书。如对山药、延胡索、郁金三药之炮炙，针对当时药只虚徒具形式不求质量的弊病，经共同议论，曹炳章撰稿改三药浸湿受潮切片法为原粒（支）打碎用，既提高疗效，又能省工减耗，实为医、药、病三家齐得利。

和济药局常备要药及书目有：消暑七液丹，万应午时茶，急救雷公散，急痧真宝丹，喉症保命药库，叶氏神犀丹，开闭炼雄丹，万应保赤散，立消痱子粉，查曲平胃散，霍乱定中酒，疟疾五神丹，沉香百消曲，太乙紫金丹，立效止痛丸，金箔镇心丹，渗湿四苓丹，痧气开关散，回阳救急丹，痢疾万应散，樟脑精酒，飞龙夺命丹，厥症返魂丹，肝胃气痛丸；《规定药品商榷》《临证医案笔记》《秋瘟证治要略》《增订医医病书》《喉痧证治要略》《先醒斋广笔记》《幼幼集成》《痰症膏丸说明》《瘟痧证治要略》《慎斋医书》《潜斋医学丛书》。

附 3：新中国成立前各学术团体简章

绍郡医药学研究社简章

第一章　定名

第一节　本社遵照钦定大学堂章程第四节第四条医科分医学、药学二门，故定名为医药学研究社。

第二章　宗旨

第二节　本社专门研究中西及日本医药科学，以交换智识，输入新理，为阐发吾国固有之医药学为宗旨。

第三章　社员

第三节　社长一人，副社长二人，评议员十四人，社董若干人，编辑一人，书记一人，会计一人，庶务一人，社员、赞成员、名誉员均无定员。

第四节　社员中职务及权限订定如下：

甲　社长须医理优长，品德端正者，由社员中公举。凡社中整理事宜，编辑医报，均由社长主任，并有开会邀集社员之权。

乙　副社长须才识干练，名誉素著者，由社员中公举。凡社中一切事务，副社长均有协助之责，如社长不能到社，副社长亦有开会邀集社员之权。

丙　评议员由社员中公举历有经验，持论和平者，凡社中施行事宜，及研究医药学上之问题，评议员中以多数议决之。

丁　社长、副社长、评议员，均以一年为一任，连举者得连任。

戊　凡素识医理，愿入本社，照章纳费者，均得为本社社员。

庚[①]　书记担任缮录评议及研究各件，此外，如有证治验方及新书新报中

① 经查阅原书，“己”亦缺失，特此注明。

有关于医药之事者，悉须录存副本。

辛　会计任收支经费及报告年结等事。

壬　庶务任社中一应杂事及发行杂志。

癸　编辑、书记、会计、庶务等员，均由社长于社员中聘任，薄送薪水。

第四章　经费

第五节　凡入社者须纳入会费墨银一元，于入会时先缴。常年费每月墨银三角，于每月第一次开会时缴清。

第六节　凡与本社旨趣不合者，不能入社。

第七节　凡精通医学，声望素著，虽行医他处或僻在乡镇，不能按期到会，而愿欲助本社经费，或以著述相助者，公推为本社赞成员。

第八节　凡素有声望之绅耆，及商学界中能热心资助本社经费者，公推为本社名誉赞成员，其慨捐助款，或以旧藏医药学巨帙见惠者，当别留纪念，以志高谊。

第五章　编辑医药学报

第九节　本社专聘专员月编医药学报一册，社员中或有家传验方，或有心得医理，或临会时互有发明，或临证时确有治验，均编入本报中，每月发行，以供海内同人之讨论。凡本社员每月各分赠一册。

第六章　会所

第十节　本社暂假豫仓为开会研究之所，俟有款，再另行设立社所。

第七章　会期

第十一节　本社每月开常会二次，于朔望下午三点钟开会，社员必须按时到会，各将所有心得付书记录存，以便编入医药学报。每年开大会二次，以三月二十日、九月二十日为大会期，社中如须更改办法，于大会时决议实行。

第十二节　时症初起，病理药用须及时讨论者，应开特别大会，由社长发传单，邀集社员共同研究；如病家有疑难杂症，屡治无效，欲由本社开会商议治疗法者，应另助会费，亦由社长发传单开特别会，邀集社员共同研究。

第八章　附则

第十三节　此章程于三月十五日大会时通过，即照章实行。

第十四节　详细章程俟本社成立之后，随时试验订定。

（摘自《绍兴医药学报》1908 年 7 月第二期）

附4：绍郡医药学研究社第一期社员题名录（以三月十五日大会时举票之多寡为先后）

社长：何廉臣。

副社长：裘吉生、包越湖。

评议员：舒钦哉、谢佩铭、赵逸仙、李锦帆、胡东皋（兼编辑）、胡瀛峤、杨质安、任汉佩（兼编辑）、姚小渔、高光瑞、汪竹安、施萃耘、胡幼堂、陈心田。

普通社员：陶芝兰（书记员）、陈紫栽、徐仙槎、王子珍、金耀庭、沈柏荣、余月亭、陈仪臣、郑少春、高润生、骆保安、蔡锦清（会计员）、何幼廉（庶务员）、何小廉（庶务员）、严绍岐、魏芳斋、何雨村、王传经、王者辅、金沛恩、施葆卿、谢东乔、童汇康、吴丽生、孙康候、潘文藻、颜宝斋、赵琴孙、周越铭、史慎之、王景章、钱少堂、李蓉栽、金海珊、严继春、章友三、马幼安、傅克振、贺纯贤、王伯延、陈顺斋、姚浪三、阮屏候、姚定生、孙寅初、朱桥泉（共63人）。

第六章 中西汇通

第六章 中西古畝

第一节　绍兴早期的西医

西医传入绍兴，始于清光绪年间。光绪十年（1884），诸暨县城基督教堂设西医部。光绪二十九年（1903）12月，美籍传教士高福林来绍兴，在市区大坊口（今真神堂隔壁）租用民房开设诊所施医传教，兼售西药。清光绪季年，嵊县人袁质夫在绍兴创办宏道医院，院址在城关观前。袁质夫曾学医于杭州英人所设之广济医院。后袁质夫因疾早逝，医院亦随之关闭。继之者为新昌人谢佩铭，亦学医于广济医院，由武勋桥吴氏延聘来绍，设诊所于其家。后因意见不一，谢乃于西郭门内盐仓桥附近，购地自建医院，名曰神州医院。其建筑之宏丽，为绍地各医院之冠。谢氏为基督徒，着西装，每出诊必骑马，路人只要听到马铃响，即知其经过。“五四”前，谢售其屋地于陈氏北上，任军医长等职。稍后，上虞人陈继武设东湖医院于东湖。陈氏学医于日本，与日本人绵贯与三郎在上海创办中日医学校。迨革命军兴，学生纷赴后方服务，学校因而停办，陈亦回绍行医。未几，受商务印书馆之聘，又携眷而去。陈氏于医学研究颇深，著有《家庭医学》《中西验方新编》等书，均由商务印书馆出版。1910年3月，高福林在绍兴市区设中国绍兴基督教医院（后改名为福康医院，即今绍兴第二医院前身），并于1912年开设床位。其后较有名的西医医院有：吕春和在嵊县创办成春医局；田时霖在上虞县创办余上永济医院；汤许定、周仰川等在诸暨县创办诸暨病院；王邈达、王晓籁、王孝本兄弟在嵊县创办芷湘医院；李大桢、张爱白分别在绍兴市区创办越中医院、处仁医院。

20世纪40年代初期，各县相继建立了县卫生院。日军入侵后，各县卫生院曾整编成卫生队流动于乡村，规模较大的私人医院也关门停诊。抗日战争胜利后，县卫生院及部分私立医院相继复业。1945年11月，浙江省立第三医院由龙泉迁至绍兴市区东街，改名为浙江省立绍兴医院（即今绍兴市人民医院前身）。1946年9月，诸暨县也建立了公立医院。

绍兴早期的西医，有外籍传教行医者，有国人从欧美、日本学医后回绍，或从国内西医学校毕业后回乡行医者。西医的出现，对古城绍兴的中医界是一个不小的冲击，既有压力，也有动力。

第二节　绍兴早期的中西医汇通

清末民初，西学东渐，面对滚滚而来的西医新知新术，不少中医感到彷徨、沮丧。而绍兴医界中的有识之士自强自立，主张中西医汇通，并进行大胆尝试，何廉臣、裘吉生、赵逸仙、傅嬾园、杨则民、田晋蕃、何壁斋等为代表人物。

绍兴医家首先对中西医学进行了认真比较，试图从西医解剖、生理、病理、药理等知识，阐释中医治病机制，并奔走呼吁，提倡中医汇通。何廉臣《全体总论·绪论》谓，中医药之疗效确凿无疑，但论述"全体之各种机能，承讹袭谬，逊于西医之精确者多矣"。其《中西医学折衷论》又说"中医则古胜于今，弊在守旧；西医则今胜于古，功在维新"，提出为求得中医自身的生存、发展和提高，须"择善而从，不善而改，精益求精，不存疆域异同之见"。在他主编的《全国名医验案类编》张锡纯中风案后的按语中指出，根据西医解剖所见，中风患者脑中多有死血和积水，因而在治疗上除引血下行、镇肝息风外，更应采用活血化瘀法，把中西汇通理论直接应用于临床。何氏为与西医学接轨，提出新医案模式，并身体力行，其主编的《全国名医验案类编》就是按新医案模式编撰的。

裘吉生在《学医方针》中指出："学术文化，皆有融洽共同之趋势，医学岂有例外，若能取彼之长，补我之短，其结果必冶于一炉，无所谓中也西也，然后得以名之曰新医学，亦得名之曰现代化医学。"他还提出了"现代化医学之具体法"："生理卫生与解剖学，以西说为主，参以中说之精气神各学理，因西学如一部生理学，无一气字讲及之，不知人之生者，即是气也。""病理学，须中西合参，因西学病菌说以人之目力不得见者，如显微镜下得见之，然显微镜放大至某倍而止焉，岂知至某倍而外，无再见之物矣。故中说七情六邪为疾病之因，亦不可厚非，因七情六邪远因也，菌者近因也，一即原因，一系诱因，所谓物必自腐而虫生者也。”“诊断学，除中医望闻问切四诊，淘沙取金竭力整理外，凡西法之化学检查，器械检查等，均应一一采取。”在药物上，他提出“中药为主，西药副之”，认为“国药用之无穷，取之不尽，但能从科学化整理之，自能应用裕如”。在治疗上，他指出中医之固有国粹善法均宜恢复，“如加采用西医注射法及输血法、接皮法，方称十全”。

赵逸仙在《中西医学竞争论》中提出振兴中医的三条建议，而“中西并参”列为第一。其言：“如欲维持医界也。第一，宜中西并参，新编医学教科书；第二，宜广筹经费，大则立医学堂，小则办医学补习科；第三，宜要求政府考验，合格者给予出身，或为医官，或为教员，或准其悬牌营业，考不及格者，必须入堂补习，仍旧考取。似此整顿，则欲以医为业者，不得不振奋精神，力图进化，相驰骋于竞争剧烈之场。”他将中西汇通引进竞争机制，可谓独具卓识。

傅嬾园一面著书立说提倡中西汇通，一面主持浙江中医专门学校、引导学生接受西方医学新知。他在《振兴中医中药之刍议》一文中主张，“欲振兴中医药，应速召集医学大家，组织医药学校，造就医药人才，以中医为主、西医为辅，毕业后择其优者，派往欧美留学，采他邦之长以补我之短，庶中西贯通，岐黄绝学得以永久保持”。该校在课程设置与教学内容上重视结合现代科学，并单设一些西医课程，主要有解剖、生理、外科等。

1932年，杨则民著《内经哲学之检讨》，批驳余云岫《灵素商兑》中否定中医的错误观点，并认为阴阳概念就是对立统一的概念，从哲学的角度对待中西医汇通，有独特见解。

其他，如田晋蕃的《中西医辨》，何璧斋的《伤寒论中西通义》等，也阐明了各自的观点。

绍郡医药学研究社的成立，《绍兴医药学报》的创刊，对绍兴早期的中西医交流起到了积极的推动作用。绍郡医药学研究社的宗旨为，“专门研究中西及日本医药科学，以交换知识，输入新理，阐发吾国固有之医药学为宗旨”，明确提出中西并重，以“他山之石可以攻玉”的精神，学习西医，提高中医。《学报》在《请阅医药学报以重生命启》中说：“尝考德日维新，首重医学；英初变政，先讲卫生，故近今欧美日各国，医林药界，精益求精，新理新法，日出不穷，朝登报纸，暮达通衢，与国医之自私自利，秘而不显者，大相径庭，吾侪对之能不悚惶？”并指出该报“研究中西医学，凡生理病理，证治方法，以及卫生事宜，看护要则，与夫通俗简便疗法，靡不广收博采，逐期刊列报章”。从该报的内容看，《学报》是当时中西医汇通的重要论坛。

《学报》不但发表绍地医家的见解，章太炎、时逸人、恽铁樵、张汝伟、周小农等一代名家也在该报各抒对中西汇通的看法，可见该报对全国的中西医交流也有一定影响。20世纪30年代的《绍兴新闻日报》，专门辟有《医药与社会》专栏，每逢周二刊行，由赵能谷（赵晴初之孙）主持，以“发皇古义，融会新知，提高中医学术之水准，介绍合理的医药常识”为宗旨，除介绍一般的中西医保健用药知识外，还发表诸如《重要传染病中西名词对照表及概说》等文章，对普及人们对中西汇通的认识，有一定作用。

张若霞在《通俗内科学·自序》中说“本书病理多采新学，处方均用中药”，也是中西汇通的一种方式。

中西医之间的直接交流，是绍兴早期中西汇通的另一重要形式。1909年4月朔日医药学社例会时，美医高福林被特邀参加，众会员多欢迎之。有会员询其近今所治，何证居多？高答曰：“多胃痛病，其次喉内生假皮症（即中医所称烂喉痧），用注射血清疗法最效。”尔后，会长何廉臣登台讲演云：“中西医学，各有所长，不可偏废，尤不可偏执，处今学术竞争之时代，总以融贯中西，力求进步为第一要义，况现在政府及各社会，渐有扬西抑中之概，故东西医接踵而至，留学欧美日本医科之学生，源源回国，将来新旧激战，必然之势。政府已有整顿太医院改用西医之说，中西医汲汲可危，已可概见。当今之势，不得不取彼之长，补我之短，果能新学了然，必须比较抉择，揭彼之短，显我之长，以保国粹，为炎黄吐气。近今一班老成医士尝曰保国粹，特不谋保存之法，而徒托空言，于事终归无济。近据新学会社陈益卿君曰：我国医术积四千余年之经验，所得奇方良药，为西医所未见及者，指不胜屈，惟不能确定其作用，化验其成分，致不为西医所公认，诚可惜焉。今日欲振作之，第一宜搜经验良方，研究其作用；第二宜就本草药品，试验其效力；第三宜录古书论说之不背物理、化学、生理、病理者，辑为成书。此实保存国粹之要著也，我辈宜亟亟力行之。”何氏讲演毕，与会者各抒己见，讨论热烈。

1927年，绍兴中西医发起成立绍兴中西医协会，“以联络感情，团结团体，发展医药学术，指导民众卫生为宗旨”。

1934年6月24日，又有一批中西医名流在杜同甲寓所内聚会。杜同甲自号离尘山人，早年宦游外地，后返故里，不但热心公益事业，而且精通医道，在绍兴医界享有很高声誉，曾任《绍兴医药月报》总编多年。那天，他邀请了绍兴城内的八位中西医名家（张爱白、单轶凡、杨厚斋、裘士东、杨质安、周家枚、田康济、王铁如)，除王铁如有事未到外，余皆赴会。席间议决：①定名为甲戌中西医联欢会。②旨趣。以增加中西医界感情及研讨学术、阐发真理为主旨。③会议日期。每月第一个星期日，轮值先后，以年龄长幼为序。嗣后，众人或述医理，或议时事，海阔天空，一时觥筹交错，从下午四时至晚上九时，始尽欢而散。这是绍兴早期的中西医沙龙，在全国也属先例。

为使中西医汇通理论付诸实践，1914 年，裘吉生在绍兴创办了中西医兼备的裘氏医院，虽然规模很小，却是一个有益的尝试，在当时是创举。1921 年，裘氏迁杭后筹建三三医院，已设病床数十张，聘请中西医师十余人，裘氏的中西汇通主张得到了很好施行。

著书立说，结社办报，介绍西方医学新说，提倡中西汇通，并付诸实践，是绍兴早期中西医交流的重要内容。而中西医师之间的直接交流，则是其特色。

第三节　绍兴地区的中西医结合

1955年7月18日，浙江省卫生厅发出通知，对绍兴二院傅再扬中医师运用鱼虱子治疗直肠癌一事作出表扬。1956年，根据卫生部“系统学习，全面接受，然后加以整理提高”的方针，全市各大医院都开展动员组织西医学习中医的活动。绍兴市第一医院成立了学习中医领导小组，22人学习中医，由该院的老中医讲授中医学基础、针灸等课程。同时，该院在住院病人中开展中医会诊，并常采用西医检查、中药治疗或中西药结合治疗，有效治疗了一些疑难病症。如用清肝饮治疗肝炎、肝硬化，用白茅根煎剂治疗肾炎，用槟榔煎剂治疗姜片虫病，用芍药浸膏与乌药散治疗溃疡病，用接骨丹治疗骨折，用蛇床子油膏治疗湿疹，用榆柏油、紫草油治烧伤，用红藤汤、加味牡丹皮汤治疗阑尾炎，用五虎追风散治疗破伤风，用加味承气汤治疗肠梗阻，用阿魏糊剂做人工流产，用针灸治疗尿潴留、尿失禁等。1961年，该院外科62%的阑尾炎病人应用中药治疗，疗效较单纯手术治疗明显提高。内科一例重症支气管炎病人，已发生周围循环衰竭，经中西医结合治疗后痊愈。1983年10月，该院设中西医结合病床20张。绍兴二院则把重点放在中西医结合治疗胆囊炎、胆石症、肾炎等方面，该院参与的针刺麻醉甲状腺手术获1978年全国科技大会奖。近来又引进一台电子中医治疗仪和WD-1激光电子痔疮治疗机，用于治疗高血压、风湿病、神经衰弱等功能性疾病及各种痔疮。70年代末80年代初，各县（市）相继成立了中医院。各中医院在保持并发扬中医中药传统优势的同时，开展多层次、多方位的中西医结合工作。绍兴市中医院在运用传统手法、小夹板固定治疗骨折的基础上，应用新技术、新知识，引进、创研新的外固定器具，提高了疗效。诸暨市中医院在中西医结合治疗皮肤病及美容方面积累了经验。上虞、新昌、嵊县各中医院，也根据各自的条件，在中西医结合治疗慢性支气管炎、哮喘、腰腿痛、痞症等方面取得了成绩。绍兴籍医家陶甫在天津、蒋位庄在北京开展中西医结合治疗骨伤疾病方面，取得了显著成绩。改革开放以来，尤其是近十年，各中医院以创建国家、省、市中医药重点学科、重点专科、临床医学重点学科为目标，积极开展常见病、多发病、疑难病的中西医结合攻关，取得显著成绩。

第七章 医家传录

越医名医辈出，《中国医学百科全书·医学史》选载了107位古今中医名家，其中绍兴籍的医家占了10位。越医中学验俱丰的名家有张景岳、章楠、俞根初、何廉臣、傅嬾园、裘吉生、曹炳章、祝味菊、杨则民等；越医中出了很多有影响的御医，宋徽宗时修订《校正太平惠民和剂局方》的太医令裴宗元、陈师文，元末明初时三朝御医、风雨免朝的戴思恭，明代编注《素问注证发微》《灵枢注证发微》的马莳，开展与朝鲜医学交流第一人的傅懋光，三代御医外科名家祁坤，三代御医脉学大家赵文魁等。越医在中医药发展史上发挥了重要作用。本章第一节为对绍兴中医作出贡献的医家选介，第二节为绍兴地区的古代一家选录，第三节为绍兴地区当代医家代表名录。

第一节 医家选介

1. 徐用诚

徐用诚，字彦纯，明初会稽人，卒于洪武十六年（1383），为名医朱丹溪弟子，精医术。尤长于本草。汇集金、元医家张洁古、李东垣、王海藏、朱震亨、成无己等关于本草的论述，编成《本草发挥》。另撰《医学折衷》，经刘纯续增为五十卷，改名《玉机微义》，对研究金元四大家学说有参考价值。

2. 马莳

马 莳，字仲化，别号元台子，后人以马元台称之。明代嘉靖至万历年间山阴人。毕生致力于《黄帝内经》研究，颇多心得。著《黄帝内经素问注证发微》九卷，《黄帝内经灵枢注证发微》九卷，补遗一卷。前者为继王冰后的第二位注家，后者是注释《灵枢经》空前启后的第一位注家。其阐发经文精微、补苴王冰罅漏，贡献殊多。《浙江通志》誉之为"医家津梁"。

3. 张景岳

张景岳（1563—1642），名介宾，字会卿，号景岳，别号通一子。浙江绍兴人。祖籍四川绵竹，明代著名医家。少年时随父游历京师（今北京），拜名医金英为师，尽得所传。壮年投笔从戎，遍历东北各地，后卸职回京，以医为业。明·黄宗羲《张景岳传》称："谒病者辐辏其门，沿边大帅皆遣金币致之。"（《南雷文定》前集卷十）晚年隐居山阴，一面悬壶济世，一面潜心著述。张氏对《黄帝内经》深有研究，对"医易同源"的思想作了深入阐发，提出"易之为书，一言一字皆藏医学之指南；一象一爻咸寓尊生之心鉴""易具医之理，医得易之用"。其学术初从朱丹溪"阳常有余，阴常不足"说，中年以后，随着医理研究深入，又予以否定，提出"阳非有余，真阴不足"论，重视命门在人体中的重要作用，主张补益真阴真阳，慎用寒凉攻伐，擅用温补之剂，创制左归丸、右归丸等方剂，因好用熟地黄，有"张熟地"之称，为温补派代表人物。先后用30年时间编成《类经》，以类分门，详加注释，条理井然。又编著《类经图翼》《类经附翼》及《质疑录》。晚年结合毕生的临床经验撰成《景岳全书》。清代《四库全书》“景岳全书”条称其“专以温补为宗，颇足以纠卤莽灭裂之弊，于医术不为无功，至于沿其说者，不察证候之标本，不究气血之盛衰，概补概温，谓之王道，不知误施参桂，亦足戕人，则矫枉过直，其失与寒凉攻伐等矣……”“知阴阳不可偏重，攻补不可偏废，庶乎不至除一弊而生一弊也”，可谓持平之论。

4. 傅懋光

傅懋光，浙江绍兴人，约生活于明万历至崇祯年间（1573—1644）。青年时业儒，因为生活所迫，走上学医之路。在京师（即北京）习医三四年后，奉父命往边东（今辽宁一带）寻找胞弟。当时边东流行时疫，傅氏制方救人，“所活甚众”而“不取其利”，医誉甚佳。四年后，傅氏再返京师，又遇京城时疫流行，为傅氏施展医术创造了机会，亦为他后来进入宫廷奠定了基础。1607年，经过礼部考核，傅氏被授以吏目一职（从九品），前往圣济殿供事。1617年，升为御医（正八品）。同年，傅氏主持了对朝鲜内医院医官的讲学。由朝方提问，傅氏等人答辩，全部内容，以纪要形式汇成《医学疑问》一书。因教习朝医有功，1619年，升为上林苑右监丞。1623年，升为太医院院判。次年，升为太医院院使。由于给皇帝治病有功，同年升为鸿胪寺卿（正四品）。后因明季局势动荡，一度隐退。崇祯元年（1628），礼部又复其原职。1635年升为太常寺卿（正三品）。曾著《医宗正脉》，惜已散佚。傅懋光是绍兴医家中开展对外交流的第一人，为中朝医学交流作出了贡献。

5. 黄武

黄武，字维周，明代山阴人。少颖敏，有志康济，尤善古诗文，事举子业不就，遂精岐黄术。先是越人疗伤寒，辄用麻黄耗剂，武独有识，曰：“南人本弱赋，且风气渐漓，情欲日溢，本实已拔，而攻其表，杀人多矣。”乃投以参、芪，辄取奇效。自是越之医咸祖述之。一时名医如陈淮、何鉴，咸出其门。所著《医学纲目》数百卷，《脉诀》若干篇，行于世。

6. 唐继山

唐继山，以字行，明代会稽人。万历年间人，住安宁坊。少喜读书，长而习医，以温补为事，多奇效。尤能以脉理决死生于数年之前，人至今称之。有《脉诀》行世。

7. 祁坤

祁坤，字广生，号生阳子、愧庵，清山阴人。顺治年间（1644—1661）任御医，侍值内庭。康熙年间（1662—1722）备受恩宠，擢太医院院判。对外科造诣尤深，著《外科大成》刊行于世。其子绍承家学，官至太医院院判。其孙宏源，亦精外科，乾隆己未（1739）奉敕与吴谦等同编《医宗金鉴》，其中《外科心法要诀》即以祁坤《外科大成》为蓝本，敷扬而成。祁氏为越中外科医家的代表。

8. 姚绍虞

姚绍虞，字止庵，清代绍兴人，生活在1644—1722年间。著《素问经节注解》九卷，分内、外两编，辑阴阳、脉象、治法者五十一篇为内编；辑针灸、腧穴者二十二篇，岁运、六气者七篇，为外编，以独特的分编法，为研究《黄帝内经》开拓了新思路。姚氏与马莳、张介宾、章虚谷诸子，被誉为“明清间绍兴《内经》注释四大家”。

9. 倪宗贤

倪宗贤，字涵初，清代山阴人。诸生，好理学，以医称著。一日闻关中李中孚讲学昆陵，宗贤往执弟子礼，足见其谦逊好学，尝曰：“医有经世之术而学在其中。”精研岐黄，精内科，治之多能活人，声闻远迩，延医者不绝。治病每先贫后富，常蓄贵药于笼中，遇贫者弃利以进，可见其医术、医德之高。为人性慈厚，常以济世救贫为乐。一日舟行暮归，有恶少刈其邻田之禾，宗贤大呼曰：“此某寡妇田，汝辈不可刈，刈之寡妇绝命矣！左右为倪涵初田，涵初以医得利，虽尽刈之，无伤也。”言讫，鼓棹而去。恶少不知宗贤自呼，竟尽获之，其为人如此。又据《山阴县志》载：“以所馈金助修百里塘、螺山桥，室无宿储，破衣陋室，终其四十余年，知县高登先位为上客。”著有《伤寒少补》《疟痢三方》，皆经验方也。

10. 陈士铎

陈士铎，字敬之，号远公，清代山阴人。享年八十余，具体生卒年不详。县诸生，后业医，治病多奇中，从不受人谢，又好著书。所著有《内经素问新编》《灵枢新编》《尚论新编》《外经微旨》《脏腑精鉴》《脉诀阐微》《玉函辨症录》《六气新编》《伤寒四条辨》《治伤指迷》《婴儿证治》《济世新方》《琼笈秘录》《历代医史》《黄庭经注》《梅花易数》《增补辨证录》十四卷、《石室秘录》六卷、《洞天奥旨》十六卷、《辨证冰鉴》十二卷、《伤寒辨证录》十卷、《本草新编》十卷、《新增胎产秘书》二卷等。其中《石室秘录》一书，系陈氏假托岐伯口授，张机、华佗、雷公详述，甚为夸诞。此书刊于康熙二十五年（1686）。书中某些论述不同于一般医学论著，有不少独特见解，其治法、处方颇有新意。

11. 章楠

章楠，字虚谷，清嘉庆时会稽人。初学医十年，不知端绪，后读叶天士医案，见其有所发明，熔铸百家，汇归经义，犹如画龙点睛。于是遍访名家，曾到过苏州、广东、河北等地，对温病学有较大贡献，在杂病的辨证论治上有较丰富的经验，并对张景岳、李东垣等前贤医典，析解妙义，更具敢于批评的治学精神。著作有《医门棒喝》《伤寒论本旨》《灵素节注类编》等。

12. 俞根初

俞根初（1734—1799），名肇源，根初为其字，以字行，因兄弟中排行第三，乡间咸称俞三先生，浙江绍兴人。清代著名伤寒学家，为绍派伤寒之鼻祖。俞氏世居山阴陶里村，其先世祖俞亨宗，为宋隆兴进士。据《绍兴府志》载："仕至秘阁修撰，后为刑部尚书。"至明洪武年间，由亨宗后裔俞日新迁居陶里，操轩岐业，遂世代沿袭，迄根初已历十数代。俞氏自幼耳濡目染，兼之生性慧悟，勤奋肯学，弱冠即通《黄帝内经》《难经》，而于伤寒一门研究尤深；治病每能应手奏效，屡起重笃，而立之年即名噪乡里。俞氏伤寒之学，本仲圣六经辨证之旨意，旁参朱南阳、方中行、陶节庵、张景岳、吴又可诸家之说，倡寒温一统新论；诊伤寒重四诊合参，六经各主脉舌、观目、腹诊，更是俞氏之特色；治疗上主张祛邪为主，重视透达，且六经中独重阳明之治，组方遣药，法度严谨，轻宣通灵，专设瘥后调理诸法，示人治养并重之规范。所著《通俗伤寒论》，为研究伤寒、温病学说不可多得之佳作。其哲嗣赓香亦负医名，后家资渐富，乃培植子孙读书，或入政界，或从幕道，俞氏医道遂绝。

13. 赵文魁

赵文魁（1873—1933），字友琴，其祖父为御医。父永宽为光绪前期御医，文魁为光绪后期御医，宣统初年升任太医院院使，后奉旨受赐头品花翎顶戴，总管太医院，兼管御药房、御药库事务。宣统皇帝离宫，文魁离太医院，悬壶于京门，堂号"鹤伴吾庐"，每日患者盈门，活人无数。20世纪20年代初北京中医学社成立，文魁被推为名誉社长。

著有《文魁脉学》一册，藏于家中。其子赵绍琴，为北京中医药大学教授，现代著名中医学家，无愧家门。

14. 王馥源

王馥源，字清源，清山阴钱清人。著《医方简义》六卷，《医灯集焰》一册。清光绪二十年（1894），悬壶于绍兴钱清镇广生药铺。精内科、妇科，被誉为“越中圣手”，著名医家邵兰荪即出王氏门下。

15. 周岩

周岩，字伯度，别号鹿起山人。清代浙江绍兴人。于《黄帝内经》《难经》《伤寒论》《金匮要略》用力尤勤，处方辨证笃守仲景，著《六气感证要义》《本草思辨录》。曾任绍兴同善局董事。卒年八十有八。

16. 赵晴初

赵晴初（1823—1895），名彦晖，晚年自号存存老人、寿补老人。浙江绍兴人。与同里张畹香、江墅陈载安、乌程汪谢城等人精研医理，同光年间名噪大江南北，经常应邀去苏州等地会诊。晚年谢绝应酬，杜门著书，著有《存存斋医话稿》《医案》《吴门治验录》《本草撷华》诸书。花甲后修持净业，一心向善。其弟子中较有影响者，有赵舒安（为其长子）、鲁东川、贺吉人、杨质安。

17. 胡震

胡震（1844—1931），字瀛峤。浙江余姚人。学从同邑眼科名家徐慎斋（又名郑慎斋），得其内治心法，复从赵占元游，获特效点药秘方，其技益精，业成在本邑悬壶20年。1895年冬，应谱友翁又鲁之邀，至绍兴昌安设立胡氏寿明斋眼科，盲而复明者，岁达数百人，被何廉臣誉为“越中眼科泰斗”。1909年春，绍兴组织成立医学会，当选为副会长。1915年，绍兴医学会改组为神州医药会绍兴分会，被医药两界选为首任会长。1919年，慈余同乡会成立，被举为会长。曾著《应验良方》。

18. 何廉臣

何廉臣（1861—1929），名炳元，号印岩，晚号越中老朽，浙江绍兴人。出生于世医之家，其祖父何秀山亦为名医。幼习举业，为庠生，乡试两荐不售，及冠之年，弃儒习医。先与沈兰姹、严继春、沈云臣讲习古医学说三年，继从名医樊开周临证三年，后出游访道，集思广益。先寓苏州一年，后居上海三年，每遇名医辄相讨论，尤于苏州傅星槎处受益良多。其时，正值西学东渐，遂取西医译本悉心研究。1891年秋，因病回绍，翌年春在城内宝珠桥悬壶行医。何氏一边行医，一边勤学不止，与赵晴初结为忘年交，并深受其影响。

1908年，何氏创办绍郡医药学研究社，并为首任社长，同年6月，创办

《绍兴医药学报》，主持学报编辑事务。1915年，神州医药会绍兴分会成立，何氏被推为评议长，并兼任总会的埠外评议员。何氏对发扬光大绍派伤寒学说的贡献殊大。他尽13年心血反复校勘俞根初的《通俗伤寒论》，将原书三卷增订为十二卷，内容比原书增加了3倍，阐明了俞氏未尽之处。

何氏生平著述颇丰，有《湿温时疫治疗法》《实验药物学》《肺痨汇辨》《新医宗必读》《实验喉科学讲义》《儿科诊断学》《廉臣医案》《印岩医话》《重订广温热论》《感证宝筏》《选按通俗伤寒论》《何书田医学妙谛总纂》《全国名医验案类编》《增订时病论》《新订温病条辨》《新订伤寒广要》等，校刊之书有《伤寒论识》《伤寒百证歌注》《伤寒论述义》等，还有不少未竟书稿。

哲嗣幼廉、筱廉，皆笃学精诣，能传其业。曹炳章、毛凤岗、严绍琪、俞修源、郑惠中出其门下。殁后，葬于绍兴县谢墅郑家山之牛羊冈。

19. 傅嬾园

傅嬾园（1861—1931），名崇黻，字篦笙，又字本善，号嬾园。浙江绍兴人。为近代著名中医教育家。1916年，杭州的中药行业为培植中医人才，发起成立浙江中医专门学校，1917年正式开始招生，傅嬾园被推为首任校长。他自编讲义，亲自授课，培养了一大批优秀人才，陈道隆、徐究仁、许勉斋、俞修源等皆出其门下。傅氏力主中西汇通，为省内中西汇通派的先驱，著有《嬾园医话》《众难学讲义》《嬾园医语录》，及其门人整理的《嬾园医案选》等。傅氏兼精诗词，善书画，尤擅画梅，有《画梅辨难》《嬾园梅册》存世。

20. 邵兰荪

邵兰荪（1864—1922），名国香，兰荪为其字，以字行。浙江绍兴人。世居绍兴钱清杨汛桥，为绍派伤寒中坚人物。家素清贫，自幼过继给其叔。邵氏拜当地名医王馥源为师，医技日进。邵氏生平推崇叶天士《临证指南》及程国彭《医学心悟》二书，对外感时病、妇人经带的诊治颇有心得，医誉甚高，求治者每日络绎不绝。至今当地仍流传着一首民谣："活神仙，何处逢？杨汛桥，小郎中。"因邵氏年未及冠，即悬壶济世，故有"小郎中"之称。有后人所辑的六种《邵氏医案》存世。

21. 杨质安

杨质安（1868—1938），又名哲庵，字宗浚，号补过老人，浙江绍兴人。杨氏初业儒，问业于越中名宿田晋蕃，弱冠中秀才。21岁时受聘于名医赵晴初家塾，课其文孙，旋奉母命，从赵氏习医。质安敏而好学，颇受赵氏青睐，得其真传，为赵氏高足。擅长内科、妇科、儿科，治病必求其本，用药重宣气机，提倡食治，好用药对，于虚证之辨治尤具心得。曾任《绍兴医药学报》编辑，神州医药会绍兴分会评议员，徐荣斋、蔡文治、李养和、杨颂年均出自其门下。所著遗稿，大多散失，仅存《质安杂缀》一卷、《存存斋医话注·第三卷》《乡隅纪闻》一卷及部分零散手稿。

22. 胡宝书

胡宝书（1869—1933），名玉涵，别名治安，宝书为其字，以字行，浙江绍兴人。为"绍派伤寒"医家中之杰出代表，居绍兴赏祊村及菖蒲溇。1926 年遭火灾，曾一度暂居城内杨家弄。胡氏 7 岁随祖父云波、父道高学医，年未及冠，已能代祖应诊。光绪年间，初出问世，即膺时誉，每日应诊百余人，辄见舟楫塞港，车马堵道。随之，于菖蒲溇开设三家药铺。其治病能因地因时因人而施，疗效卓著，其辨证重湿、施治主化、用药轻清、制方透灵的辨治特色，丰富了"绍派伤寒"的学术思想，在浙江东部影响颇大。著有《伤寒十八方》《校正药性》（由其祖父撰写，胡氏校正），并遗有大量医案。子二，思范、思恭，女五人，孙四人，葬县之感凤乡湖钟溇。

23. 汪竹安

汪竹安（1869—1942），上虞肖金人，师承魏本府，1895 年起在绍兴断河头行医济世。擅儿科，诊治麻、痘、惊、疳儿科四大要证有独到之处，与石门槛徐氏儿科同为民国绍兴著名儿科。《绍兴文史资料》第四辑载："绍兴不少名人如鲁迅先生之子海婴，金汤侯之子若固，王之馀先生、朱仲华先生等家中子女的急症、危症，都是经先生（即竹安先生）医治获救的。"其为绍郡医药学研究社早期社员，常在《绍兴医药学报》发表文章，如《急惊风为痰火内闭说》《小儿疳积浅说》《治咽喉浅说》《暑湿食品互郁案》等，或探讨学术，或交流心得，并将历年医案汇编成《耐拙庐医案》，在学报选载，为时人所重。何廉臣编辑出版的《全国名医验案类编》中，收载汪氏医案七则，何氏在《痞后痢案》后加按："痞后成痢……叶氏（即叶天士）治法，初则分利宣通，终则甘润增液。此案大旨近是，方亦清稳。"竹安传儿子汪咏裳，三传孙婿杨金团。

24. 杨厚斋

杨厚斋（1872—1937），原名厚哉，上虞沥海人。儒而医，曾任福建盐大使，民国浙江盐运使署咨议等职，悬壶绍兴诸善弄。其擅长伤寒、温病及内科、妇科，运用清热透邪、芳香豁痰之法治疗疫毒重症；运用宣上、畅中、渗下芳香化湿之法治疗暑湿下利等；研制沌丹方（组方为滑石八钱，薄荷三钱，白蔻末三钱，夏枯草六钱，龙骨五钱，诸药研粉，制丸如梧桐子大小，以朱砂为衣）主治疫疠盛行、身热谵语、痰涌气急、大小便不利、脉数，香砂龙荔丸（组方为龙眼肉二钱，荔枝肉二钱，木犀花钱半，凌霄花钱半，龙眼核钱半，荔枝核钱半，白檀香末八分，茯神三钱，砂仁三粒，十倍为丸）主治心脾两虚之胃脘寒痛、疝气肿痛，龙麝消瘤膏外治积聚痰核。其临证有胆有识，屡起沉疴。上虞名儒钱景錡在《杨厚斋先生五秩寿序》中赞曰："使青佩一囊，疗多少烟霞之癖；红书十字，强百千罢敝之兵。术非得于龙宫，施且遍于蠡郡；求无虚日，到则春风。"其重视中西汇通，曾于1934年6月，与杜同甲、张爱白、单铁凡、裘士东、杨质安、周家枚、田康济、王铁如等绍兴中西医名家一起，发起成立"以增进中西医感情及研讨学术、阐发真理为主旨"的甲戌中西医联欢会。其热心慈善，捐资修建稽北海塘，组建救火龙局，创办沥海继志高小学等。继志高小学全体职教员在其五十寿诞时，撰联贺曰："华年逢大艾，桂兰竞秀，棣萼联芳，寿星辉乐善，门庭霞绮筵开，为沥海千万宗仰慕；嘉会庆良辰，鸿案凝祥，蟠桃献瑞，祖德继簪缨，世胄霓裳曲奏，增鉴湖八百里风光。"民国教育部为表彰其事，特颁发三等金质褒章。杨氏内科自厚斋始，再传大女婿孙云韶、绍城陶晓兰和上虞余少华，三传嫡孙杨金团。

25. 裘吉生

裘吉生（1873—1947），名庆元，字吉生。辛亥革命期间易名激声，原籍浙江嵊县，1873年出生于绍兴县城。陶成章、徐锡麟相继被害后，裘氏离绍抵沪，经友人介绍加入同盟会，复受同盟会委任转往满洲，托迹奉天，继续从事革命活动。民初事平返绍，正式挂牌行医，创立绍兴裘氏医院。1916年，孙中山偕胡汉民来绍，胡患赤痢，延裘治之，一剂而愈，孙中山亲题"救民疾苦"四字相赠。

裘氏立身医界，1908年，与何廉臣等人创组绍郡医药学研究社，创办《绍兴医药学报》，任副社长，主持学报的编务工作。1915年，神州医药会绍兴分会成立，裘氏被推为医界副会长，后历任副会长、会长。1921年裘氏迁寓杭州，颜其书屋曰："读有用书楼。"时年裘氏49岁，行医33年，以《礼记》"医不三世，不服其药"，《左传》"三折肱知为良医"为旨，自谓"不读三世书，不蓄三年艾，不能三折肱"，而成立"三三医社"，创办"三三医院"，刊行"三三丛书"，出版"三三医报"。

裘氏一生致力于搜集、整理、出版医学书刊。裘氏主持《绍兴医药学报》和《三三医报》的编务后，成立"流通医药书籍有限公司"，促进中医药书籍流通。1935年，裘氏精选善本、孤本、未刊稿本、精本，辑成《珍本医书集成》

90种，由上海世界书局出版。裘氏擅长外感热病、内伤虚劳等症，热心于培养中医后生力量，除亲带学生外，还亲编《学医方针》《药物学便读》《诊断学》《治疗学》等函授教材。教学生不但重授医术，更重医德的培养，重订“行医十德”于座右，勉人励己。

26. 曹炳章

曹炳章（1878—1956），字赤电，又名彬章、琳笙，浙江鄞县人。14岁随父至绍兴，进中药铺学业。1896年，从方晓安受读《黄帝内经》《难经》《伤寒论》《金匮要略》《神农本草经》等书凡七年，后问业于何廉臣20余年。1902年在诸善弄口开业，1913年，移诊所于城中大街和济药局。1904至1920年中，历任同义局施医9年，防疫医院1年，同善局施医8年。自1920年辞却公职，除门诊、出诊外，专心著述。

曹氏一生著述甚丰，已出版的有《鸦片戒除法》二卷、《喉痧证治要略》一卷、《秋瘟证治要略》一卷、《痰证膏丸说明书》一卷、《彩图辨舌指南》六卷、《瘟痧证治要略》一卷、《规定药品之商榷》二卷、《医界新智囊》一卷。经他补注、批校、增订的有《潜斋医学丛书》十四种、《医学广笔记》四卷、《慎斋遗书》十卷、《陆氏三世医验》八卷、《增订医医病书》二卷、《临证医案笔记》六卷、《增订伪药条辨》四卷。他所主编的《中国医学大成》，选辑历代珍本、善本医著及自撰医药论说计365种，惜因战乱，刊印未半即停印。曹氏所存手稿，有《霍乱症治要略》《人参通考》《奇病通考》《曹氏医藏类目》《浙江历代名医传略》等30余种。曹氏精内科、妇科、儿科，尤擅喉证，熟谙药性。

1956年，浙江省卫生厅聘请他为《浙江中医月刊》（即《浙江中医杂志》）名誉总编辑，惜不幸于赴任前病逝。曹氏殁后，部分藏书及手稿由浙江中医研究所、中医研究院（现中国中医科学院）等单位征集保存。

27. 王邈达

王邈达（1878—1968），幼名孝检，又名若园，字盎叟，号覆船山农，嵊县白泥墩人。27岁在家乡行医，并培植学生。其与王晓籁、王孝本三兄弟在嵊县创办了芷湘医院，后至沪、杭，盛享医名。其曾与史沛棠合办杭州六通中医疗养院，自任院长兼中医部主任。新中国成立后，为浙江省中医研究所顾问。曾任浙江省政协第一届委员，省文史研究馆馆员。1953年书面向卫生部提出振兴中医事业的建议，并将所藏医书1602册献给了国家。王氏行医60余年，擅内科、妇科。

王氏的代表作为《汉方简义》，此外尚著有《学医十步骤》，晚年撰《伤寒论讲义》，即将出版而遭散佚，仅片段刊载于《浙江中医杂志》。清代高学山《伤寒尚论辨似》与《金匮要略注》，其生前未刊印，已有残缺，王氏以重金购得手稿，详校补订，于1955年由新医书局出版。

28. 祝味菊

祝味菊（1884—1951），浙江绍兴人。祝氏弱冠进蜀，协助姑父经营盐务。1917年，四川招收军医，祝氏投考入学，攻读医学2年，后随日本教师石田东渡考察日本医学。翌年回国，任成都市政公所卫生科科长。1926年，祝氏避“川乱”悬壶上海。祝氏曾任上海新中国医学院实习导师、该校附设研究院院长及医院院长。

祝氏学贯中西，力主“术无中西，正真是尚”，指出“中西医的倾轧，绝非社会之福”。在学术上，祝氏提出“以八纲论杂病，以五段论伤寒”的辨证方法。五段辨证是祝氏在外感热病辨证上根据五段病理独创的方法。在治法上，他重“本体疗法”，重视扶阳，因擅用附子，故有“祝附子”之称。其代表作为《伤寒质难》，尚有《伤寒新义》《金匮新义》《诊断纲要》三种存世。与陆渊雷、章次公齐名，人称沪上医林三大师。

29. 张若霞

张若霞（1885—1957），字拯滋，别号野逸，浙江绍兴人。弱冠随父芳耀习医。民初设立若霞氏制药厂，根据孙思邈方，自制千金丹，畅销沪上。曾与何廉臣、裘吉生、曹炳章等创建神州医药会绍兴分会，被推为副会长、评议员等职，新中国成立后任苏州市卫生工作者协会副主席。著有《中西医合纂实验万病治疗法》《食物治病新书》《草药新纂》《草药新纂续编》《通俗内科学》，并翻译（日）筱田平三郎著的《药草与毒草》等著作。

30. 胡仲宣

胡仲宣（1891—1970），浙江上虞丰惠人。幼业儒，学医从师唐济宏。19岁悬壶丰惠，33岁到上海行医，参加神州医药总会，与沪上名医夏应堂、朱少坡时相过从，得益不少，以擅治伤寒闻名乡里。民国期间，丰惠街有名医坐堂，为患者诊断病因，对症下药。如鹤年堂有胡仲宣坐堂，葆元堂有包源荣坐堂，天芝堂有徐连根坐堂。1929年，上虞中医药协会成立时，胡为主要组织者之一。1932年，“一·二八”淞沪抗日战争爆发，胡愈之患重病住院治疗，久未见好，被迫回上虞丰惠老家，找族兄胡仲宣诊治，经数月服药调养恢复健康。

1956年筹建浙江省中医院时，因其在省内中医界的影响，他被选调到省中医院。1962年，被评为浙江省名老中医。1969年，病重返家，翌年卒。早年为课徒自编《医学逐步进》，惜毁于日寇兵燹中。

31. 杨则民

杨则民（1893—1948），又名寄玄，字潜庵，浙江诸暨人。青年时曾在浙江第一师范读书。1925年担任《诸暨民报》主笔。1927年至上海，担任上海总工会秘书，协助周恩来、赵世炎、汪寿华发动上海工人第三次武装起义。1927年、1929年因从事革命活动两次被捕入狱，在狱中阅读了大量中医书籍。1948年7月31日因参加路西征粮队惨遭反动派暗杀。1985年10月，被追认为革命烈士。

1932年，杨氏应浙江中医专门学校之聘，赴杭执教。1933年，杨氏在《浙江中医专门学校校刊》上发表《内经之哲学的检讨》，文中以哲学的观点研究《黄帝内经》，批驳余云岫《灵素商兑》的错误观点，全国有14家刊物转载，影响较大。1933年，其以浙江省国医分馆学术整理委员会名义发表《对于中央国医馆统一病名建议书提出之意见》一文，并力主中西汇通，为发展中医不遗余力。教余诊暇，杨氏撰写了大量医学论文。1986年，人民卫生出版社出版了《潜庵医话》，精选了杨氏部分遗稿。

32. 傅幼真

傅幼真（1893—1982），名德敏，号顽石。浙江绍兴人。其父傅馥生，兄克振，皆名医，因世居绍兴湖塘，人称“湖塘傅氏内科世家”。傅氏行医六十余载，独擅伤寒时病的诊治。其提出“泄、清、透、开”四法，颇有“绍派伤寒”前辈医家之遗风，有《伤寒论注释》《中藏经注释》《四言脉诀》等手稿存世。

33. 尹幼莲

尹幼莲（1893—1978），浙江绍兴人，出身书香门第，其祖父尹莲漪为清代江西省藩司幕府（俗称师爷）。其先后担任稽山中学、承天中学地理、国文教师。其喜爱中医，执教之余，阅读了大量中医著作，并收集整理民间单验方。新中国成立后，其弃教从医，由陈修园上溯张仲景，得经典奥旨，临床使用经方，每获奇效。其先在药店坐诊，后受聘于茶厂医务室。1959年，绍兴卫生学校办中医大专班，其被聘为讲师，主讲《黄帝内经》《中医学》等课程。至1962年，因绍兴医专停办，其先后在上大路联合诊所、北海卫生所及红旗卫生所工作，1976年12月退休。其为人忠厚敦实，诚恳谦虚，诊病认真细心，擅内科。尹氏对《黄帝内经》深有研究，诊余勤笔耕，有遗稿存世。尹氏为中国农工民主党党员，在党员大会上带头献方。其工书擅诗文，书法得北魏遒劲秀逸之势，曾自撰并书“千朵奇峰，半轩微雨；数声横笛，一叶扁舟”一联，获首届西湖博览会大奖。民国时期福建受灾，尹氏以书法义卖所得全部赠予灾区。其著《绍兴地志述略》。方春阳出其门下。

34. 王慎轩

王慎轩（1901—1984），浙江绍兴人。20世纪20年代初，曾以第一名的成绩毕业于上海中医药专门学校，师事丁甘仁、曹颖甫。其应苏州浙江同乡会之邀，于1923年初赴苏州悬壶应诊。1926年，创办苏州女科医社。1933年，改称苏州国医学社，增加内、外、儿诸科目。1934年，改称苏州国医学校。1936年，设立苏州国医研究院。1937年7月，因抗日战争爆发而停办。

20世纪50年代初，其因邀赴南京中医学院任教；后又应邀赴北京中医学院任教，任北京中医学会妇科专业委员会副主任委员（主任委员是萧龙友）。王氏曾编著出版了大量医籍，作为医校的教材，代表作有《女科医学实验录》《中国药物学》《中医新论汇编》等，并有遗稿存世。王氏一生信佛茹素，乐善好施，淡泊名利，医术高明，群众称其为“王神仙”，是近代著名中医教育家和妇科专家。

35. 陶晓兰

陶晓兰（1902—1960），字培安，浙江绍兴人。早年师事名医杨厚斋先生，期满出师后，在绍城悬壶开业，而立之年即名噪绍地。一生推崇叶、薛及同乡前辈邵兰荪，精擅内科，善治温病，为绍派伤寒之中坚人物之一，被誉为绍兴新中国成立前后八大名医之一，位居傅再扬之后而排为第二。后裔操其业。

36. 郑惠中

郑惠中（1903—1973），字斯秀，浙江杭州人。郑氏早年求学于浙江中医专门学校，1922年，随医林泰斗何廉臣深造六年，1929年起，在绍兴钱清悬壶行医。郑氏天赋聪颖，学有渊源，随师见习颇得真传，学业精进，医名渐显。何氏择其为佳婿，尽心教诲，终为绍兴一代名医。现留存手抄《何廉臣医案》遗稿若干册。其弟子刘克庭亦有医名。

37. 俞修源

俞修源（1903—1964），浙江绍兴人。1923年毕业于浙江中医专门学校，回绍兴后拜名医何廉臣门下继续深造。跟师5年后，在上大路独立应诊，初出问世，即膺时誉。1952年，响应政府号召，参加府桥头中医联合诊所。1955年，绍兴二院建立中医科，其与傅再扬、张成美等名家一起受邀成为在绍兴综合医院坐诊的首批中医专家。1956年，其光荣加入中国共产党。1962年，评为绍兴专署名老中医。曾任绍兴市政协第一、二届政协常委，绍兴市政协医药卫生工作组副组长。修源潜心医学，深入《黄帝内经》《难经》，擅妇内科，承钱氏妇科遗钵，调经种子，无不应手；时证杂病，用药清灵，有绍派之风。以医济世，宅心仁厚，昼夜出诊，从不误时。思想开明，无旧医保守之弊，积极参与学术交流，曾与安庆专署医院的中医同道探讨半边莲治疗腹水的临证体会；授徒传业，一丝不苟，将毕生经验，毫无保留传授给年青中医。殁后，家属遵其意愿，将其所用医籍、手稿等捐赠医院。学生有沈惠善、姜善夫等。

38. 傅再扬

傅再扬（1904—1958），浙江绍兴人。家为世医，其祖父傅文钊、父傅伯扬均为当地名医，人称“傅氏内科”。傅再扬自幼随父习医，后在仓桥直街自行开诊，为20世纪50年代绍派伤寒之代表人物。1951年，绍兴市医务工作者联合会成立，傅氏任副主任委员。1955年，绍兴二院在市内率先成立中医科，傅氏应聘去该院工作。后历任绍兴二院副院长、绍兴市第二届人大代表，绍兴市中医学会主任委员。时任浙江省卫生厅副厅长的叶熙春极为推崇其学识，曾数次遣人来绍，欲聘其去省城，后其因病未就。其平素诊务繁忙，无暇著述，仅存零散医案医话，对其祖父所著《医家经纬》（又名《傅氏秘本》）加以增纂，未付梓。

39. 潘国贤

潘国贤（1905—1987），浙江新昌人。1921年随父习医，16岁时便赴钱塘养元堂坐堂行医，旋即考入上海国医学院深造。1930年毕业后，悬壶沪上。自制“消肿止痛膏”治疗无名肿毒，“化癥丹”治疗气臌、血臌，颇得患家赞誉。

1935年，由章太炎推荐，任职于苏州国医专科学校。1938年，受沈仲圭、时逸人之约请，赴四川成都高等国医学校执教，兼任四川国医学院（现成都中医药大学前身）及针灸学校的课程。

新中国成立后，潘氏先后担任绍兴市联合诊所所长和绍兴市人民医院院长。1957年10月，调至浙江中医进修学校（现浙江中医药大学前身）任教，担任中药教研室负责人。1961年，在浙医大二院主持开设了全省第一个中医肿瘤科。1964年，浙江中医学院成立肿瘤研究室，潘氏为负责人。1982年，其被评为首批浙江省名老中医。潘氏著有《药物学讲义》《儿科学讲义》《中医内科手册》等。

40. 顾仁瑞

顾仁瑞（1907—1993），男，浙江绍兴人。绍兴顾氏伤科第七代传人。系中国农工民主党党员。绍兴顾氏伤科鼻祖顾士圣，为清康熙年间人，原籍上虞西化（西华），后迁至绍兴城内。第二代顾子兴，第三代顾元富，第四代顾传贵，第五代顾凤来，第六代顾杏园（字大宝）、顾杏庄（字二宝）、顾杏春、顾杏林，第七代顾二宝之子顾仁瑞（泉源）、顾仁生（泉生）。顾氏伤科原秘不外传，前七世无外姓门人，新中国成立后始破禁锢，收门生以传其术，授子顾步青、徒包敏。

绍兴顾氏伤科，早年承袭河南少林医派，其特色为医武兼收，临证重视法药并蓄，内外兼治；正骨复骱，强调一个“活”字，突出一个“巧”字；遣方用药，围绕一个“和”字，不忘一个“养”字，自成一派。整复脱臼强调理、捺、端、入，整骨注重柔、拔、捏、合，常用手法为捏挤压揿法、提掣复平法、对捺挤压法、拉颤压纳法、推送抱合法、屈伸牵捺法、挤捺分骨法、折旋矫正法。顾氏内治详辨证，重气血，并以家传秘方配制损伤膏、接骨膏、消瘀清凉膏、活血壮筋膏、陈伤膏、风湿膏，名闻遐迩。

顾仁瑞是绍兴市中医院的创始人之一。1973 年，顾仁瑞曾作为绍兴地区的唯一代表，参加浙江省中医骨伤科代表会议。其撰写学术论文 30 余篇，载于《浙江医林荟萃·伤科专辑》及散见于全国和省、市级医学杂志，曾任绍兴中医公会、中医协会、中医学会的理事、监事、执委、副会长等职，为绍兴市第一、第二届人大代表。

41. 俞成泰

俞成泰（1908—1998），男，浙江上虞百官人。俞氏疳科第六代传人。

自幼好医，受业于祖父俞调阳和父亲俞玉佩。及长，承祖业，在老怀生堂执业，该堂由其太祖俞时和于清代乾隆年间创立。其间，他还每月定期坐诊于崧厦滋生堂、东关春元堂等药店，每逢诊日，就诊者摩肩接踵。1955 年 3 月，其在老怀生堂基础上组建了百官联合诊所（即百官卫生院前身）。1957 年，其受聘于上虞县人民医院小儿科。1960 年，其调入曹娥联合诊所（即曹娥卫生院、曹娥疳科医院前身）工作，至退休。1962 年，其被浙江省卫生厅评为浙江省名老中医。

俞成泰业医 70 余载，治病用药，讲求实效，善治小儿疳积、疑难杂症。其临床治病善用经方、单方、验方及膏散剂，以敷药、挑割、脐疗、穴位贴敷见长。在祖传疳药的基础上，其自制外用疳药数十种，具简、便、廉、验之特色。涌泉贴敷南星散治滞颐、吴茱萸散疗口疮、五倍子散治盗汗；挑割疗法治疳积；三膏贴敷治哮喘；玉丁散神阙敷贴治腹泻；肚兜香囊防感冒等。俞氏在上虞及周边县市有较大知名度。

后人俞怀珍、俞松茂、俞友根等继其业。

42. 顾仁生

顾仁生（1910—1996），男，浙江绍兴人，绍兴顾氏伤科第七代传人，顾仁瑞胞弟。顾氏伤科鼻祖顾士圣，为清康熙年间人，顾仁生为第七代传人。仁生传子顾渭民，传女顾敏，授徒王永明、张慈强。

顾氏伤科承家学，有《医录》传世。第六代顾杏庄（字二宝）著《祖传药录》，为顾氏伤科增色添彩。顾氏伤科现存家传秘本《医录》，分二册，全书约1.5万字。顾仁生撰写学术论文30余篇，载于《浙江医林荟萃·伤科专辑》及散见于全国和省、市级医学杂志。

顾仁生在绍兴市越城区伤骨科医院工作。1985年被授予全国卫生文明先进工作者称号，1987年被评为省劳动模范，1989年加入中国共产党，为第一届绍兴县（市）政协委员、常委，绍兴市第三、第四届人大代表。

43. 徐荣斋

徐荣斋（1911—1982），名国椿，晚年自号三补老人，浙江绍兴人。早年随杨质安游，继又问业于曹炳章。治学严谨，勤于著述，著有《重订通俗伤寒论》《妇科知要》《读书教学与临床》《内经精义》，点校《医宗必读》等医书，在国内外中医药刊物上发表学术论文50多篇。徐氏一生弘扬“绍派伤寒”，不遗余力，晚年在《山东中医学院学报》编辑室编辑的《名老中医之路》上发表《以“治学三境界”的精神学习〈内经〉》一文，广受赞誉。

44. 俞岳真

俞岳真（1911—1991），男，浙江新昌人。出身中医世家，16岁从父习医，兼习诗文，均有心得。其与梁南明、梁开华诸先生交游，结诗社于鳌峰，咏风月记风俗，抒胸怀评时弊，怡然而自乐，为儒而医者。1956年，其自愿加入大市聚镇联合诊所，屡起沉疴，患者接踵。1979年，调至新昌县人民医院。1982年，被评为省名老中医。

俞氏医宗仲景，毕生致力于叶天士学说之研究，著有《叶方发微》，于1980年由新昌县卫生局、县科协联合内部刊印，分送国内医界作学术交流。撰有论文十余篇，其中《臌胀证治举隅》《挽救温病险证的点滴经验》均收载于《当代名医临证精华》一书；《肝硬化腹水》被中国人民解放军总医院、北京中医学院编辑，战士出版社出版的《千金妙方》收录。其为政协新昌县委员会委员，新昌县第七届人大代表，省中医学会首届理事，省中医学会基础理论研究会顾问，绍兴市中医学会副会长，新昌县中医学会名誉会长。

45. 金寿山

金寿山（1912—1985），浙江上虞人。童年随父学医，1936年到上海、桂林、贵阳行医。1949年回上海行医兼教学，嗣后一直在上海中医学院从事医教工作，任上海中医学院副院长、教授。其先教《伤寒论》《金匮要略》，后又教《温病学》等，自称"杂家"，治学主张博而返约。其主编和编写了上海中医学院《温病学讲义》《中医学基础》等教材，并著有《温热论新编》《金匮诠释》《温病释要》等，在各地医刊发表多篇论文及《金匮要略》讲稿。曾任国务院学部委员会医学科学评议组成员，上海中医学会内科学会主任委员等职。

46. 郭若定

郭若定（1912—1946），原名望，字幼钦，号悠卿，笔名古剡人，浙江嵊州人。祖兰余，知医；父孝舟，出王邈达门下。若定十多岁随祖父攻古文，兼及中医书籍。1928年插班考入上海中医专门学校第十期，1930年毕业，并随校长夏应堂临诊。其究心《灵枢经》《黄帝内经素问》，博采群书，学贯中西，后回乡行医。

1936年，嵊县麻疹流行，他以《治疹全书》为蓝本，加以编次、删改，增入现代传染病学的内容，定名《麻疹病学》，在刊物上连载后又出单行本。其编著的《汉药新觉》，于右任为其题写书名，以科学方法叙述药理，被当时数所中医学校用作教材。1935年，其发起创办《明日医药》双月刊，以"发皇古义，融会新知"为宗旨。后得到北京王药雨、南京叶橘泉、广东谭次仲的合作，同任主编。郭若定还于诊余兼办《嵊新民报》的副刊《医声》。

47. 张又良

张又良（1912—2004），男，浙江绍兴人。1930年毕业于苏州国医专门学校，并留校任教，先后担任内科主任兼教授、女科主任兼教授，苏州国医研究院实习指导主任，吴县中医公会编辑等职。其与王慎轩、叶橘泉、潘国贤、沈仲圭等共事，为中医教育事业作出了贡献。

张氏系江苏省和上海市政府注册登记中医师，担任过中央国医馆改进会理事、华东国医社社长。20世纪30年代在苏州开设诊所，国学大师章太炎为其题写"张又良医寓""张又良处方笺"。抗日战争爆发，其回绍兴家乡行医。1952年参加绍兴县卫生工作者协会时，其将苏州运回的12箱中医药书籍捐赠当地政府，被传为佳话。1958 年，他于当地漓渚区医院等医疗机构工作，直到退休。1984 年 8 月，被评为绍兴市名老中医。张氏擅长内科、妇科，著有《女科医籍提要》《女科学》，后者曾被用作苏州国医专科学校女科教材、绍兴卫生学校（现绍兴文理学院医学院）参考教材。

48. 楼百层

楼百层（1913—1992），男，浙江诸暨人。1930 年，其考入浙江中医专门学校。1935 年，其毕业回乡在诸暨王家井镇开业，主业中医内科，时常与杨则民、王治华、徐究仁等交流学术心得，主动与当地针灸医生结交，获益良多。如民间医者认为“背薄如纸”，故凡取背部穴位须沿皮斜刺、不能直刺，又谓“避开筋脉，就是穴道”等。1947 年夏，他在杭州官巷口开业行医，主业针灸和内科。1949 年后，他先后被聘为浙江省立杭州疗养院、杭州中心门诊部、浙江医院、浙江省立杭州医院特约针灸医师。1985 年 1 月至 1988 年 9 月，被聘为诸暨中医院名誉院长。其为浙江省中医药研究所针灸研究室主任、研究员，浙江省名老中医。

受“汤药攻其内，针灸攻其外”的古训影响，他醉心针灸，兼收并蓄，勇于探索，不断研究创新针刺手法，提高针刺疗效，对“提插补泻”“捻转补泻”“平补平泻”及“烧山火”“透天凉”等手法有较独特的理解和创新。其著有《针灸手法》《梅花香自苦寒来》等。

49. 郭肇能

郭肇能（1915—1993），男，又名一千，浙江诸暨坑西村人。少时求学牌头同文中学，24 岁患休息痢三年，“诸药备尝，略无小效”，26 岁“搜集得医书数十卷，闭门阅读”。其间偶尔为村民看病疗疾，不意效显，久而有名。1950 年，招入越山乡卫生院工作。1979 年，被评为绍兴市名老中医。后调入诸暨牌头医院工作。

他倾注了毕生的精力学习研究《伤寒论》，逐条、逐句精读《伤寒论》原文，还千方百计收集和研读《伤寒论》注释的著作。其体会：一为“某药治某病，某病用某药，各有专治”，仲景处方“药不过数味，某药主某病，毫厘不爽，某病用某药，丝丝入扣”；二为“寒热互用，刚柔相济，在调其阴阳，而使之平”；三为“以护胃气固中气为主”。他认为桂枝汤为众方之宗，无论外感内伤，但见恶风自汗即可服用，“有人谓桂枝汤有汗能止，无汗能发，此纸上谈兵之说，绝不可信，桂枝汤实为发汗之剂”；小柴胡汤为调和主方，往来寒热、胸胁苦满、默默不欲饮食、心烦喜呕等“但见一症便是，不必悉俱”；黄连汤为上寒下热主方，心烦恶心者主之；半夏等泻心汤为寒热互结主方，肠鸣腹泻者主之；真武汤、大小青龙汤、大小承气汤、茯苓汤等经方无不信手拈来，颇多效验。

其著有《伤寒论》存疑篇及《伤寒论初探》《临床实践话仲景》《景岳论气》等。

50. 傅松樵

傅松樵（1917—1993），男，浙江绍兴人。傅氏“三六九”伤科第二代传人。1984 年，评为绍兴市名老中医。

从事骨伤科专业 50 余年，能熟练运用正骨八法，治疗骨折、脱臼得心应手，辨证施治，中药内外兼治，以精医术、修医德、悬壶济世为目标。14 岁随父傅长生学习中医伤科，18 岁起，逢阴历二、五、八赴萧山东门外坐诊，遇贫苦百姓，给予免费治疗，至今萧山一带老人仍知“二五八”伤科的声誉。1958 年后，长期在绍兴县安昌镇卫生院工作。1961 年被选为绍兴县人大代表。1982 年退休。

51. 葛剑文

葛剑文（1918—2007），男，浙江诸暨人。1947 年通过全国统考获中医医师资格。新中国成立后，其参加由浙江省卫生厅组织的血吸虫病防治工作等，先后在谢塘、城关区（现丰惠镇）、东关区（现东关街道）卫生院从事中医针灸推拿工作，在省、地市级专业杂志上发表多篇学术论文。其曾当选上虞县人大代表和政协委员，获浙江省卫生厅、浙江省科协授予的“从事中医、科研、教学、推广工作，劳绩卓著”荣誉表彰状。1984 年被绍兴市卫生局授予“绍兴市名老中医”称号。

52. 马士敏

马士敏（1919—1993），新昌县大市聚镇黄坛村人，性聪敏，擅古文，爱好广泛。1937 年，其师从新昌茅洋石岐周先生学医，勤奋攻读中医经典，渐得其中精髓。其出师后声誉渐起，对张仲景的《伤寒论》研究有素，先后查阅了大量相关资料，认为《伤寒论》乃是连年战乱幸存之医籍，再由叔和及历代诸家抄录、整理、诠释后行之于世。由此，错抄、漏简、乱次等现象比比皆是。后人还将叔和等人之论注误入正文，以致奇句怪字，错谬迭出。故其著《伤寒论飏稗》一书，从历朝文法、症候辨证、治疗法则、遣方用药的角度，对小青龙汤证、阳明脾约证、白虎汤证、少阴四逆证用四逆散等处屡举新注，见解独到。其观点固有可商榷之处，然不唯古、只唯实、敢于指正典籍、力图去伪存真之精神可嘉。马氏用药轻灵，医名波及天台、宁海等县。1984 年被评为市级名老中医。

53. 傅松春

傅松春（1921—1995），男，浙江绍兴人，下方寺里西房伤科第二代传人，1984 年，其评为绍兴市名老中医。其自幼随父傅长生习医，自 20 岁出道行医，执业于下方桥龙皇桥南岸。其深得父亲正传，整骨手法独到，骨断、骨碎、错位等伤均能以不同手法复位；并根据损伤时间、程度、部位的不同，配有不同伤药，深受绍兴北部平原及毗邻萧山一带老百姓赞誉。1950 年，其加入绍兴县中医师协会。1957 年，其进入齐贤人民公社保健院（现柯桥区齐贤医院）工作，1980 年 10 月退休。其为下方桥伤科创始人之一。

54. 陈吉生

陈吉生（1933—1997），男，浙江诸暨人。祖上六代行医，擅接骨之术。其父陈文堂系诸暨伤骨科名医。吉生自幼随父学医，深得真传，1951 年起独立行医。1956 年，其考入金华卫校医士科，毕业后留校工作，并就读在职夜大医专班。1964 年毕业后，其在诸暨栎江保健院伤骨科工作。1972 年 5 月，其调至绍兴市中医院，主持伤骨科工作，增设小儿伤科门诊。其根据祖传秘方，研制了陈氏活血膏、陈氏接骨膏和陈氏活络膏及陈氏治伤散，被誉为“伤科良药”。他收徒 14 名，带教大专毕业生、进修生多名。他主持的《弹力固定器治疗髌骨骨折》课题，获省医学科技进步奖三等奖，《小夹板加钢板螺丝外固定用于骨折的治疗》《旋转试验在长干骨骨折诊断中的应用》获市、县科技成果奖。他曾任绍兴市中医院伤骨科主任、绍兴卫校中医班伤骨科教师、上虞中医专业班教师，系浙江省中医药学会骨伤分会理事、绍兴市中医药学会伤骨科学组组长。

第二节　古代医家选录

一、宋元时期

1. 裴宗元

裴宗元，北宋绍兴人，徽宗时太医令。赴京前以医名于越。大观年间（1107—1110）任奉议郎、太医令兼措置药局检阅方书等职，奉命与陈师文等校正医方，编辑《校正太平惠民和剂局方》，撰《药诠总辨》三卷。

2. 陈师文

陈师文，北宋绍兴人，精轩岐术，为越中名医，与裴宗元一时齐名，奉命与裴宗元等编辑校正《太平惠民和剂局方》，撰《大观二百九十七方》。

3. 王璆

王璆，字孟玉，号是斋，南宋山阴人，出身名家，蓄方书甚富，取其试而有效者著《百一选方》。

4. 陆游

陆游（1125—1210），字务观，号放翁，南宋山阴人，著名诗人，兼通医学，编《陆氏续集验方》二卷。

5. 王宗正

王宗正，字诚叔，宋代绍兴人，儒而医者，著《难经疏义》。

6. 杨文修

杨文修，字中理，宋代诸暨人。文修生性纯固笃孝，钟于至情，乡人不名其名，而名之曰佛子。佛子颏下生瘿，大如覆钱，一日由市归，值操瓢者，秽癞不可近。时暴雨，瓢者就佛子共盖，即与俱无难也。行里许，瓢者用左手掐其瘿，右手拊背曰：患可医，汝何报？佛子笑曰：勿欺我！瓢者曰：予我一醉，三日后当过君治瘿，先口授折骨方。佛子未心信，别去数步，顾瞻其人，邈不知所之矣，佛子归，语家人，悔不得治瘿方。明旦视颏下，瘿忽不见，家人骇怪，扪其背则瘿在焉。人始悟佛子遇异人。其晚年著《医衍》二十卷，编《地理拨沙图》，藏于家。年九十有九终。

7. 赵才鲁

赵才鲁，宗室裔，宋代上虞人。其业儒安贫，尝遇异人得禁方，医有奇验。邑尹林希元病潮热数日，或谓宜下。才鲁诊之曰：下非宜！以小柴胡汤而愈。病得之中寒，盖阳明旺申酉，少阳旺寅卯，即今热不潮于日晡而潮于日出，少阳证也。高唐卢廷举馆于才鲁所，忽口鼻出血如涌泉。才鲁曰：是营血妄溢也。屑人参、侧柏叶，用飞罗面和之，服以井花水，其血旋止。高阳许孟贞病，夜发潮热者三旬，肌瘦力弱，众以虚劳峻补之。才鲁诊之曰：脉沉而实，此特内热耳，不当补，以承气汤大下而热去。范阳卢用中子，年七岁，身病灼热而咳嗽，或诊其脉，一呼得四至，以为夺精也，质于才鲁。才鲁曰：越人有是言，岂为小儿哉！小儿脉一呼三至、四至，适得病耳。病得之外伤，身灼热者，表邪渐传于里也；咳嗽者，肺为寒淫所胜也，宜以小柴胡汤去人参、大枣，加五味子、干姜主之。如其治而病良已。才鲁尝出游，见一人猝然死道旁，取焰硝、硫黄煎以清油，候冷而灌之，复焫百会及丹田，其人渐苏。方其未苏时，四肢逆冷，而气走腹中如雷鸣，此尸厥也。乡人倪敬之病咳嗽，周身微热，众以为感寒，投杏子汤而加剧。才鲁视之曰：此肺疽耳。予桔梗汤服之，不三日呕脓血一升许，又进大苏散，热除而愈。其治病类如此。谢元功尝序其事。

8. 张经

张经，字舆权，元代绍兴人。张经以善医惠及其乡，依靠其医术游越间，越之民赖以全活者甚众，又善小儿医。

9. 陈白云

陈白云，元代绍兴人。不知何名，项昕传其医术。

10. 江仲谦

江仲谦，元代绍兴人。其以良医鸣于郡。甲午岁，刘基挈家来绍兴，地卑湿，又寒暑易常度，家人疾病相连属不绝，延仲谦诊之，剂所投无不愈。由是倚仲谦以为安，而信其为良医不虚矣。方刘基家人之疾也，仲谦来视曰：某当某日愈，某当变某疾，疾作复几日愈，无不验。

11. 吕孟伦

吕孟伦，号松云，元代嵊县人，居贵门里，著有《松云邱壑集》，精医术。

子秉常，号贞白，善医，治伤寒有殊效，许时用以诗赠之。

12. 吕秉常

吕秉常，字孟伦，明代嵊县人，居贵门里。其善医，成化间治伤寒有殊效。

13. 贝元瓒

贝元瓒，字彦中，元代上虞人。其乃宋代签判钦世之七世孙，承父良友官医学教谕。世家北门，慈仁恺弟，范维宗党。其以医活人，咸呼为存仁先生。子望，望子宗瑾，俱为医学训科。

14. 潘道恒

潘道恒，字振之，元代上虞人。博学精绘事，尤工岐黄，治人疾无不应手见效。其生平诗画稿及《医方辨难》等著述甚富，惜俱散佚。

二、明代

1. 胡朝臣

胡朝臣，明代会稽人。万历年间进士，兼攻医。悯仲景书文义古奥，不易卒读，初学每厌全书之繁，特节取成注别定体例，列伤寒例于前，六经病次之，瘥后病又次之，相类病又次之，脉法居后，方附卷末。其大旨不过删叔和繁文，将仲景要旨（如太阳病曰有汗、曰无汗、曰水气、曰里寒、曰里热、曰里虚、曰汗后、曰吐后、曰下后、曰汗吐下后），各自分类，撰《伤寒类编》九卷，令初学易于诵习。

2. 朱映壁

朱映壁，明代会稽人。精辑陶节庵所著诸书，撰《伤寒全生集》四卷。

3. 张廷玉

张廷玉，字坦庵，明代绍兴人。系元代名医张经之四世孙，被选为太医院使。其善乔引按摩，甚奇。项昕居越地，得见，事之尽其技，于是为人诊病决生死，无不立验。

4. 江仲谦

江仲谦，明代绍兴人，以良医鸣于郡。甲午岁，刘基挈家居绍兴，家眷疾病相连不绝，延仲谦诊之，投以剂无不愈，由是倚仲谦以为安，信其为良医不虚。仲谦深重医德，有所馈谢，坚拒不受。其著有《医学录》一书，刘基作序赠之。

5. 王元辅

王元辅，字施仁，明代山阴人。其秉性仁慈，每以济人为念，乐善好施，遇贫乏孤寡必先诊视，医术精深，活人无数，誉满乡里。

6. 陆昂

陆昂，字季提，明代会稽人。自幼习举子业，凡经史百家，无不旁搜博览。因父病，遂弃其业，攻岐黄书，以医自给，后声名大著，求治者若市。明代永乐年初（1403）受朝廷诏至京师，纂修《兰台金匮元机素要》。

7. 费杰

费杰，字世彦，明代山阴人。邑人患剧疾者，虽百里外必迎杰至，投一二剂辄效。设药饵以周邑之茕独者，又葬疏远无归者数十人，嫁外姓之孤者五人。其著有《畏斋诗稿》《名医抄》《经验良方》。子费愚，登进士，仕至郡守。其大伯父费子明，为元代世医。

8. 魏直

魏直，字桂岩，又字廷豹，明代山阴人，约正德、嘉靖年间（1506—1556）人。其能诗，通医，尤专于痘疹，著有《博爱心监》（撰于1525），主张治疗痘疹贵在气血充足，立法偏重温补。《绍兴府志》谓魏直系山阴人，而其事迹载于《萧山县志》中，疑其原籍山阴，行医于萧山。

9. 王培元

王培元，明代会稽人。幼聪颖，通诸子百家而志在济人，潜心医学。越人遘疾，虽良医所望而惊心者，辄治之立愈。子字仁龙，号霖汝，慷慨有大志，壮游京园，人皆慕其豪风，且亦医，驰名数省。

10. 周亮宗

周亮宗，字好真，明代嵊县人。父龙山，以医名，亮宗尽传其术。后任职于太医院，业益精。稽山名流倪鸿宝曾作歌以赠之。

11. 何继高

何继高，字泰宁，明代会稽人。万历癸未年（1584），官至南京刑部郎中，执法如山，有“南海瑞”之称。曾调知福州，时值倭寇入侵朝鲜，进逼闽地，军中治兵料食，皆赖何氏筹划以供御敌。后为江西布政使司参政，政绩灿然。其著有《轩歧新意》《治生经》《孙子解》《范子传》等。其官至江西布政使参政时，与冯学易、闵远庆同撰《长芦盐法志》。

12. 姜世明

姜世明，明代会稽人。幼攻儒业，生平著述甚富，《绍兴府志》载其“文得欧曾风骨”“学岐黄于甬东高鼓峰”。

13. 石逵

石逵，字良仁，明代诸暨人。宋尚书公弼之后。洪武中，辟荐至京师，会诸王有疾，近臣或言逵善医，诏视之有效，自是遂以医显。后为御医。院使戴元礼甚推重之。

14. 俞训

俞训，字用古，以字行，明代新昌人。其以神医名。有病人方危笃，呻吟卧，延用古治，一人无病，欲试用古术，亦避入帐内作病状，用古俱诊之，曰：呻吟者可治，初病者膀胱气绝，必死。主人大笑之，已而其人果以忍便急，溲泄卒，而病笃者竟愈。王氏数口，忽皆喑哑，医莫治。用古见雉毛盈厨，曰：吾得之矣！盖雉是时多啄半夏，其毒在内，取姜汁饮之，立愈。一女子欠伸，两手直不能下，用古曰：须灸丹田。因灼艾诈作欲解其裩带状，女子惊护之，两手遂下。

15. 潘可久

潘可久，明代上虞人，幼好老氏之学，得族祖勉之道术秘传，能以符箓咒诀为人治病驱邪。其著有《十三科金鉴》四卷，分析病原治法，兼能祈祷雨旸，其应如响。

16. 潘杏

潘杏，字子春，明代上虞人。潘沚长子。其幼读儒书，不慕荣利，精医术，为人治疾有奇效，著《杏林医案》八卷。

17. 胡廷寅

胡廷寅，名谨，以字行，明代会稽人。其幼业儒，长遇异人，遂精医术。宪宗朝征至京师，授御医，历左通政，出入禁闼，恩宠罕俪。

18. 陶廷桂

陶廷桂，字秀夫，明代会稽人。其少工医，有病瘛疭者，昼夜震颤，诸医投疗勿效。桂闻，自榜能治，饮药及盂未燥即愈，廷桂于是知名。

19. 张允通

张允通，号瑞阳，明代会稽人，以医名家。生二子：长时鼎，号元素；仲时位，号行素。俱业儒，有文誉，未几仍绍父业，专意救世。病者一闻药气，颠危立起。贫乏者毫不受值，活人以亿万计，遐迩受惠，声驰两浙。太史倪元璐、宗伯姜逢元、知府施肇元、司理刘光斗、知县孙麟，后先额表其庐。至今被活之家，子孙颂祝不置。

20. 徐升泰

徐升泰，字世平，明代会稽人，理卿初之四世孙也。其学醇数奇，屡困棘闱，一旦兴范公不能作相、愿为良医之志，由是博究《金匮》《兰室》之秘，及百家活人诸书，而于马莳《素问发微》尤相深契。刀圭绪泽，起人所不能起，全越方赖，视垣有年。升泰乃自谓：手拯之及无，曷若辑书寿世，施济大且远也。遂驾言衰迈，坚辞诊视之召，梓逊言遍告，惟一意著述，作不朽业。今《正讹补遗》一书，裨《本草纲目》《神农本草经》所未备。其久大之学术，虽列方技，不愧儒林。

21. 费思义

费思义，明代山阴人，精于医，亦端悫有父风，而卒无嗣，人以为天道无凭云。

22. 谢表

谢表，明代上虞人，少习举业，既而业医，于脉理有独解，且能望而决人生死。邑人刘姓者，患痘不起，势垂绝，父母置棺将殓之，谢往视，惊诧曰：此火症也！急以水浇其面，作咿唔声，仍取水灌之，痘即分串累累起矣。有妇难产，诸药靡效，谢以升麻、人参、前胡各五钱，投之即下。众问其故，谢曰：此胎走歧路，而气下陷也。故用升麻以提之，而参则佐其气，前胡则活其痰耳。尝家居，见媳从前过，谓其子曰：汝妇神理已绝，明年此时，当不复有矣。竟如其言。久客广德，广德人咸称谢一帖，又曰谢半仙。得所酬，即贷人。一日，置酒集诸交游曰：吾化期已逼，与诸君话别。众以为痴，谢曰：吾欲决人生死，而不能自决耶？取诸所贷券，火之。抵家，其叔偶值，问曰：奈何以此时还？对如前言。叔曰：试为我一诊。谢曰：同行自见。不数十武，谓叔曰：当先侄十日。叔讶未之信，后刻期无爽，人以为秦越人复出焉。

23. 周一龙

周一龙，字五云，明代上虞人。邑庠生。幼精举子业，一夕梦神授以秘术，遂习岐黄。望闻问切，多所救济，善知人生死。性好施与，赈施贫乏，服剂不取其酬，邑中称良医云。李茂兰习其术，亦以善医闻。

24. 范应春

范应春，明代上虞人，少负奇气，尝自计曰：匹夫而欲济人利物，无他术，惟医药乎？乃遍读岐黄家言，遂以医名世，尤神于望、切。一日途遇姻亲薛文龙，惊愕曰：公病剧奈何？薛曰：固无恙也！应春就其家诊之，阳为好语，密嘱其子曰：而翁脏脉已绝，特浮阳在外，不见剧状耳。夜半当疾作，及晡而逝矣，可亟治后事。已而时刻不爽。有按院行部至虞，称病不言所以，遍召诸医莫晓，乃召应春，诊之曰：无他病，只患夜遗耳，安神保元自己。院骇然曰：胡神哉！又问曰：富贵中人豢养安逸，然多疾病，窭人日劳筋骨，奔走衣食，而鲜病何也？对曰：户枢不蠹，流水不腐。应春望色切脉，类有神验，然有求者辄应，不计其酬。取董奉种杏故事，自号杏庄。有《杏庄卷》，藏于家。

25. 金辂

金辂，字伯乘，明代山阴人。精保婴术，不计财利，不先富后贫。年八十，犹步行。遇有危症，贫不能服参者，竟自备密投剂中，且终不使知。一日入市，见有鬻妻以偿官钱者，即如数代偿，令其完好如初。后辂享年八十有七，梦金童玉女迎之，逝祀乡贤。孙兰，登天启乙丑进士，官御史、太常卿，祀乡贤。

26. 孙燮和

孙燮和，字越阳，明代山阴人。幼颖异，能诗文，读书过目成诵。志切救世，专精岐黄，就医者不论贫富，详审精密，检阅方书，几废寝食。庚辰岁荒，加以时疫，副使郑瑄、奉常金兰、抚军祁彪佳，设立药局，延燮和主之，全活无数，乡里翕然称焉。又好施予，供母饘飧外，尽为周恤宗党。姊氏促居就食，甥婚女配，皆力为之。子襄化，山阴诸生；宣化，康熙丁未进士，授曲阳令。

27. 王元辅

王元辅，字施仁，明代山阴人。幼业儒，少孤，秉性仁慈，每以济人为念。适一老翁诣家，与语岐黄精奥，元辅敬礼之，晨夕罔怠。后辞去，于臂间出秘录授之，曰：汝得此可以寿世。兼导以摄养之法，自是以医名。每遇贫乏孤寡，必先诊视。岁所存活，不胜指屈。好善乐施，终身不倦。子三：长之翰，举于乡；次之俊，亦以医行世。

28. 徐光瑞

徐光瑞，字乐庵，明代绍兴人。少攻制举业，精于《易》。性孝友，同里司成沈懋孝器重之。累试不售，乃发其先人所集东垣、丹溪诸书，精研医术，有闻于时。

29. 孟凤来

孟凤来，字瑞林，明代会稽独树人。业医，著《治伤寒》等书。万历间，礼部札授太医院官。年八十，县令张夬以“壶天逸叟”四字赠之。性行廉介，义不苟取，尝检还皋部鲁北塘遗金数十金，为人所称。

30. 凌云鹄

凌云鹄，号敬泉，明代会稽人。幼喜读书，长而习医，治伤寒甚精，贫不能药者施与之，贫甚者且给钱米。家不甚裕而性乐施，终其身无难色。壮年丧妻，不更娶，并不近女色。子元鼎，天启甲子举于乡。

31. 徐廷玠

徐廷玠，字扅度，明代上虞人。明代正德年间贤良文彪之元孙也。六岁就外傅，年十五补诸生。戊子寇警，奉母间道入郡城，依兄廷玠，友爱如童时。逾年归里，堂构尽毁，漠然置之，惟日以色养为事。抚孤侄无异己出，赡孀居姊四十年，及没，丧葬事无不殚焉。隐居终身，工诗，旁涉岐黄诸术，活人岁以百十计。又有《内经注解》《针灸大全》《地理纂要》等集藏于家。

32. 王应鸿

王应鸿，字天逵，明代山阴人。家于山西岸之南，以仁让化一乡，见端人义士，亲之如骨肉。精丹溪、河间学，与陆曾晔、秦弘佑诸君子为忘形交，遇乏绝倾瓶粟遗之，病则躬为调药，殁则赙之，有隐君子之风焉。

33. 金标

金标，字闇如，明代绍兴人。少颖悟，嗜读书。及长，补博士弟子员，以家世业岐黄，又擅越人之术，书法精美。崇祯庚辰，岁大祲，复值蝗祟，标多方赈给，而限于资，遂请于叔太常公兰，发廪米，传谕饥民，有能捕蝗一斗者，如数给以米，民皆捕捉扑灭，而蝗祸遂息。又读书何山桥，庄名鱼乐处，见娄宫官塘淹没，行旅病涉，复请命太常公，发帑百余金，督理修辑，至今利赖。鼎革后高隐不出，卒年五十有五。

34. 章有期

章有期，字绍泉，明代会稽人。太医院院副。辛卯九月，舟山破，与御医童广生自焚死。

35. 张时龙

张时龙，号完素，明代会稽人。性落拓不羁，精外科，就医者立愈，卒不与较。一日所得，惟供一醉。忽语人曰：上帝怜我为善，召作功曹，吾将逝矣。遂卒。无妻子门人，医道失其传。

36. 施应期

施应期，字届远，明清代时期山阴人。性淳笃，幼即颖敏，志怀利济。专举子业，屡试不售，遂精医术。越人患剧疾，虽至远者必迎，投剂辄效。且施药饵以济茕独，砌道路以便行旅，慷慨周急，不辞推解。当事咸重其医，尤高其德，莫不为之宾礼焉。著有《医学心传》数十篇，行于世。年至五旬，始举三子凤元、凤来、凤翔，俱有声誉。婿胡兆骥，庠生，好学能文，恒以博济为念，而承岐黄之秘授；俞仁趾，心存寿世，尤得医学真传。其后皆名噪八邑云。

37. 蒋一玖

蒋一玖，明代山阴人。蒋宏济卒之日，子一玖方髫，室壁立。长学医，亦好施予，有足多者。

38. 王朝焕

王朝焕，字文吾，明代山阴人。少攻举子业，检藏书得祖《素庵遗编》，遂潜心博览。凡所投圭匕，无不霍然，概不责报。家仅中人产，好施不倦云。

39. 俞尧日

俞尧日，字子就，明代山阴人。以医名。明天启中，以例授太医院右院判。性友爱，尝自为生圹，适弟卒，竟以葬焉。盖乐与同窆云。生平多义举，年八十七卒。

40. 陈崧

陈崧，字子毓，号九里，明代诸暨枫桥人。精医，起人疾效如神。直指使者旌其门曰：浙水名医。

41. 陈开

陈开，字治庵，明代诸暨枫桥人。老莲先生从兄也。邑诸生。移家山阴，复移家杭州，设药肆于紫阳山下，终日垂帘坐默不语，病者至，隔帘诊其脉，贫则施以药，效如神。闲日剌舟西湖，至烟水深处，则歌吟忘返。偶还故山，则倚杖浣水、若耶之闲，或与鸥鹭相拜揖，相问答，见者皆以为痴。其寓宅对吴山，名画清樽，室无纤尘，供《神农尝药图》《黄帝素问图》各一幅，皆老莲画也。尝曰：庸医之杀人也以术，名医之杀人也举趾高、不轻赴人之急，良医之杀人也勇于自信、人言不能入，皆以心也。刀兵之际，人何以堪，杀戮之余，自犹生毒，苟欲自活者，不为也。或天许活我而活人，赐之因缘，得行其道，不犹救得一半乎？乃攻苦方书，将自活以活人。呜呼！治庵岂痴人哉。

42. 顾启明

顾启明，字汝东，明代上虞人。翼星子。天启甲子顺天武科。精岐黄，有《脉诀》《外科》诸书行世。

43. 蔡烈先

蔡烈先，字承候，号茧斋，山阴人，明末清初在世。蔡烈先曾三游西粤，深入丽江，己丑与丽江太守蒋公至明江，夜深失足舟中，断右胫，归衙斋，昼夜仰卧，不能转侧，惟取《本草纲目》旦夕翻阅，逾三载，撰一稿，三易其稿。其于1712年编成的《本草万方针线》，为《本草纲目》有关证治方剂的检索工具书。

三、清代

1. 徐光瑞

徐光瑞，字乐庵，清代绍兴人。《绍兴府志》载其“屡试不第，乃发其先人所集东垣、丹溪诸书，精研医术，有闻于时”。

2. 钱象坰

钱象坰，字承怀，山阴人，清代康熙年间（1662—1735）人，以医名，精胎产。《嘉庆山阴县志》载：钱氏自南宋以来，以医名，精胎产，代有名家，至象坰而荟萃先世精华，声播远迩。”盖象坰为钱氏第十四代世医。后世俱能绍先业，世称绍兴钱氏女科，与萧山竹林寺、海宁陈氏、宁波宋氏称为“浙江女科四大家”。

3. 孙夔和

孙夔和，字越阳，清代山阴（绍兴）人，攻举子业，精岐黄术。就医者，不论贫富，详审精密。检阅方书，几废食寝。庚辰岁荒加以间疫，副使郑瑄奉常，金兰极军祁彪佳设立药局，延夔和主之，全活无数。又好施予。康熙丁未进士得中，授曲阳令。

4. 王国器

王国器，字君鼎，清代上虞人。国学生。康熙四十一年，抱瘴疾甚笃，昏沉中见黑面神授以药，曰：饮之当立愈。审厥象，盖总管神也。后精痘科，治危症若神。出痘前三日，能决人生死。远近踵门络绎，遇贫乏者，具药送之，不索值。晚年手抄一书，博采前人精义，附以心裁，名《痘科私存》。雍正间岁饥，煮粥以济饿者，仓廪匮，称贷以继，全活甚众。

5. 王丹崖

王丹崖，清绍兴人，住磨刀井。好用重剂，当时有“王砂锅”之名。其用枇杷叶，讲炮制之法，尤为人所厌苦。范衡洲为立传。

6. 周大伦

周大伦，字禹台，清代山阴人。精医，任京卫经历，擢武昌府同知，有声。子士昌，由拔贡授东昌府通判，清廉如大伦。孙宏谦，亦以医名，父疾，刲股疗之。

7. 周承新

周承新，字子行，清代山阴人。性慷慨好义，专习岐黄。凡婴儿疹痘，遇有危症，疗治无不获痊，贫者多不取利。子琦，以孝友闻。

8. 余毓湘

余毓湘，字潇友，号南湖，清代诸暨人。侍御，缙季子也。喜读书，于经史百家无所不窥，兼精岐黄。尝曰：为人子者，不可以不知医。精于此，庶于口体之养，不无稍补耳。以诗名，所著有《偶吟集》，海昌许宗伯汝霖为序而传之。

9. 王天祐

王天祐，字吉臣，清代会稽人。性倜傥，不事产业，素习《易》学，兼通武略，邃岐黄，名誉籍甚。

10. 钱必宜

钱必宜，钱清时，清代上虞人，专女科，常施药以惠贫乏。

11. 金卣

金卣，字秬一，别号鬯亭，清代会稽人。善针灸，所制膏丹甚良。雅善岐黄，施医药，所治多奇中，不望报，名载郡志。常自言治病如赈饥救火，故延之辄往，就之辄诊，绝无难色，其贫者并予以药饵之资，亦绝无德色。蒋太史士铨赠先生跋云：是非有为而为，得儒者利济心，窥见隐微矣。

12. 袁国瑞

袁国瑞，号印溪，清代会稽人。明洪武间太医院院使袁晋十世孙也。其世以医名，至国瑞更加研究，曲尽神妙。国瑞性勤慎，家贫者率不索谢，反赒给焉。有时终日不暇食，闻病剧即徒步往，至数十里。或彻夜叹息，家人问之，曰：某某病入膏肓，吾欲药之而不得其理，命也，亦吾技之未至也。其虚怀又多如此。

13. 赵台

赵台，字青芝，清代会稽人。少好学，长以医名，尤精刀圭之术。设青邱轩药局，所制膏丹甚良，惠济贫乏，人多赖之。至今犹以医世其家。

14. 杨五德

杨五德，清代诸暨人。幼善病，孀母及其胞兄弟并多疾，五德因究心医学，色养调护，母寿至六十，五德病亦痊。尝在嘉定、上海、青浦，数月间救人万余，三邑人称神术。其著有《女科辑要》《儿科汇纂》《眼科心得》《外科薪传》。

15. 沈国柱

沈国柱，字公任，清代山阴人。来寓邑东茶坡，徙居赋溪，遂家焉。国柱妙解经脉，病必理其本，处方不过数种，或直用古人传方，辄效，然至其随手之变，则又自用我法，往往以意成之。尝取黄帝脉书为宗，而旁引诸家所论，疏通证明之，著《医通》四十卷，《青溪诊籍》一卷。有以病请，不因寒暑丰啬为去留。国朝雍正中，曾与乡饮宾筵。盖亦今之越人也。

16. 邵恒

邵恒，字咸斋，清代上虞人。少读书，试辄蹶，遂负笈至临安，从老医何某游，尽得其秘。何语之曰：若非尘埃人，异日当以术鸣天下，吾不足为汝师。乃辞之行。先是父以懋迁至常熟，赘于王氏，居唐市葡萄堰，至是恒依舅氏居。试其术辄效，人始异之。支塘有倪氏妇，患痼疾，恒投数剂，立愈，支塘人挽留之，遂家焉。汪应铨奇其术，言于蒋文肃，挈以入都，名噪都下，至为语曰：二竖憎，请邵恒。人欲荐恒入太医院，会文肃卒，恒亦念亲老，托疾辞归。迨二亲没，蒋文恪巡抚湖南，招恒往居五载，复延入都，以恒名荐，召见奏对称旨，授太医院额外御医，以年老不随班值宿，尤异数也。供奉数年，乞骸骨归。所辑《经验方》《医案》及手批诸书，藏于家。卒年七十。

17. 许凤麟

许凤麟，清代上虞人，幼得异书，精外科，能望而察病。一日至姚邑贩牛，适主人子患病喘坐危急，诸医误以为瘵。麟从牖窥之，笑曰：此肺痈也，可奏刀矣。诸医大骇，其家求治，麟即以刀刺其胁，取脓数升而愈。主人德之，即以二牛酬焉。

18. 李烁懿

李烁懿，字犟岩，清代上虞人。增生。性孝友，博学善文，青乌诸术，靡不殚究，尤精于医，人呼为李半仙。晚年以医药济世，活者甚众。

19. 陈方国

陈方国，清代上虞人，精岐黄之术，活人无算，旁县咸赖之。时人为之谣曰：病势笃，见方国。

20. 任越安

任越安，清代山阴人，以医济世。子雨辰，行医江左，孙辈皆得真传。凡遇奇症，应手霍然，人推为三世良医。

21. 钱松

钱松，字镜湖，清代山阴人。道光年间太医院院使。道光三年（1823），钱氏将《辨证奇闻》重刻刊行。其著有《痧胀名考》及《脏腑正伏侧人明堂图》四幅，均刊布于世。

22. 高润之

高润之，清代道咸间山阴人。少随父习刑典。越中名医陈念义为高氏姻亲，奇其才，劝令业医，尽授其学。学成后悬壶山阴，但业务穷窘历十余载，只得弃去，游姑苏、维扬，后至京师，居太医院有年，终无所遇，复归于越，年已五十矣。咸丰甲寅，马庚良之祖染疾，诸医百治罔效，延润之治之而愈。晚年著有《脉诀直指》《寒热阴阳辨》二书，惜未付梓而卒。

23. 徐起霖

徐起霖，字雨苍，清代太医院御医，壬戌冬回绍兴故里。

24. 骆惟均

骆惟均，清代山阴迎恩坊人。专心幼科，精于理药，无异品，怪症悉除，而馈遗不计。既卒，人多称焉。

25. 张景焘

张景焘，字鲁封，号䅼塘，清代山阴人。家有后雕晚翠楼，藏书万卷，其下为先生谈经之室，笙簧六籍，肴核百家，凡经史外，河渠、律历、兵政、医方、术数，无不通晓。著书十有三种，经咸丰辛酉之乱，尽遭燹毁，然性嗜学，耄耋不倦，寇退后又成《四书补注》《韵字综释》《续释十三经分类字略》《妙香馆古文骈文》《听天民杂体诗》等。

26. 王荻

王荻，字少纬，号稻村，清代会稽人。素精岐黄，求诊者接踵于门，活人无算。

27. 陈均

陈均，字可山，清代会稽人。道光十二年举人。精于医，留京师时行其术，为都下所称。

28. 陈穆卿

陈穆卿，居罗松乡，清代嵊县人。读书通经史，领府试第一，方赴院试，闻父病，即不试而归。父卒，家居授徒。博精岐黄之术，制药疗病，全活多人。年八十余，终无倦志，人称隐君子云。

29. 沈天彝

沈天彝，清代嵊县人。学问淹博，偃蹇名场，乐剡中山水，遂居焉。精岐黄术以济世，遇时疫全活甚众。数十年间，邑令皆赠以匾。

30. 宋琳

宋琳，字承三，清代嵊县人，国学生，居西隅。品端行洁，善医，常自制药饵，以周济贫乏，乡里德之。

31. 张鸣皋

张鸣皋，字松云，清代嵊县人，邑诸生，居东张。工书法，兼精岐黄，好施药饵，人咸德之。

32. 斯天昭

斯天昭，字松华，清代诸暨上林人。诸生。能诗，善画，以医名。自号需弗山人，谓非儒非佛非仙，只是个人耳。其风趣如此。

33. 潘文星

潘文星，字斐昭，清代上虞人。自少即博览群书，通脱不务举业，专精岐黄，为人治疾不索酬。会夏盖湖东西流疫蔓延，朝发夕死，群医束手。文星出为诊疗，辄着手病除，群庆更生。堂邑邓云龙，精明强干，善折狱，称浙中能吏，及宰虞，甫下车，闻文星贤，造庐请教。其著有《芸窗文稿》四卷，《崧愚医案》八卷。

34. 孙显谟

孙显谟，字季文，清代上虞人。遍读岐黄家言，研精脉理，善内症而尤专外科，治喉则决于少商，治肠之脱者，以纸覆之，药到即愈。其性慷慨，好施方药，感其惠者无算。

35. 顾培源

顾培源，字清远，清代上虞人。好东垣、丹溪之术，为人疗疾，未尝索酬。又善画鲤，活泼泼地，扬鬐奋鬣，如睹跋浪沧溟间，赏鉴家甚重之。

36. 钱沛

钱沛，字锦江，清代嵊县人。太学生，居长乐乡，钊子也。其性敦谨，重然诺，好藏书，尤究心医学，采辑良方，制刀圭以疗疾。

37. 姚锡光

姚锡光，字让之，号山麓，清代绍兴人。其素性醇厚，学古弥挚，尝录先正格言，悬诸座右，以检其身，男女不亲授受，肩挑毋占便宜，岁饥捐粟以赈，买苗施种，以侍亲疾。精岐黄，遇大疫必施医药，贫乏者必力为周济，乡人称善士也。

38. 王英澜

王英澜，字紫生，号杏泉，清代会稽廪贡，官鄞县教谕，训爱诸生如子弟。精轩岐术，著医书若干卷，督学侍郎万青藜序而付梓。又著《双溪诗钞》。

39. 何志亮

何志亮，字允成，更字仁让，清代会稽人。性至孝，亲疾，侍汤药，累日夜不解带。尤精医，以药饵济人，全活无算。

40. 俞应泰

俞应泰，字星阶，清代山阴人，家于城之后观巷。初业儒，妻周忽指间患瘭疔，为庸医误，死复苏者数次，痛苦异常。应泰叹曰：人不死于病，而死于医者多矣，可不惧哉！遂究心于医，自奏刀圭，妻病以瘳。于是弃儒而医，声噪一时。洪杨难作，任军医数年。其著有《内科摘要》四卷，《外科探源》二卷，《伤科快捷方式》一卷，行于世。

41. 陈锡朋

陈锡朋，字勉亭，清代绍兴附贡生。志行高洁，笃学好古。体弱多病，弱冠时患肝风，遍求医药，经年不得愈，因取《灵枢经》《黄帝内经素问》《神农本草经》诸经，遍读而深思之，有所心得，自试悉效。数年学益专邃，知病之不治，皆由治之不善也。因有感于范文正良相良医之言，立心济世，来则治之，不榜门招致也。远近慕名，崧骏巡抚，张学使澐卿，杭守陈文騄，绍守霍顺武、熊起磻，山邑令曾寿麟，会稽令俞凤岗等，以及本地士绅，求治无不效。其治法悉宗于古，凡遇奇难各症，随时应变，独出匠心，有非时手所能仿佛者。遇病者或贫乏，则与之药炭资，数年如一日。而又致力于《伤寒尚论》一书，阐发幽微，详加评注。其余所著书，及各症医案，亦复不少。光绪三十四年九月十八日卒，年七十有四。嗣子延宗，孙时瀛，号仙士，世其业。

42. 陈联奎

陈联奎，清代诸暨枫桥人。性豪侠，幼读钮琇《觚賸》，见吴六奇辇石赠查伊璜事，心慕之，因自号绉云。尝有意用世，与时龃龉，隐于医。读《黄帝内经素问》《灵枢经》得神解，辄谓汉以后无医人，皆谓之狂。同里杨某，六月患痢不止，群医谓不治，联奎诊之曰：伏暑也。投以香薷饮，立愈。邻妇某氏猝中疾，死矣，联奎过之，饮以水，即起。每诊脉，能于数年前决生死，无不验。其所定方，多非时医可解。咸丰辛酉九月，贼掠枫桥，被执，大骂，里有骆某者，素德联奎，向贼缓颊。联奎厉声曰：吾方得死所，若何仇必欲生我耶！贼骇愕，纵使行，不顾去。

43. 丁又香

丁又香，清代会稽人。善吟咏，精拳术，以申韩术，历游关内外，为诸侯上客。五十岁后倦游还乡，好施与，尝合药以济贫病，辑《验方简要》一书，皆数十年经验良方，印刷分送。

44. 林锡坤

林锡坤，字子厚，清代山阴人，居柯山村。世业医，究治暑疾，俗称为痧郎中，县境西北乡，盖无不知林痧郎中者。

45. 叶霖

叶霖，字子雨，清代绍兴人，雍正间徙扬州。霖幼遭洪杨之乱，废学而贾，然于执业之暇，喜诵诗古文辞，虽无所指授，久之渐能领悟。中年后生计少裕，遂日以诗酒自娱。会其家死丧相寻，多误于庸医之手，霖愤其草菅人命，乃广搜方书，读之数年而大通其旨，偶为人诊病，药投辄效，名渐噪，求治者日众，霖概不受酬，亦非重证不为治，盖不欲与时医争利也。霖读《黄帝内经素问》，悟人生伏气之理，用《肘后备急方》葱豉汤法，引申变化，以治伏温，应如桴鼓。又以亲族多死于肺痨，仿《普济本事方》獭肝丸，屑獭爪以杀微虫，其病在初二期者，辄奏奇效。晚年泛览西籍，证以中国古方，谓若韭汁之治痰饮，童便之疗头痛，取破瘀镇静，皆与西法不谋而合。其著有《伤寒正义》二十卷，《难经正义》八卷，《伏气解》一卷，《脉说》二卷，《古今医话》十四卷，《痧疹辑要》四卷，皆待梓；其已刻行世者有《增订张凤逵氏伤暑全书》二卷，《评吴瑭氏温病条辨》六卷，《评王士雄氏温热经纬》四卷，世皆奉为圭臬云。

46. 黄寿衮

黄寿衮，字补臣，初名中理，字子通，绍兴陡亹镇人。清代光绪己丑举人，乙未进士，戊戌补应殿试，改翰林院庶吉士，癸卯散馆授检讨，丙午上书请立宪，是年援例保送知府，分发河南历仕抚署文案，旋司榷于陕州。辛亥武昌事起，遂告归。其于民国七年卒。当光绪乙巳年，寿衮家居时曾奏除堕民乐籍，筹设同仁小学堂。民国初年，计划绍兴水利，有阻止蒿坝添闸、麻溪广洞等意见，时县知事宋承家有修《县志》之议，寿衮为之拟订条例，设处采访，以时局多故中止，则其殁之前一年也。其著有《侗子队言》一卷，《经子史札脞》四卷,《彦均丐余》二卷,《莫宧草》四卷,《方志通义》二卷,《谭边要删》四卷,《国际公法通纂》三十卷,《外交阐微》四卷,《法律学研究删要》二卷,《法学辟蒙》六卷,《宪政谭要》二卷,《槐荫笔脞》一卷,《富国新典》二卷,《东西国军志译要》二卷,《夷门草》二卷,《坦园草》二卷,《温病三焦方略》三卷,《言医随笔》二卷,《论学内外篇》二卷,《梦南雷斋綮言》三卷,《皇朝大事纪年》二卷,《皇朝通考札记》一卷,《梦南雷斋文钞》二卷,《小冲言事》三卷。

第三节　当代中医代表名录

名称	姓名	获得时间	所在单位	授予单位
第三批浙江省名中医	郑淳理	1996年	绍兴市中医院	浙江省人民政府
第三批浙江省名中医	范中明	1996年	绍兴市人民医院	浙江省人民政府
第三批浙江省名中医	李钧烈	1996年	上虞市人民医院	浙江省人民政府
第三批浙江省名中医	黄孝明	1996年	嵊州市人民医院	浙江省人民政府
第四批浙江省名中医	常青	2001年	绍兴市中医院	浙江省人民政府
第五批浙江省名中医	严仲庆	2008年10月	绍兴第二医院	浙江省人民政府
第六批浙江省名中医	沈钦荣	2014年6月	绍兴市中医院	浙江省人民政府
第八批浙江省名中医	侯春光	2020年12月	诸暨市中医医院	浙江省卫生健康委员会
浙江省基层名中医	徐建新	2009年10月	绍兴市中心医院	浙江省中医药管理局
浙江省基层名中医	骆学新	2009年10月	绍兴第二医院	浙江省中医药管理局
浙江省基层名中医	余水园	2009年10月	绍兴市马山人民医院	浙江省中医药管理局
浙江省基层名中医	张铁兴	2009年10月	诸暨市人民医院	浙江省中医药管理局
浙江省基层名中医	章关根	2009年10月	上虞中医医院	浙江省中医药管理局
浙江省基层名中医	张淞生	2009年10月	嵊州市长乐人民医院	浙江省中医药管理局
浙江省基层名中医	喻茂尧	2009年10月	嵊州市甘霖人民医院	浙江省中医药管理局
浙江省基层名中医	张孟超	2009年10月	张氏骨伤医院	浙江省中医药管理局
浙江省基层名中医	邵强	2018年6月	绍兴市中心医院	浙江省中医药管理局

续表

名称	姓名	获得时间	所在单位	授予单位
浙江省基层名中医	何章朵	2018 年 6 月	诸暨市中医医院	浙江省中医药管理局
浙江省基层名中医	毛伟洪	2018 年 6 月	诸暨市中心医院	浙江省中医药管理局
浙江省基层名中医	钱华春	2018 年 6 月	嵊州市中医院	浙江省中医药管理局
浙江省基层名中医	岳 艳	2018 年 6 月	新昌县中医院	浙江省中医药管理局
第三批全国老中医药专家学术经验继承工作指导老师	郑淳理	2002 年	绍兴市中医院	国家中医药管理局
第四批全国老中医药专家学术经验继承工作指导老师	常青	2008 年 7 月	绍兴市中医院	国家中医药管理局
第五批全国老中医药专家学术经验继承工作指导老师	常青、沈元良	2012 年 11 月	绍兴市中医院	国家中医药管理局
第五批全国老中医药专家学术经验继承工作指导老师	严仲庆	2012 年 11 月	绍兴市第二医院	国家中医药管理局
第六批全国老中医药专家学术经验继承工作指导老师	沈钦荣	2017 年 12 月	绍兴市中医院	国家中医药管理局
第七批全国老中医药专家学术经验指导老师	沈元良	2022 年	绍兴市中医院	国家中医药管理局
第七批全国老中医药专家学术经验指导老师	傅宏伟	2022 年	柯桥区中医医院	国家中医药管理局
第七批全国老中医药专家学术经验指导老师	傅云其	2022 年	诸暨市中医医院	国家中医药管理局
全国农村基层优秀中医师	施大木	2005 年	绍兴市斗门医院	中华中医药学会
全国农村基层优秀中医师	周礼萍	2009 年 11 月	诸暨市中医医院	中华中医药学会
全国基层名老中医药专家传承工作室专家	金普放	2015 年 9 月	诸暨市中医医院	国家中医药管理局

续表

名称	姓名	获得时间	所在单位	授予单位
全国基层名老中医药专家传承工作室专家	傅云其	2017年12月	诸暨市中医医院	国家中医药管理局
全国基层名老中医工作室专家	曹岳鹏	2019年4月	新昌县中医院	国家中医药管理局
第二批全国优秀中医临床人才	金普放	2012年9月	诸暨市中医医院	国家中医药管理局
第三批全国优秀中医临床人才	侯春光	2016年5月	诸暨市中医医院	国家中医药管理局
第五批全国优秀中医临床人才培养对象	赵天喜	2021年12月	诸暨市中医医院	国家中医药管理局
全国中医护理骨干人才培训项目培养对象	陈府芳	2016年12月	绍兴市中医院	国家中医药管理局
全国中医护理骨干人才培训项目培养对象名单	金燕霞	2016年12月	诸暨市中医医院	国家中医药管理局
全国中医临床特色技术传承骨干人才培养对象	杨瑜	2019年4月	绍兴市中医院	国家中医药管理局
全国中药特色技术传承人才培养对象	董军	2015年10月	绍兴市中医院	国家中医药管理局
全国中药特色技术传承人才培养对象	王铁烽	2019年	绍兴市中医院	国家中医药管理局
全国中医药特色创新骨干人才培养对象	陈琦军	2019年7月	绍兴市中医院	国家中医药管理局
浙江省基层名中医培养对象	谢海芳	2018年12月	绍兴市中心医院	浙江省中医药管理局
浙江省基层名中医培养对象	陆勇刚	2018年12月	绍兴市中心医院滨海分院	浙江省中医药管理局
浙江省基层名中医培养对象	王燕	2018年12月	绍兴市上虞中医医院	浙江省中医药管理局
浙江省基层名中医培养对象	戴薇	2018年12月	诸暨市人民医院	浙江省中医药管理局

续表

名称	姓名	获得时间	所在单位	授予单位
浙江省基层名中医培养对象	黄小松	2018 年 12 月	嵊州市中医院	浙江省中医药管理局
浙江省基层名中医培养对象	王见良	2018 年 12 月	嵊州市中医院	浙江省中医药管理局
浙江省基层名中医培养对象	梁大铭	2018 年 12 月	新昌县中医院	浙江省中医药管理局
浙江省基层名中医培养对象	何晓航	2018 年 12 月	新昌县南明街道社区卫生服务中心	浙江省中医药管理局
浙江省基层名中医培养对象	王华军	2018 年 12 月	绍兴市越城区鉴湖街道社区卫生服务中心	浙江省中医药管理局
浙江省中医药新苗培养对象	胡松峰	2020 年 1 月	绍兴市中医院	浙江省中医药管理局
浙江省中医药新苗培养对象	彭涛	2020 年 1 月	柯桥区中医医院	浙江省中医药管理局
浙江省中医药新苗培养对象	程华焱	2021 年 1 月	嵊州市中医院	浙江省中医药管理局
浙江省医坛新秀培养对象	裘利英	2017 年 12 月	新昌县中医院	浙江省卫生计生委办公室
浙江省医坛新秀培养对象	夏炳江	2021 年 9 月	绍兴市中医院	浙江省中医药管理局
浙江省医坛新秀培养对象	梁慧	2021 年 9 月	新昌县中医院	浙江省卫计委 浙江省财政厅
浙江省中青年临床名中医培养对象	朱观祥	2021 年 12 月	绍兴市中医院	浙江省中医药管理局
浙江省中青年临床名中医培养对象	吴天泉	2021 年 12 月	柯桥区中医医院	浙江省中医药管理局
浙江省中青年临床名中医培养对象	陈圣华	2021 年 12 月	绍兴市中心医院	浙江省中医药管理局
浙江省中青年临床名中医培养对象	赵瑞占	2021 年 12 月	嵊州市中医院	浙江省中医药管理局

续表

名称	姓名	获得时间	所在单位	授予单位
浙江省中青年临床名中医培养对象	苏小玲	2021年12月	嵊州市中医院	浙江省中医药管理局
浙江省中医药传承与创新“十百千”人才工程（杏林工程）中医护理优秀人才项目培养对象	陈府芳	2018年8月	绍兴市中医院	浙江省中医药管理局
浙江省中医药传承与创新“十百千”人才工程（杏林工程）中医护理优秀人才项目培养对象	陶均英	2018年8月	诸暨市中医医院	浙江省中医药管理局
浙江省中医药传承与创新“十百千”人才工程（杏林工程）中医护理优秀人才项目培养对象	金丽慧	2018年8月	诸暨市中医医院	浙江省中医药管理局

第八章 医籍揽胜

绍兴医家撰写的医籍不但数量众多，且精品迭出。国家“十五”规划重点图书《民国名医著作精华》，选录了13位著名医家的21种著作，绍兴医家占了7种，有何廉臣的《增订通俗伤寒论》《感症宝筏》《全国名医验案》《重订广温热论》，曹炳章的《辨舌指南》《增订伪药条辨》，祝味菊的《伤寒质难》。这些都是从数以百计的中医著作中经反复论证、严格筛选出来的，均具有较高的学术价值，在当时流传较广，社会影响较大，对今天也有指导意义。

第一节　医经研究

1.《黄帝内经素问注证发微》

明代马莳（字仲化，号玄台）撰注。

该书成书并刊于明万历十四年（1586），简称《素问注证发微》。自唐王冰次注《黄帝内经素问》并厘定为二十四卷本后，沿袭至明代，马氏从《汉书·艺文志》说，乃复旧观，以九卷合九九八十一篇，每篇首解篇名，次分若干章，然后分节注证，而不同于以前注家随句注解之体例。马氏认为，凡《黄帝内经素问》引"经曰者"，俱出于《灵枢经》，故《灵枢经》为先而《黄帝内经素问》后出。其注《黄帝内经素问》亦每多征引《灵枢经》经义以为佐证。如注"天癸"，则引《灵枢·决气》"两神相搏，合而成形，常先身生，是谓精"句，其认为天癸源于先天生殖之精，非指月事。其诠释各篇篇名，要言不烦，切中肯綮。如《四气调神大论》之篇名解，谓篇内以春、夏、秋、冬四时异气而有养生长收藏之道，圣人春夏养阳，秋冬养阴，皆调神之要道，故名篇。马氏长于针灸经脉，故对经脉腧穴证治之注解颇为详尽，为他注所不及。本书在其他方面的注疏亦能秉承经旨，并非如汪昂所称"随文敷衍，有注犹之无注者"。如《阴阳应象大论》篇中"壮火""少火"，前人多以"阳气之亢盛"或"和平"解，不如马注指药物之"气味太厚者，火之壮也""气味之温者，火之少也"，似更能承接上文气味厚薄阴阳之经旨。

现存明万历十四年天宝堂刻本、清嘉庆十年（1805）古歙鲍氏慎余堂刻本、光绪五年（1879）善成堂刻本等。

2.《黄帝内经灵枢注证发微》

明代马莳（字仲化，号玄台）撰注。

本书九卷，成书并刊行于明万历十四年（1586），简称《灵枢注证发微》。史崧分《灵枢经》为二十四卷，马氏据《汉书·艺文志》载《灵枢经》九卷而复其旧制，将八十一篇分为九卷，每篇又分若干节，然后分节注证，是史上第一部《灵枢经》全注本。《灵枢经》文辞古奥，医理幽深，且以论述经脉、腧穴、针刺为主，历来注疏者较少。马氏素娴经穴针灸之术，注证颇有发挥而开撰注研究《灵枢经》之先河。其注证则与《黄帝内经素问》相比照，凡与《黄帝内经素问》义理相同者，则引为佐证；若后世医籍有讹，则以经旨正之；若涉及病证治疗，则指明病在何经，用针补泻，以引申发挥。如对《九针十二原》篇“神乎神，客在门”的诠释，历来模糊。马氏认为“神”者，指人之正气，“客在门者，邪客于各经之门户也，若未能先睹何经之疾，则恶知其病源所在？”阐释较为明确。又如对癫狂证治，其在阐释经意的同时，结合其临床经验补出了取穴配穴及补泻手法等，具体而又实用，令人有法可循。后世对马莳注《灵枢经》的评价，高于其注《黄帝内经素问》。清代汪昂虽曾指责其“舛谬颇多”，亦不否认“《灵枢经》以前无注，其文字古奥，名数繁多，观者蹙额颦眉，医家率废而不读。至明始有马玄台之注，其疏经络穴道，颇为详明，可谓有功后学”。

现存最早版本为明万历十四年天宝堂刻本，另有清嘉庆十年（1805）古歙鲍氏慎余堂刻本及日本宽永五年（1682）武村市兵卫刻本等十多种刊本流传。

3.《类经》

明代张介宾撰注。

本书三十二卷。初刊于明天启四年（1624）。本书系将《黄帝内经素问》《灵枢经》各篇原文章节，按照其所述内容，分别类归于摄生、阴阳、藏象、脉色、经络、标本、气味、论治、疾病、针刺、运气及会通等十二类，每类下再分为若干篇，总计三百九十篇，然后对经文逐条注疏阐释，以期“条理分，纲目举，晦者明，隐者见，巨细通融，歧贰毕彻”。《黄帝内经》原文虽因其类分而失去原貌，但张氏乃于诸篇之前、诸条之下，一一注明原出篇名，以备查考。经其“以类相从”的编撰注释之后，《黄帝内经》的学术理论体系较原编更为条理清晰，更加系统化，是现存分类注释研究《黄帝内经》最为完整、最具影响者。张氏注疏《黄帝内经》，不仅能在广征博引的基础上，运用音韵、训诂、易理、天文、地理、史学、道家、儒家等诸多方面学科知识加以训释，还结合其临床体验，对许多重大学术理论问题“附意阐发”，令后学者“见便得趣，由堂入室，具悉本源”之功。如在“阴阳者，天地之道也”的注释中，其开宗明义地提出了“阴阳者，一分为二”的哲学思想，并进一步指出其有互生、互根、极则必变等运动变化规律。在相关经文的训释中，张氏还从“地气上为云，天气下为雨”的自然现象，说明这种变化源于阴升阳降的运动，从而论证人身之精气本自互生，其生化过程正如天地云雨之升降变化而有“精气互根之妙”；在“年四十而阴气自半也”的按语中，他还阐发了真阴即真阳之本的学术观念，强调“水火皆宅于命门，拆之则二，合之则一，造化由此而生，万物由此而出。其在人身，为性命之根柢，为脏腑之化原”，为其阴阳一体、精气互生及命门兼具水火等学术观念，从经旨阐发过程中，寻找重要的理论基础。再如其注释病机十九条时，不仅逐条反复训释辨析要点，而且特别揭示此篇“特从盛、虚、有、无四字贯一篇之首尾，以尽其义”，对刘河间阐释病机只注重盛气实邪的偏颇之处，亦予较客观的评述。其于诸虚治法，则强调“善补阳者，必于阴中求阳，则阳得阴助而生化无穷；善补阴者，必于阳中求阴，则阴得阳升而泉源不竭”，对后世治疗阴阳虚损诸病产生重大影响。张氏于详注经文之余，仍感意犹未尽，为彰其义而倡其说，还附以“病有真假辨”“祝由鬼神说”“虚损治法”“中风治法”等十六篇专论，大多据其临证体验阐发经旨，不仅有益后学者加深对《黄帝内经》有关论述的理解，也体现了张氏的医学思想与诊治特色。《四库全书总目提要》谓是书“虽不免割裂古书，而条理井然，易于寻览，其注亦颇有发明”；《浙江通志》则以为张氏“殚心《内经》，著有《类经》，综核百家，剖析疑义，凡数十万言，历四十年而成。西京叶秉敬谓之海内奇书”。

现存明天启四年天德堂刻本、金阊童涌泉刻本等，1965年人民卫生出版社铅印本等。

4.《类经图翼》

明代张介宾（字会卿，号景岳、通一子）著。

本书十一卷。初刊于明天启四年（1624）。本书是《类经》之续编。张氏在编写《类经》过程中，对其中意义较深，言而不能尽意者，认为有另详以图、再加翼说之必要，因有是作。全书内容分三大部分：一、二卷主要讨论运气，用图文互解方法，对阴阳、五行、六气等理论作进一步阐述；三至十卷阐述经络，对脏腑、骨度部位、十二经脉起止、经穴病证主治配穴及有关针灸技术操作等问题，作了比较系统和深入的讨论，并尽量利用图解的方法，以求明白畅晓；十一卷为“针灸要览”，内收十四经针灸要穴歌、诸证灸法要穴等内容。张氏历四十年注《黄帝内经》，本书则是对《类经》中某些专题加以深入阐发。如太极图，其认为“太虚者，太极也，太极本无极，故曰太虚”“太极动静而分阴阳，阴阳便是太极，阴气流行则为阳，阳气凝聚则为阴，消长进退，千变万化，做出天地间无限事来”。其对阴阳与五行关系的阐述精辟入微，“五行即阴阳之质，阴阳即五行之气，气非质不立，质非气不行，行也者，所以行阴阳之气也”。对自然界五行生克关系的分析亦较深入，“盖造化之机，不可无生，亦不可无制。无生则发育无由，无制则亢而为害”。张氏以其渊博的识见，对运气学说作了深入浅出的发挥与图解，使初学者易于入门。其对经络理论的阐释则汇集前人记载，并结合临床实践加以图释，令人易于理解。

现存明金阊童涌泉刻本及清崇让堂刻本等，1965年人民卫生出版社铅印本等。

5.《类经附翼》

明代张介宾（字会卿，号景岳、通一子）著。

本书四卷。初刊于明天启四年（1624）。张氏既撰《类经》，复取其义深邃而不能赅、图像显而意未达者，再专论发挥，以翼其说，故著是编。卷一为“医易”，剖析医易关系，强调“医易相通，理无二致”，主张医者兼通易理，才能于医理上融会贯通，临证中权衡达变；卷二“律原”，专论古代音律与医学之内在联系，认为知律吕声音之道者，可参天地、候阴阳而识度量；卷三“求正录”所载“三焦包络命门辨”“大宝论”“真阴论”等医论，是其阴阳一体、精气互生学术思想之代表作；卷四“针灸诸赋”则汇辑玉龙赋、标幽赋等前人针灸歌赋十余种，以备览用。书中不仅深入讨论了与医学相关的相关问题，还侧重阐发其对后世医学发展产生深远影响的诸多学术见解。如倡导“命门与肾本同一气”之说，主张两肾皆属命门，其内寓先天元阴元阳，亦赖后天阴精阳气之滋养而壮盛，藏精化气、兼具水火而为人身“立命之门户”。其发明“阳非有余，阴亦不足”之说，剖辨“阴以阳为主，阳为阴之根”，两者互济互用，不能独存之内在关系，再从形气、寒热、水火之三辨，论证“人之大宝只此一息真阳”，并从真阴之象、脏、用、病、治之五途，举证“阳以阴为基”，强调“治水治火，皆从肾气，此正重在命门”。故其论阴阳虚损病机，概从“水亏其源”“火衰其本”为纲，并宗王冰“壮水之主”“益火之源”大法，创制左归、右归诸方论治，为阴阳相济、精气互生理论之佐证。清代王旭高赞其“于精气两虚之证、补阴补阳之理，则此老一生颇有创获”（《王旭高医书六种》），点揭其学验精粹之所在，可谓要言不烦。

本书附录于《类经图翼》。

6.《素问经注节解》

清代姚绍虞（字止庵）撰。

该书九卷，成书于清康熙八年。全书分内外两编。《黄帝内经素问》古目八十一篇，除缺《本病》《刺法》两篇外，实计七十九篇。作者辑阴阳、脉象、治法者五十一篇，为内编；辑针灸、穴俞者二十二篇，岁运、六气者七篇，为外编。本书之分编方式，既不同于马莳的追踪王冰，也不同于张介宾的分节重编，而是以“理”（变化无方）、“数”（有象可拟）分内外编。其节略经文的依据和方法有七：经文正意已完于前而复赘词于后者，则去之；经言已见于另篇而又重出于此者，则略之；文词残缺，义无可考，强解之而无味者，或缺疑，或节除之；文句脱误，考别本以补充之；字有舛讹，会文理以订正之；句法颠倒，段落参错，通上下文语气以更易之；后人假托以补篇目之数，如《著至教》《示从容》《疏五过》《征四失》《阴阳类》《方盛衰》《解精微》等七篇，文辞意旨与全经不相类，则节略甚多而注解特少。

本书每篇亦各有提要，点题极精。他认为：“《大奇论》因脉辨证，洵医家要领，然尚未详备，当与《平人气象》《玉机真脏》等篇参看。然彼言其常，而此近于异，故以《大奇》名篇。”提示新而议论确，是解题中之融会贯穿于有关篇文者。他还指出，“《病能论》凡七则，有精义，有阙误，有衍文，系杂缀成篇者”。其以极经济的语句评议全篇，使读者易于领会。对于注解，其推崇王冰之说。他说：“太仆之注《至真要大论》也，‘壮水之主以制阳光，益火之原以消阴翳’二语，阐前人对圣所未发，开后学之颛蒙，卓然千古，是注而经矣。自余未尽合处，瑜不掩瑕，无失其为至文。”但他也指出王注多随文顺释，且有舛错及疏漏处。于是辨析其是非，参证其得失，注解先会通大意，而后诠释本文，或阐明本条而后补出全旨。他在王冰次注、林亿校正的基础上，又为之修订，为之按疏和补苴。如对《生气通天论》中“因于湿，首如裹，湿热不攘，大筋软短，小筋弛长，软短为拘，弛长为痿”的解说，他认为“湿热郁蒸，筋络受病，或急而为拘挛，或缓而为痹……筋大则粗而有力，故见拘挛；筋小则柔而无力，故见痿弱。”其以大筋、小筋不同的生理情况，来说明拘挛和痿弱的不同病理变化，是推勘入微的。其笺正王注之失而予以补苴者，如注《阴阳应象大论》“在窍为舌”句。他说：“舌之职有二，一司辨五味，一司协音声，而实内根于心，舌为心之苗是也。故火旺于心，则舌为之赤，火炽之极，则舌为之焦；若无病之人，火降水升，则舌自津润而滑泽。苟非有窍焉，则内之何能通心液，外之何能辨五味、别音声乎？乃王氏一则曰‘舌用非窍’，再则曰‘寻其为窍则舌义便乖’，亦何不察之甚也。夫窍之为言孔也，原王氏之意，或以诸窍皆有孔，而舌似无孔。今试取舌而观之，细若毫针，津出若泉者非孔乎？孔之大者窍也，孔之小者亦窍也，谁谓舌非通窍哉！”

现有抚松堂刻本。

7.《医门棒喝》《伤寒论本旨》《灵素节注类编》

清代章楠撰。

《医门棒喝》初稿成于道光五年（1825），又在道光八年对原稿进行重新整理，并经同乡田晋元（雪帆）加以评点，由海宁应秋泉、纪树馥等在广州刻版问世，是为《医门棒喝》初集。全书四卷，旨在“阐明医理，评论诸家之流弊，以警动世”，故名《医门棒喝》。

道光十五年（1835），章氏又写成《医门棒喝》二集（又名《伤寒论本旨》，或《活人新书》），由浙江山阴人陈祖望、钱松等校刻行世。该书内容以阐释《伤寒论》及发挥温病学说为主，并进行汇方集解等。书中以叶天士、薛生白两家学说为主要思想，对温病学说进行了深入探讨和系统总结，后来的王孟英编撰《温热经纬》时，就以是书为蓝本。

《灵素节注类编》，又名《医门棒喝二集灵素节注类编》，是章楠的另一部大型遗著，为已可刻印的清稿。1986年，该书由浙江科技出版社以《灵素节注类编·医门棒喝三集》之名出版，因已刊印之《伤寒论本旨》题为“医门棒喝二集”，故此书改题为“三集”。

据嘉庆《山阴县志》记载，明·徐文长曾撰《素问注》，清·陈士铎曾著有《内经素问尚论》《灵枢新编》等，惜已散佚。其他尚有田晋蕃（字杏村）《内经素问校证》、何廉臣《内经存真》等，在阐述经文、发挥医理方面，有各自的特点。

研究《难经》的著述有宋代王宗正的《难经疏义》及明代马莳的《难经正义》，均已散佚。

8.《内经素问校证》

清代田晋蕃（字杏村）撰。

本书不分卷，约成书于清光绪五年（1879）。本书系校勘专著。全书据《黄帝内经素问》原编次序校正其错讹。一般先引录原文，然后分列诸家之注，再以“晋蕃按”之形式勘误，共出校记四百九十余条。所引书证，除历代医家训释之作外，还广泛援引经学、小学诸书例证，共引用八十余种书目。全书资料翔实，对研究《黄帝内经》有较大参考价值。

现存稿本，藏于中国中医科学院图书馆。

9.《内经讲义》

杨则民撰著。

本书约成书于1925年。全书分上、下篇。上篇总述《黄帝内经》之概况、学习态度和方法；下篇论《黄帝内经》与哲学的关系，而后依次分述《黄帝内经素问》《灵枢经》之卫生论、体质论、治疗论。认为《黄帝内经》学术思想之出发点为古代思辩哲学，叙述方法为演绎法，是将儒、道、阴阳诸家之说与当时医学知识共冶一炉而成，故《黄帝内经》之价值宜以哲学眼光衡量，不当以自然科学见解批评之。

本书为油印本，现存于上海中医药大学图书馆。

10.《伤寒典》

明代张介宾（字会卿，号景岳、通一子）撰。

本书二卷。约成书于明崇祯九年（1636），初刊于清康熙三十九年（1700）；一说成书于明天启四年（1624），初刊于明崇祯十三年。为《景岳全书》之一。分上、下两卷。上卷起自“经义”迄“病宜速治”，共三十二论，对伤寒的含义、六经病证、传变、诊法、辨证、治法等问题进行了论述。下卷起自“温病暑病”迄“伤寒治例”共二十六论，对“发黄”“风湿”等临床常见病证进行了阐述，并附方剂一百三十九首。张氏对《伤寒论》原文并不逐条注释，而是以论为主，着重探微，别开蹊径，自成一家。其在《素问·热论》之旨的基础上为伤寒正名，指出伤寒包括感而即病之正伤寒、发于春夏之温病暑病，以及时行之病；并从经络立论，对六经病证进行阐述。在诊法方面，他强调诊脉可知病之缓急先后，但当知常达变，脉证合参。他还注重舌诊、脉诊在外感病中的应用，指出舌之变化反映了病邪内传由浅入深的过程，补仲景之未备。对于伤寒的传变，他认为寒邪中人本无定体，不可以日数、次序辨传经。对于“两感”，他认为非太阳、少阴独有，阳明太阴、少阳厥阴均可出现。在辨证方面，他强调阴阳“两纲”，表里寒热虚实“六要”，指出伤寒纲领惟阴阳为最，凡治伤寒须先辨阴证阳证，次辨表里寒热虚实，将八纲辨证与六经辨证紧密结合加以阐发。在治法方面，他主张不必拘于日数。针对虚人伤寒以及“伤寒无补法”的偏见，他提出“虚邪治法”，制订大温中饮、补阴益气煎等方，以纠时弊，为医家所推崇。论治温病、暑病则主张凉散。其于常见病证的辨证论治，既宗经旨，又结合临床实践进行阐发，如治发斑强调察表里，论发狂如狂、谵语郑声当辨虚实，辨厥证分阳厥阴厥，论头汗有邪热上壅与阳气内脱之别，治伤寒下利有寒热之异，劳力感寒宜培补以祛邪，动气一证救真阴以培根本。他还概括了伤寒逆证的种种表现，采取后世医家治外感之方。除仲景方外，新增方剂96首，反映了张氏研究《伤寒论》的学术思想，是学习研究外感病的重要参考书。

现存主要版本见《景岳全书》。

11.《伤寒法祖》

清代任越庵（越安）著。

本书二卷，刊于清道光二十二年（1842）。对柯琴《伤寒论翼》进行校正，认为有错讹或不妥之处则作修改，以期完美无瑕。书之编写体例及学术观点悉遵柯氏原著。

现有版本见于《珍本医书集成》。

12.《伤寒尚论辨似》

清代高学山（字汉峙）撰注，陈锡朋（字勉亭）校补。

本书不分卷。高氏撰，年不详，书成后未付梓，清同治十一年（1872）由陈氏校补。卷首载张澐卿、陈锡朋序，主气客主图、五运客主图及凡例。正文依喻昌《尚论篇》编次：太阳经以风伤卫、寒伤营、风寒两伤营卫分上、中、下三篇；阳明经以太阳阳明、正阳阳明、少阳阳明分上、中、下篇；少阳经附合病、并病、坏病病后；太阴独立一篇；少阴分前后篇；厥阴独立一篇，其后为过经不解及瘥后劳复阴阳易病篇。六经病篇前均有总说，以运气学说论本经之内容。本书认为仲景原书不以六经分篇，分六经为王叔和之臆见，喻昌《尚论篇》虽有见解，但仍有未尽恰当处，故依其编次反复详辨，以阐发仲景旨意。本书反对喻氏“三纲鼎立”说，认为风寒之邪原属合体，太阳病皆属两伤风寒，其侵袭人体有多寡之别，而腠理亦有疏密之异，故有桂枝、麻黄、大青龙证之不同。本书认为六经皆有阳明证，除太阳阳明外，少阳病有下燥屎及大柴胡汤证，太阴有用大黄之证，少阴有三急下证，厥阴亦有下法。又论合病、并病、传经，指出并病即传经而本经未罢者，传经之证未有不先见并病者，本经一罢即传经证例，论中虽多言并病，却是本证已罢，为传经之病。合病为原有六淫之气藏于阳明、少阴而未发，至风寒伤其表气，此病而彼来接应。且本书认为《伤寒论》条文句首曰某病者，未必为某病，仲景为辨证而设，当审其脉证而定其类。又以为针灸乃伤寒要法，并参《黄帝内经》《针灸甲乙经》补之。

现存主要版本有清读有用书楼抄本、陈锡朋重校补注抄本；通行本为1956年上海卫生出版社据王邈达藏本铅印本，1959年上海科学技术出版社铅印本。

13.《伤寒论尚论篇辨似补抄》

清代高学山（字汉峙）编。

本书八卷。约成书于清同治十一年（1872）。前四卷评论六经证治。太阳篇上、中二篇缺，下篇存二十四条；阳明篇亦分上、中、下三篇，其余每经一篇。各篇均有总论、证治大意。注文则荟萃先贤注论中之精辟见解，但不注明出处。后四卷为秋暑湿热病、脉法、诸方等。全书内容主要介绍伤寒多种病症的辨证、用药和其他一些病证的证治，并附方论、治案。

现存光绪十八年（1892）稿本，藏于中国中医科学院图书馆。

14.《金匮诠释》

金寿山诠释。

1986 年由上海中医学院出版社出版。全书凡十四篇，依次为脏腑经络先后病，百合、狐惑病、湿痹、历节病、虚劳病，胸痹、心痛、气短病、腹满、寒疝、宿食病、五脏风寒积聚病、痰饮、咳嗽病、消渴病、水气病、黄疸病、血证、呕吐、哕、下痢病、疮痈、肠痈、浸淫病。每篇之首有概述，篇末有结束语，共选释《金匮要略》原文一百九十四条。释文有直解、有引证、有议论、有发挥、有析疑，并附以临床医案。此系金氏毕生研究《金匮要略》之成果，且融会其数十年临床经验，颇多独到见解。书中收载了程门雪有关《金匮要略》的诸多精辟论述，相得益彰。

第二节　本草方剂

1.《本草发挥》

元代徐彦纯（字用诚）编。

本书四卷，成书于元至正二十八年（1368）。卷一至卷三载药二百七十种，分金石、草、木、人、兽、禽、虫鱼、果、米谷、菜十部，各药下先据《神农本草经》简介性味、功能及主治，后选录张洁古、李东垣、王海藏、朱丹溪、成无己等诸家之说，以阐其义；卷四为总论，列述药性理论及医论三十六条。书中集金元各家之说，但取舍间反映作者识见；药后选录诸说及总论中某些医论，虽与《汤液本草》《医学启源》所述相近，但实际上亦同中有异，且不少内容未见于上述两书。本书对研究金元时期本草学理论发展，颇有参考价值。

现存明天启年间（1621—1627）聚锦堂刻本，又有薛铠校刻本，汇存于《薛氏医案》中。

2.《本草新编》

清代陈士铎（字敬之，号远公，别号朱华子、大雅堂主人）撰。

本书五卷。成书于清康熙二十六年（1687）。载药二百七十一种，不分类。各卷以宫、商、角、徵、羽命名。宫集首列“七方论”“十剂论”，后列药十一种；商集列药三十六种；角集六十一种；徵集七十三种；羽集九十种。每药先叙性味、升降、阴阳、归经、功效，继则论其药性，涉及用法、配伍、禁忌等内容。本书以探讨药性理论为要旨，引经据典，辨析疑问，略人所详，详人所略，发其隐微，揭其奥义，且能结合临床经验，昭明医理。如称山慈菇可治怪病是因“怪病多起于痰，山慈菇正消痰之药，治痰而怪病可除也。或疑山慈菇非消痰之药，乃散毒之药也，不知毒之未成者为痰，而痰之已结者为毒，是痰与毒正未可二视也”。

现有残存稿本，藏于上海图书馆；另有清康熙年间刻本、日本宽政元年

（1789）刻本等。

3.《本草分经》（又名《本草分经审治》）

清代姚澜（字涴云，号维摩和尚）辑。

本书不分卷。刊于清道光二十年（1840）、光绪十四年（1888）。梅雨田稍正其次，予以重刊，改名为《本草分经审治》，书首有内景经络图十五幅，次载总类便览，按草木虫鱼等十四类备载药名，下注所归经络。正文收药八百零四种，以经络类药，分通行经络、十二经脉、命门、奇经和不循经杂品十六篇，每篇又将药物分成补、和、攻、散、寒、热六类，每药记述性味、主治、功效等。同一药物入数经或兼数法者，在各经各法之下分别列出，但具体内容仅载于首见者，其余处则注明首见之篇类名。正文之后有"附余"，略述反畏药性理论。末载"同名附考"，考述名同实异的药物。本书重视分经用药，认为以此治病，效如桴鼓。《历代中药文献精华》称其"分类独具一格，在同类书中影响较大"。

现存清道光二十年姚氏初刻本、光绪十四年（1888）梅雨田重刻本等。1925年上海千顷堂石印本。

4.《本草思辨录》

周岩（伯度）著。

本书撰于清光绪三十年（1904）。全书四卷，首载绪说一篇，论述医理、方药，尤其对于医理，诸多辨析，提出个人见解。全书共载中药128种，按《本草纲目》编次排列，对每药的性能和临床应用，主要根据《伤寒论》和《金匮要略》二书的理论加以解释；同时还广引李时珍、刘若金、邹润安、徐大椿、陈念祖等历代医家的注解，详予阐释，凡有异议之处，都一一分析辨正。书中内容，不仅有助于更好地掌握这些药物的性能和应用，而且有助于理解《伤寒论》和《金匮要略》二书的用药精义。周伯度说："人知辨证之难甚于辨药，孰知方之不效，由于不识证者半，由于不识药者亦半。识证矣而药不当，非特不效，抑且贻害。"因此，本书的目的即在于药性、归经的思辨，是一本临床实用读物。

本书还有以下几个特点：①以方论药。如论人参，人皆认为小柴胡汤中柴胡、黄芩二味为和解要药，人参仅扶正而已，而周氏认为人参为少阳药，有调和阴阳寒热的作用。周氏说："人知小柴胡汤为少阳和解之剂，不知柴、芩专解邪，参乃所以和之。"又说："用参于和，有和其本腑本脏之阴阳者，少阴少阳也。若干姜黄芩黄连人参汤，则以证有寒热而和之；木防己汤，则以药兼寒热而和之；桂枝人参汤，所以联表里之不和；生姜泻心汤，所以联上下之不和；大建中汤，又以椒姜之温燥而化之使和，和之道不一而不善用之，则有不如甘草驱使之易者矣。”同时，将人参补虚的作用分为补脾（理中丸）、补胃（大半夏汤）、肺胃两补（竹叶石膏汤）、补肝（乌梅丸、吴茱萸汤）、补心（炙甘草汤）等五类，使读者一目了然。②善于比较。周氏指出，大黄气味俱厚，本峻下之物，因其峻下而微变其性以用之，则如大承气抵当汤之大黄酒洗酒浸，以兼除太阳余邪也；大黄黄连泻心汤之大黄，以麻沸汤渍之而不煮，欲其留恋心下也；大黄附子汤大黄与附子并用，则变寒下为温下；茵陈蒿汤大黄与茵陈栀子并用，则不走大便而走小便。又如乌头与附子同为少阴药，而补益以附子为优，发散以乌头为胜，故肾气丸有附子无乌头，大乌头煎有乌头无附子；厚朴与枳实常同用于行气消痞，但厚朴温散湿满，其气向表；枳实苦寒泄坚满，其气向下。

1904年山阴周氏微尚室木刻本。

5.《实验药物学》

何廉臣（炳元）编著。

全书九卷，浙江中医专门学校绍籍学生徐幼耕假期回绍时见到该书，带回学校后，学生及老师都觉得作为教材很合适，遂定为教材，校长傅嬾园专门作了序言。本书以中医传统药理理论为主，旁参西医实验研究成果，结合作者临床用药心得，中西兼论，并以临床经验印证实验研究，颇多新意，虽然不免粗浅，但在当时亦是创举。

1924年浙江中医专门学校铅印本。

6.《汉药新觉》

郭若定著。

1937年《明日医药》杂志社出版单行本。2008年，郭华平将先父《汉药新觉》未曾面世之续集整理出来，与1937年出版的上集第一册合编，由上海科学技术文献出版社于2010年7月正式出版。

《汉药新觉》上集先有谭次仲、叶橘泉、吴涵秋、王药雨四位民国名医的序言、凡例及对王药雨的致谢，后有药物总论与药物各论两大部分；下集仅有药物各论。上集总论分为四篇，第一篇为药理总论，论及药物之定义、作用、作用之条件、用途、应用后之末路、对病应用、分类；第二篇为汉药汉方概说，论及汉药起源及日本草学之沿革、研究生药之通则、汉药成分之分类、汉药学大意；第三篇为调剂要义，论及煎剂、浸剂、丸剂、巴布剂、灌肠剂等十六种传统与现代制剂；第四篇为附录，列有汉药配合禁忌表、西药配合禁忌表、经过科学研究的汉药表。药物各论也分为四篇，每篇先论各类药物之概述，后论各药性状、主治、处方、附录、旧说。《汉药新觉》上集药物各论共四篇，各篇分别是：①兴奋药类：收载人参等十五种（附一种）；②强壮药类：收载药物如党参、山药等三十六种，同时附铁剂的作用、适应证、不良反应、禁忌等概述及九种铁剂；③发汗药类：收载麻黄、木贼等二十一种；④催吐药类：收载甜瓜蒂、藜芦等六种。续集药物各论共五篇，各篇分别是：①健胃药：分消化健胃药六种（附一种）、苦味健胃药四种（附两种）、芳香健胃药十三种（附六种）、苛味健胃药八种（附一种）四类；②清凉药：共载药物二十九种（附七种）；③祛痰药：共收药物三十种（附六种）；④通下药：又分植物通下药十二种（附两种）和盐类通下药六种（附一种）；⑤催吐药：共收药物八种。续集药物各论每篇体例均同上集，其中部分篇章中西药物混载，如上集强壮药类中茶叶与咖啡碱合为一条，酒精与黄酒合为一条，包括中西药物；强壮药类后所附铁剂以西药为主；催吐药类收载了西药盐酸阿坡朴吗啡、吐酒石，另硫酸铁附于胆矾条下。续集通下药收载了硫酸钠、硫酸镁、人工加尔斯泉盐等化学成分药。本书收载中西药物，内容涉及中西医药理论，是当时中西医药学汇通的代表作。

2010 年上海科学技术文献出版社。

7.《药物学集说》

曹炳章（字赤电）等撰。

本书全一册。本书成书于 1915 年，为裘吉生所编《医药丛书五十六种》之一，实系曹氏等七人所撰十七篇药学论文之汇集。本书内容包括中华药学源流考、药物与产出地之关系说、藏红花栽培法、蓖麻油之中西异性说、干生姜改良说、冬虫夏草之种类及效用、中华药学改良说、药物之特性说等专题。

现存版本见于《医药丛书五十六种》。

8.《草药新纂》

张若霞（字拯滋）编。

本书全一册。初刊于 1917 年，至 1926 年，增补草药数十种，题为《草药新纂续编》，后将正、续两编合刊行世。1935 年，又将合刊本内容拆为上、下两编，复其原名刊行。上编收草药二百零七种，分强壮药、行气药等十五类，各药先述其产地、形状、药用部分，再列功用、用量用法两项分述；下编分传染病、呼吸器病等十二大类，共七十二个病种，收录相应方三百六十八首，每病种在简述病症后列出若干草药验方。

现存1917年、1918年绍兴天元堂药局铅印本及1935年、1946年上海经纬书局铅印本等。

9.《药物学讲义》

王治华编著。

本书全一册，成书于1924年，系浙江中医专科学校讲义之一。本书分为两篇：第一篇为发散药，分温散风寒药、凉散风热药、燥散风湿药、解散风毒药、升散营火药五章，载药六十八种；第二篇为开透药，主要介绍芳香开窍药，载药三十六种。每药介绍性状、主治、标准用量、处方禁忌、具体配伍运用等内容。

现存民国石印本。

10.《药物学讲义》

邢诵华编著。

本书一卷，成书于1924年，系浙江中医专科学校讲义之一。本书分两篇：第一篇介绍清凉药，分轻清气热药、轻清血热药、大凉气热药、大凉血热药四章；第二篇介绍和解药。共收载药物七十三种，每药介绍科属、性状、主治、标准用量、配伍、药用原理等内容。

现存民国石印本。

11.《草药图考》

裘庆元（字吉生、激生）辑。

本书全一册，成书于1915年。本书为其编《医药丛书五十六种》之一。全书收录草药七十八种。各药先附图绘，其下简述产地、形状、主治、用法。

现存版本见于《医药丛书五十六种》。

12.《药物研究录续编》

裘庆元（字吉生、激生）辑。

本书一卷，成书于1916年。现存绍兴医药学报社铅印本。

13.《本草类纂新编》

曹炳章（字赤电）编。

本书不分卷，成书年代不详。本书收载常用草药一百四十余味，分补益、化痰、镇咳、收敛、发表、退热、祛风、止痛、宁睡、行气、利咽、利湿、利尿、吐药、泻药、杀虫、防腐、消毒、杂药十六类。每药均述其形态、功用、用量及服法。

现存1926年抄本，藏于云南省图书馆。

14.《贝母之研究》

张若霞（字拯滋）编。

本书全一册，刊于1934年。现存1934年绍兴小金山房铅印本。

15.《药话初集》

曹炳章（字赤电）撰。

本书一卷，成书于1946年。现存稿本，藏于浙江省中医药研究院图书馆。

16.《养性庐药话》

曹炳章（字赤电）撰。

本书一卷，成书于1946年。现存稿本，藏于浙江省中医药研究院图书馆。

17.《药品辨验录》

曹炳章（字赤电）撰。

本书一卷，成书于1946年。现存稿本，藏于浙江省中医药研究院图书馆。

18.《药物学初阶便读》

三三医社编辑部编。

本书全一册，刊于1946年。本书收载药物三百三十三种，分植物、矿物、动物药三类，分别对各药性味、功能进行简述。现存1946年三三医社铅印本。

19.《伪药条辨》

《伪药条辨》为福建郑肖岩（奋扬）专为辨别药品真伪的专著，书成后寄示曹炳章，请其评注撰序。

1913年，曹炳章在绍兴药界支持下，与何廉臣等志同道合者创设和济药局，主持日常事务，刊行《医学卫生报》，并以身作则，考正传讹药品，改革不良炮制，订正丸散膏丹方书。全国各地时有关于药品真伪信息的反馈，曹炳章有意编撰一部辨别伪药的专著，收到郑氏的《伪药条辨》，大有天下无双之感。细读该书，惜其门类未分，药品产地混乱，质量不齐，未免遗漏，遂将各药别其门类，条分缕析，分订四卷，在忠实原著的基础上，将自己的实验经验，列为每条之下，使该书质量大为提升。曹氏在书中提出了革除时弊，改良药物的积极主张，具体提出了辨正讹药厘定品种的六个方面：①乱真之假托；②仿造之伪品；③不精之炮制；④不良之贮藏；⑤埋没之良材；⑥删除之次货。曹氏既精医又通药，有大量第一手资料，又获得了全国各地的反馈信息，书中记载了大量宝贵经验。如曹氏认为浙江所产之土藿香，趁热切片，烈日晒干，贮于缸甏，使香气收贮不散，药效亦甚强，不亚于广藿香。蒲黄为蒲草之花粉，色淡黄，质轻滑，名为草蒲黄，为佳。当时绍兴城内各药店进了另一种蒲黄，面色老黄，屑细滑如粉，入罐煎之如糊一般，服之令人作呕，且不能下咽，患者反应强烈。后经医家与药店仔细分析原委，始发现是这种蒲黄质量有问题，改为用草蒲黄，即无不良反应。《订正伪药条辨》问世直至今天，该书一直是药物辨伪的重要参考书。

1928年绍兴和济药局刊印。

20.《太平惠民和剂局方》

宋代太医局编，陈承、裴宗元、陈师文等校补。

本书十卷。宋代太医局编。本书原为北宋太医局熟药所的成药配方本，首次颁行于元丰三年（1080），书名为《太医局方》，共十卷；崇宁年间（1102—1106）熟药所增设“和剂”“惠民”诸局，药方有所增加；大观年间（1107—1110）由陈承、裴宗元、陈师文等奉命进行校正、增补，全书修订成五卷，分二十一门，载方二百九十七首；南宋绍兴二十一年（1151）药局改名为“太平惠民局”，本书亦随之更为现名，简称《和剂局方》；嘉定元年（1208）许洪再予校注，增入部分方剂和《指南总论》三卷；嗣后，于宝庆、淳祐年间均有增补、续添新方；最后修订成十卷、十四门、七百八十八方，附《指南总论》三卷。卷一治诸风（附脚气），卷二治伤寒（附中暑），卷三治一切气（附脾胃、积聚），卷四治痰饮（附咳嗽），卷五治诸虚（附骨蒸）、痼冷（附消渴），卷六治积热、泻痢（附秘涩），卷七治眼目疾、咽喉口齿，卷八治杂病、疮肿伤折，卷九治妇人诸疾（附产图），卷十治小儿诸疾（附诸汤、诸香）。本书内容涉及内科、外科、妇科、儿科、伤科、五官科等病症。每一门下分列医方，详其主治、配伍、药物炮制及制剂用法等。本书为宋代官府颁行的我国第一部成药典，撷取了张仲景、孙思邈、钱乙、朱肱等名家良方，荟萃宋以前历代方剂之精华，名方出于是书者甚多，如二陈汤、平胃散、四君子汤、四物汤、十全大补汤、参苓白术散、紫雪丹、至宝丹、苏合香丸、牛黄清心丸、藿香正气散、香苏散、香薷散、逍遥散、参苏饮、人参败毒散、失笑散、八正散、川芎茶调散、附子理中丸、戊己丸、三拗汤、半硫丸、无比山药丸、人参养荣汤、真人养脏汤、苏子降气汤、香连丸、肥儿丸、来复丹、青娥丸等，皆为选药精良、配伍得宜、切于实用而卓有疗效的著名方剂。在宋元时期颇具影响，出现了“官府守之以为法，医门传之以为业，病者持之以立命，世人习之以成俗”的景况。书中多载喜用芳香温燥行气之品。《四库全书》曰：“南宋医院以此书为祖本，多用燥烈香窜之药，易见功效。”元代朱丹溪《局方发挥》对滥用香燥之方提出异议，以为“不思香辛升气，渐至于散，积温成热，渐致郁火……将求无病，适足生病”。可见其责任在用方者药不对证。本书对后世方剂影响颇大，明清方书引载甚多，《中国药典》（1985年版）载本书方剂二十二首，占总数百分之十以上，至今在临床上多有应用。

本书宋版已佚，现存元代建安宗文书堂郑天泽刻本、元至正高氏日新堂刊本，明版则有叶氏广勤堂刊本、熊氏种德堂刊本，清版有《续知不足斋丛书》刊本等，晚近通行本有1959年人民卫生出版社据元建安宗文书堂本校排铅印本。

21.《是斋百一选方》

宋代王璆（字孟玉，号是斋）撰。

本书二十卷，约成书于宋庆元二年（1196），简称《百一选方》。王氏蓄良方甚富，皆其耳目所闻见，已试而必验者，裒集十九年之久，撰成是书。“百一”者，言其选择之精。后经刘承父校正，重新刊刻，内容有所增补，更名为《新刊续添是斋百一选方》。至日本宽政十一年（1799），经日本医家千田恭（字子敬）据荻子元所藏元刻本和丹波元坚所藏《类聚方》参互订质，并授剞劂，流传至今。本书卷帙之数记载不一，陈氏《书录解题》云凡三十卷，《宋史·艺文志》作二十八卷，现行本为二十卷。全书载方计一千零四十六首，按其剂型和主治病证分为三十一门，遍涉内、外、妇、儿、五官等科，凡汗、吐、下、和、温、清、消、补诸法兼备，条列井然有序。所载医方皆详出处、治证及组成，对药物修制、药剂和合、服用方法以及禁忌证等亦有详细说明，大部分方剂附有验案，对于临床选方极为有益。日本东都医官千田恭子敬跋文评曰：“论症详悉，列方精简，而授受之姓氏与奇验之事，实了然在目，拯笃患于垂危、济小恙于霎时者不一而足，实医家不可缺之书也。”

现存日本宽政十一年（1799）濯缨堂刻本、1991年上海中医学院出版社点校铅印本。

22.《惠直堂经验方》

清代陶承熹（字东亭，号青山学士）辑集。

本书四卷，成书于清雍正十二年（1734）。著者将其先祖所藏辑效方三帙，外祖所集验方若干卷，益以自己二十年见闻所得，并在其中选择药味和平、用有成验的方剂凡九百余首，涉及内、外、妇、儿等科诸病，分四十七门，名为《经验方》；又于卷末，附以怪症、急救、救荒三门，称为《备急方》，从而使方剂总数增至千余首。对于这些经验方的使用，陶氏认为：“病有虚实阴阳，方有温凉补泻，故病不一方，方必对病，古人因病立方，今人以方凑病，苟不详审病情，揣摩手诣，而概而用之……是有方反不若无方矣。”本书所载方剂不惟广收博采，而又多经前人历试有验，故为一部颇为实用的方书。

现存清雍正十三年东壁堂刻本、乾隆二十四年（1759）凤自堂刻本，另见于《珍本医书集成》。

23.《疑难急症简方》

清代罗越峰辑。

本书四卷，成书于清光绪二十二年（1896）。罗氏历经四十年，搜遍家藏及其父手录之书和历代医籍中治疗疑难急症之简、验、廉、便兼得之方，再经精选深虑，分门别类，编纂成书。全书集内外伤各科疑难急症七十类，每类载数方至数十方不等，以便因人、因地、因症、因药制宜。所列诸方，无论辑录传述，悉皆说明出处，间有心得，则以按语别之。其对药物真伪鉴别甚为重视，如雄黄、生姜、黑大豆、赤小豆等皆作考证；对药用之醋、酒、炒炭方法也甚考究。本书在保存和发掘民间治疗疑难急症之医疗经验方面，颇具参考价值。

现存光绪二十二年刻本，并见于《珍本医书集成》。

24.《近录良方》

清代倪宗贤（字涵初）等撰。

本书不分卷，成书于清康熙元年（1662），为倪氏行医之经验方及民间验方辑本。本书首载倪氏治疟、治痢奇效方各三首（单行本名《倪涵初疟痢三方》），按病程服方，颇有独到之处，还录有治温疫三方，再为伤科及外科验方，共六十五首。现存抄本。

25.《验方合抄》

清代陶承熹（字东亭、号青山学士）编。

本书二卷，成书年代未详。本书分通治、补益、种子、疗疮、妇女等五十二门，涉及内科、外科、妇科、儿科、五官科等临床各科和针灸、食疗，收方一千四百余首。多数为常用之方。

现存抄本，藏于军事医学科学院图书馆。

26.《家庭应用良方》

王景贤编。

本书成书于1933年。王氏鉴于“贫病无医与求医而不得效方者之苦”，爰将历年各善士惠寄经验良方，与平时所辑录者，编成是书。全书共载治法方剂一百七十余首（方），分为内、外、妇、小儿、杂治五门。除药物治法外，对针灸及多种外治法亦有较为详细的记述，其中不乏当时名医的经验，可供医者或病家随证选择应用。

现存苏州国医学研究社 1933 年铅印本，并见于《增订太乙神针三种合编》。

27.《经方捷径》

杨梦麟、王德箴著，王慎轩鉴定。

本书三卷，成书于 1935 年。本书以七言歌诀，简述《黄帝内经》《金匮要略》《伤寒论》三种经典著作所载医方。卷一《黄帝内经》方歌括，收方七首；卷二《金匮要略》方歌括，收方一百七十首；卷三《伤寒论》方歌括，收方六十八首。内容简略，除歌诀之外，别无释文。

现存 1935 年苏州国医书社铅印本。

28.《本草万方针线》

清代蔡烈先编。

本书成书于康熙五十一年（1712）。全书八卷。本书将李氏《本草纲目》中所附的单方，包括全部附方及发明项下的个别处方，按病证分类编成索引，每一条均注明该书的卷、页数。本书是《本草纲目》有关病证治疗方剂的检索工具书，为后人学习前人经验提供了便利。

29.《奇效简便良方》

清代丁尧臣编。

本书刊于光绪九年（1883）。本书四卷。本书所选诸方，简便灵验，多经作者临床验证。

30.《经验奇方》

清代周子芗辑。

本书撰于清光绪二十四年（1898），上、下两卷，共收方一百二十三首，所治病种多为常见病急救。本书专为居家、行旅及僻处山乡者，随时随地依方施治而编，书中各方率皆简易而有一定实效。

31.《绍兴县同善局医方汇选》

何炳元（字廉臣，号印岩）等撰。

本书刊于 1921 年。书中列内科时证、内科杂证、妇科杂证、儿科杂证、咽喉病五门，列方三百八十二首。每方均以病案形式记述，首列患者姓名、所患疾病、主要表现，后为治法、处方、煎服法等内容，末为医生姓名。

现存 1921 年张钟沅铅印本。

32.《经验随录方》

曹炳章（字赤电）撰

本书不分卷，约成书于1939年。全书包括治毒蛇咬伤方、治疯狗咬伤方、洗眼仙方、洗眼复明神方、牙痛方、痔漏方、白喉灵方、治哮喘病、治脑疮方、探病忌日、救命二方、治妇人血块方、治噎膈方、食物停胃治法等篇。每篇叙述各种病症的治疗方法，服用药方，以及各种配药、制药方法。现存稿本，藏于浙江中医药研究院。

33.《丸散膏丹方集》

曹炳章（字赤电）编。

本书成书于1936年。现存稿本，藏于浙江省中医药研究院。

34.《古方撷粹》

曹炳章（字赤电）编。

本书成书于1937年。分汗剂、吐剂、下剂、和剂、温剂、清剂、消剂、补剂、宣剂、通剂、轻剂、重剂、滑剂、涩剂、燥剂、润剂十六门，共收二百二十五方，每方说明药性、主治、治法、服法和配伍，简单扼要。现存抄本，藏于浙江省中医药研究院。

35.《新方歌诀》

民国时期何廉臣编。

本书收载张景岳、俞根初、樊开周、何廉臣等人的方剂二百余首，以歌诀形式编写，旨在顺口易诵。由绍兴医药学报社刊印。

36.《廿一种卫生要药用法》

民国何廉臣编。

本书记载二十一种急救丸丹良方，详细介绍其适应证及用法。

37.《汉方简义》

王邈达著。

本书成书于1942年。全书不分卷，主要阐述张仲景《伤寒论》一百一十三方的精义，分析其药物的加减及剂量轻重，绳以规范。作者自谓："汉方者，汉医圣张仲景先师所立之方也，方以汉称，所以别中外、分时代也。简义者，以简单之辞，简明之旨，阐明医圣立方之精义，故名《汉方简义》。"本书编写体例是先列方而后序病，其次序为方名、药物、分量、煮法、服法、适应证、方义，释病多采高汉峙之见，释药多宗邹润安之意。作者在书中提出，桂枝加桂汤中所加的应是肉桂而非桂子；并参考《伤寒杂病论》的白云阁藏本，补充了通行本中遗失的禹余粮丸等三方，并阐明阳旦汤证，与成无己、尤在泾等诸家的理解不同，颇多新意。本书由马一浮作序并题写书名。

1955年杭州新医书局铅印本。

38.《伤寒方解》

祝味菊撰。

本书刊于1931年。书中目次及所引条文悉遵宋本《伤寒论》。本书于《伤寒论》一百一十三方中删除霍乱、阴阳易、瘥后劳复等方，存一百零五方，并加注解。

现存1931年、1932年著者铅印本，并见于《祝氏医学丛书》。

39.《伤寒时方歌诀评注》

清代俞根初原著，陆士谔评注。

本书不分卷。刊于1933年。书分六编，第一编为发汗剂，载方十二剂；第二编为和解剂，载方十五剂；第三编为攻下剂，载方十九剂；第四编为温热剂，载方十四剂；第五编为滋补剂，载方二十剂；第六编为清凉剂，载方二十一剂。卷末附“温病条辨方歌诀”及“时病论医方歌诀”。陆氏将俞根初《伤寒时方歌诀》逐条评注，详述制方之义。

现有1933年苏州国医书社铅印书、1937年上海世界书局铅印本。

40.《医方囊秘》

颜德馨、方春阳编。

1986年由云南科学技术出版社出版。本书系家藏《医方囊秘》手抄珍本一卷（原著者未详），选辑具有实用价值的常见病、多发病症方编写而成。述病八十四证，载方一百八十六首。

41. 其他

东晋时期于法开的《议论备豫方》。宋代陆游的《陆氏续集验方》。明代张景岳《景岳全书》中的《新方八阵》《古方八阵》《妇人规古方》《小儿则古方》《痘疹诠古方》《外科钤古方》。清代谢洪赉编撰的《免痨神方》，专门介绍治痨方剂，并对肺痨的病因病机、症候表现、治疗原则、饮食起居、预防措施、注意事项等皆有记载。清代黄寿衮编撰的《温病三焦方略》，收载验方184首，为手稿本。胡瀛峤编撰的《应验良方》，由育新书局刊印。译著有王南山（王慎轩之子）的《新增东洋汉方要诀》。赵晴初的《药性辨微》（在《浙江中医杂志》1987年第5、6、7、8期上连载）。何廉臣的《药学汇讲》，由绍兴医药学报社刊行，收载何氏用药心得十数篇，由何氏在医会朔望讲座的讲稿汇编而成。何廉臣的《药学粹言》，由浙东印书局印行，主要介绍常用药物的性味、归经、功能及配伍，为何氏的课徒之作。曹炳章的《中华药物源流考》《冬虫夏草考》《国产人参考》《燕窝考》等。胡宝书的《校正药性》为手稿。王慎轩的《中国药物学》为苏州国医学校教材，深受学生欢迎。张若霞的《食物治病新书》，书中分十四类，列345条食物治疗法和简单药物，既有症状描述又有药物功用，是一本早期的有关营养学方面的书籍。张若霞还翻译了日本学者筱田平三郎所著《药草与毒草》。

第三节　医案医话

1.《全国名医验案类编》

何廉臣认为我国幅员广大，民俗各异，南北土性燥湿，而这与医理息息相关，如无各地医家出验案，以析异同，交流经验，将无法促使医学的发展。于是，他编辑了《全国名医验案类编》。每案以病者、病名、病因、证候、诊断、疗法、处方、看护、效果以及复诊为程序，并附个人看法和临证心得。何氏的新医案式在 1908 年 4 月 15 日绍兴医药学研究社朔望会讲上首次推出，即受同人欢迎，至本书出版后，其影响更广。何氏自谓如此立案，明白易晓，其便利有三：一便利医家填写；二便利查阅前案；三便利病家调理。本书改革了以前病案辞多空泛或语焉不详、不得要领的流弊，为促进医案规范化起到积极的推动作用。

1927 年上海大东书局出版。

2.《邵兰荪医案》

邵兰荪著。

本书共有六种：曹炳章所辑之《邵氏医案》四卷，载于《中国医学大成》；裘吉生所辑之《邵氏医案》一卷，载于《珍本医书集成》；潘国贤所辑之《邵兰荪医案》一册，为浙江中医学院油印本；林之愚所辑之《邵兰荪医案》五卷，为已可出版之清稿本；周毅修所辑之《邵兰荪医案》二卷，经周明道评议后萧山市中医学会内部刊印；邵氏女婿孙懿人所辑之《邵兰荪医案》共二十一册，为手抄本。邵氏是著名的临床医学家，其医案内容丰富，有时病、杂病、内科、妇科、儿科诸病案，足供后人玩味。民国时，邵氏谢世后，曾有一元大洋求购邵氏一张处方者。

3.《存存斋医话稿》

赵晴初（彦晖）著。

据赵氏自述，赵氏经百试阅历，于50岁以后始成此作。其抉择甚严，若意度者，勿录；道听者，勿录；袭古与违古，勿录。违古而适合乎古，食古而不泥古，时或拾古之遗，纠古之失，补古之阙，释古之疑，或日一得焉，或月一得焉，或积日月而竟无得焉，历40年得成此帙。是书凡五卷，初二卷为合订本，光绪初年，同邑孙子久、陈昼卿两先生序文，姚静庵先生锓版，为时推重，流播甚广。嗣原版浸失散，而访购者尚踵趾相接。民国四年，裘吉生就初版略补阙失，改装两册，即现今流传者是也。三卷以下，稿多散佚。1983年，方春阳根据所得之手抄本点校，整理了《存存斋医话》未刊稿六十一则，由赵氏的再传弟子徐荣斋作序，连载在《浙江中医杂志》上。1935～1936年《绍兴新闻日报》"医药与社会"专栏上，赵之曾孙赵能谷点校之《存存斋医话稿卷三》六十则，该稿与方氏之所辑相比较，颇为吻合，许多段落一字不爽。赵能谷在《序言》中说："兹从书箧中检得先大父定庵公手抄正续稿三本，不特初至五卷俱备，且于初二卷校正版伪，间加注附，如二卷第二十一则乌程汪谢城先生略历等，殆当时拟总刊正续集而未果者。谷不敏，喜且不胜，敬谨辑录，约得六十则，按期揭载本刊，并加标点，庶以公世，且便浏览焉。"该稿由赵之后代所抄，其真伪自明。陆拯的《广辑存存斋医话稿》《续集》《拾遗》收于《近代中医珍本集·医话分册》中。《存存斋医话稿》涉及内容甚广，又经赵氏严格筛选，精心撰写，影响很广，是绍兴医家撰写医话的代表作。

1990年由浙江科技出版社出版。

4.《梦南雷斋医话》

黄寿衮（补臣）著

《梦南雷斋医话》又名《言医随笔》，为手稿，分上、下两卷，上卷九十一则，下卷六十九则，书末附有养生随笔五十六则。该书内容较广，有载录前人经验的，也有自己的学术见解及临证心得，其中以温病、杂病两部分为重点。

其他，尚有裘吉生的《医话集腋》《古今医学评论》，傅嬾园的《嬾园医话》，张鲁峰的《香曷塘医话》及《鲁峰医案》，张畹香的《张畹香医案》，陈心田的《退庐医案》，杨则民的《潜厂医话》，王慎轩的《中医新论汇编》，由何廉臣女婿兼学生郑惠中编的《廉臣医案》（手稿本）等，均有一定影响。

第四节　丛书全书

1.《中国医学大成》

曹炳章编著。

1934年，上海大东书局欲整理浩瀚之中医学典籍，邀曹氏担此重任。曹氏从自己珍藏的万余册医籍中，择其最有价值而且切合实用者，精心选定三百六十五种，予以校勘，重订，编成《中国医学大成》，历时3年，于1936年底全稿交齐后陆续付印。因抗战爆发，未能按计划全部出版，至1940年停印，出版了一百二十八种。

全书分医经、药类、诊断、方剂、通治、外感病、内科、外科、妇科、儿科、针灸、医案、外集十三类，凡三百六十五种，计一千册，两千余卷。本书以医经为首，由源及流，最后以医话、医史殿其后。每类悉以作者的时代先后为排列次序，每书列提要，前述作者简况，次及著作原意及内容概要，每书均详密校勘、圈点，并择名家最有价值之评注列入书内，以便利读者。在这部丛书中，曹氏自己的著作计五种，包括《曹氏医药论文集》四卷，《浙江名医传略》二卷，《历代名医传略补编》二卷，《对山医话补编》一卷，《巢氏导引法续编》一卷。在前人原著的基础上续编和增辑的计8种，增评的计7种，圈点的计18种，校订的计36种。是书既出，即享盛誉。吴兴叶橘泉称其为“集医学之大成”。厦门吴锡璜说：“是书一出，三善毕具。言其浅可使学医者得门径可循，一善也；言其深可使医学家精参博考，循环溯源，以达于由博返约之地位，二善也；至所立各科，无门不备，无义不臻，在为医者固免抉择之苦，省购书之费，即未为医者，案头置此书以资参考，亦可得医学之常识，此三善也。”宋大仁在序言中谓：“曹先生之主编是书也，亦丛书性质耳，且非徒聚一家之言，实集各家之长之丛书也……兹书一旦问世，人人皆有获望秘籍之机会，必不似从前为少数人之私有物矣。不仅有沾溉学人之益，且维我国数千年医学文献于不坠也。”

1936～1937年由上海大东书局印行。

2.《珍本医书集成》

裘吉生辑。

该丛书成书于1936年，辑录了以明清时期为主，有临床价值的精本、孤本、抄本医书共九十种，其中包括医经类，有能兼采众家注释之长而诠注《黄帝内经》的《内经博义》；有广为考证阐理析微的《难经正义》等；在本草类中，有把每味药物编成四言赞语的《神农本草经赞》，有专论各种食物疗法的《食鉴本草》等；在方书类中有《惠直堂经验方》等；诊断类如《诊脉三十二辨》；伤寒类如《伤寒导源》；温病类如《温热论笺正》；临床治疗方面涵盖内、外、妇、儿各科著作以及医案医话等，该丛书在保存我国明清时期较为珍贵或罕见的医学文献方面，作出了重要贡献。

1936年上海世界书局印行。

3.《三三医书》

裘吉生辑。

《三三医书》成书于1923年。裘氏取“医不三世，不服其药”“三折肱知为良医”之典，收集了九十九种医书，汇成三集，名曰《三三医书》。全书除少数为日本人所撰外，多系我国明清时期的医学著作，包括中医基础理论、内、外、妇、儿、针灸等临床各科，以及本草、方书、医案、医话、医论等各类医著，大多篇幅短小而切于实用。

1924年杭州三三医社印行。

4.《景岳全书》

明代张介宾（字会卿，号景岳、通一子）撰注。

本书约刊于明崇祯13年（1640）。全书共六十四卷，分为十六种如下：

传忠录三卷，脉神章三卷，伤寒典二卷，杂证谟二十九卷，妇人规二卷小儿则二卷，麻疹诠一卷，痘疹诠三卷，外科钤二卷，本草正二卷，新方八阵二卷，古方八阵九卷，妇人方一卷，小儿方一卷，痘疹方一卷，外科方一卷。

张景岳为明代著名医家，研精医理，剖析毫芒，操术明审，决疑生死；理论与经验，均擅胜场，于是博收广采，汇成是编。张氏以为金元以来，刘守真立诸病皆属于火之论，朱丹溪创阳有余阴不足之说，后人拘执其说，不辨虚实，寒凉攻伐，动辄贻患，所以力倡人之生气，以阳为主，而难得易失，故以温补为宗旨，自成一家之言。从此书得张氏之意，更参刘、朱二氏之学，兼采温凉攻补之长，庶几临证施治，无所偏废，各得其当。

有明、清刻本，1959年由上海科技出版社岳峙楼影印本，2006年由山西科技出版社校注本。

第五节 藏象诊法

1.《史氏重订敖氏伤寒金镜录》

元代杜本著，史介生集注、重订。

本书是最早的一本舌诊专书，简称《伤寒金镜录》，又名《外伤金镜录》。撰于至正元年（1314），不分卷。

敖氏，名字、籍贯均未详。敖氏原书以舌验证，凡十二图；杜氏增入二十四舌，共三十六舌，每舌附图一帧。以伤寒为主，兼及内科杂病及其他病症，根据舌色，分辨寒热虚实，内伤外感，记述证治及方药。史氏旁参先贤诸说，对原书加以集注、重订，原书中有方名无药味者，亦考古书而补之，并加以注释，可供中西医师学习参考。

1955年杭州新医书局印行。

2.《病理发挥》

祝味菊撰。

本书刊于1931年，系《祝氏医学丛书》之一。本书分概论、病理、病原三部分。概论部分阐述中西医对健康和疾病的认识；病理部分从西医病理学角度，详细论述中医的卫气营血障碍时，机体发生的病理学改变；病原部分则专论风、寒、暑、湿、燥、火六气，以及喜、怒、忧、思、悲、恐、惊七情致病之理。

现存著者1931年、1932年铅印本，见于《祝氏医学丛书》。

3.《脉诀阐微》

清代陈士铎（字敬之，号远公，别号朱华子、大雅堂主人）撰。

本书不分卷，成书于清康熙二十六年（1687），又名《鬼真君脉诀阐微》。全书共五篇。第一篇论述脉理，指出论脉过求其精，反失其约，故“鬼真君脉诀”只用三十八字包罗各种病机，主要在于辨脉象的异中之同与同中之异，可以因常而通变，随时、随地、随症、随人灵活运用，如急则为痛、弦则为风、缓则为虚、微则为冷、数则为热、滑则痰多、涩则郁塞、洪为火旺、大为血干（火有余血不足）、沉为阴害、迟为困乏而不能进、小则气衰、细则血少、浮则气举、伏则邪搏、芤则血失内无养等，所述脉理比较切合临床实际；第二篇论述人之病变迁无常，而脉亦因病而殊形，必非一状，大约一经之中必兼二脉以相见，所谓“以二脉论症而症始出焉”，遂以浮、沉、迟、数、涩、滑、濡七脉为纲，以其余诸脉为纪，千变万化之脉可推测千态万状的病；第三篇述切脉时必须分观其寸、关、尺三部，以候脏腑虚实；第四篇论述诊脉宜分生死，生死之脉全在看脉有神无神，有神者有胃气也，无神者无胃气，有胃气虽现死脉而可生，无胃气即现生脉而必死；第五篇论述妇人小儿脉诀。

现存清乾隆刻本。

4.《脉学汇阐》

何炳元（字廉臣，号印岩）撰。

本书不分卷，约成书于1930年。本书载论脉之根源、脉之名义、脉之部位、脉之种类、六阳六阴脉、表里虚实寒热辨、表里寒热论、百病虚实论、辨病各法等，并列表附后。现存抄本，藏于云南省图书馆。

5.《诊断提纲》

祝味菊编。

本书刊于1931年，系《祝氏医学丛书》之一。本书分脉理、证候两类论述，举例主脉和兼脉共三十种，从气、血两方面说明病理。在证候类中，较注重舌的分析。

6.《学医十步骤》

王邈达著。

本书十步骤分别为人体诸部、脏腑形状和位置、身体构造、奇经八脉、七窍、四肢功能、经脉功能、人身虚实和气候关系、阴阳五行和人的关系、诊病规范和处方用药规矩，以及疾病的对症施药，对初学者有指导作用。

1955年由新医书局出版。

7.《辨舌指南》

曹炳章的《辨舌指南》，为其五易其稿的精心之作。书中援引古今医籍近百家，旁及当时报刊所载的国外新知，参以己见，编撰而成。其特色是具有较高的文献和临床参考价值。书中援引了历代医家的辨舌经验，值得一提的是引述了不少不经见的医籍，如郭元峰《脉如》、马氏《医悟》、梁特岩《舌鉴辨证》、胡玉海《察舌辨证》、刘吉人《察舌辨证心法》等书，目前尚未再版，而我们现在能从《指南》中读到这些书籍的辨舌精华。《指南》以古人经验、个人经验，参以西医新知，再配彩图，图文对照，极具临床参考价值。在今天看来，《指南》仍不失为一部察舌辨证内容丰富、条理清晰、实用性强的专著，该书的主要观点被现行高等中医药院校《诊断学》教材及《舌诊研究》（陈泽霖等著）等其他著作所采用。

第六节　临床各科

1.《玉机微义》

明代徐彦纯（字用诚）撰，刘纯（字宗厚）续增。

本书五十卷。徐氏原撰于明洪武元年（1368），并题名为《医学折衷》。徐氏博采明以前历代名医方论，据病证门分类聚，分述中风、痿证、伤风、痰饮、滞下、泄泻、疟、头痛、头眩、咳逆、痞满、吐酸、痓、疠风、风痫、破伤风、损伤十七类病证主治方例。刘氏鉴于该书门类尚未完备，遂仿其体例，续增咳嗽、热、火、暑、湿、燥、寒、疮疡、气、血、内伤、虚损、积聚、消渴、水气、脚气、诸疝、反胃、胀满、喉痹、淋闭、眼目、牙齿、腰痛、腹痛、心痛、斑疹、黄疸、霍乱、厥、癣、妇人、小儿三十三门，并对徐氏所撰诸病证门亦有所补述，合五十门，易为现名，成书于洪武二十九年（1396）。现存诸刊本中，卷一至卷七、卷三十四至卷四十三之十七病证门为徐氏原撰内容，其余诸卷均属刘氏所续增者。本书各病证门大致按照脉法、病证辨析、病机阐释、方剂分治等类目编次，而所征引之医论方例均撷取于《黄帝内经》以下历代名医论集，不仅仲景方略、叔和脉法、巢氏病源等引为规式，唐、宋、金、元诸家之说亦博采约收，蔚为大观。诸家方论既征引于前，徐、刘之己见复附按于后，或出入古今以疏通源流，或引譬明验而评判得失，或举证病机以剖析疑似，或圈点方药而发明底蕴，其议论之纯正，选方之有据，条理之井然，既无泥古之失，又无违古之讥，诚非庸常撮抄之辈所可及者。本书之学术渊源，则一如尤珍序所称道者："其所私淑者为丹溪朱先生，故编中所纂述，原本于经旨，参究于刘、张、李诸大家，而一以丹溪先生之说为权衡，研极窥要，发挥简明，以此梓惠后学。"本书刊行后不久即流传朝鲜、日本等国，如朝鲜金礼蒙等汇辑《医方类聚》一书时，即于其各病证门下整篇引录本书内容。现存明正统四年（1439）陈有戒刊本、明万历间步月楼黄焯刻本、日本宽永五年（1628）刊本及《四库全书》本等二十余种版本流传于世。

2.《石室秘录》

清代陈士铎（字敬之，号远公，别号朱华子、大雅堂主人）撰。

本书六卷。约成书于清康熙二十六年（1687）。一说本书系傅山（字青主）所传，经陈氏补充整理而成。全书以治法为纲，将相互对立的治法、治则并列叙述。卷一至卷五结合病证分述正医、反医、内治、外治、急治、缓治、正治、反治等一百二十八法，每法突出重点，并附以方剂、验案；卷六为伤寒杂病等证治。陈氏精研《黄帝内经》《难经》，书中议论有不少独特见解，治法、处方尤多新意。如治疗法则，除有内治、外治、劳治、逸治、急治、缓治外，又有因人而治的男女治法、老少治法、产前产后治法、贫富治法，同时而治的春夏秋冬治法，因地而治的东南西北治法，以及因病而治的寒治、热治、正治、反治法等。各法之中，详其病机，剖辨疑似，对比分析，阐述无遗；论伤寒不拘于仲景方例，记载验方颇多；治痿证不只独取阳明，更重补肾；论燥证精详切用，且有发明。论述方剂及其加减变化则尤为精辟实用，如补中益气汤“妙在用柴胡、升麻二味”“去参、芪则柴、麻无力”等阐释，颇合临床实际。又如论辨气虚误治而为中满，心肾不交致心悸、失眠、梦遗的病机与治法，剖析乌梅止虫痛和饥时服驱虫药的不同，阐瘟疫病因、传染和治疗等都较为精辟。清雍正八年（1730），宛平马弘儒对本书曾有“内外之理咸备，正反之论有条，缓急奇异之推求，各尽其极，叹斯人之用意良厚且周也”之评论。

本书现存五十余种刻本，最早有康熙二十七年经元升刻本，通行本为1984年北京科学技术出版社铅印本。

3.《辨证录》

清代陈士铎（字敬之，号远公，别号朱华子、大雅堂主人）撰。

本书十四卷。成书于清康熙二十六年（1687）。本书因传本不同，或有增删，后翻刻本又名《伤寒辨证录》《百病辨证录》《辨证奇闻》《辨证冰鉴》等，内容大同小异。本书托名岐伯、张仲景所传，以“辨病体之异同，证药味之攻补”为特点。卷一至卷十列伤寒及内科杂症、五官疾患等证治；卷十一、十二为妇科；卷十三、卷十四分别为外科、幼科证治，末附脉诀阐微。全书共分为一百二十六病症门，论辨七百六十余症；每一病症，皆先列病形，再据阴阳互根、五行生克之理辨析证情，明确病机，后叙治法、方药，并附方解。各证除设一主方外，还附以备用方，互相参用，随证权变。本书重视辨证，辨证之中更注重对症状的辨析鉴别，但略于舌、脉。如卷一伤寒门中所述冬月伤寒，大汗、气喘不能息、面如朱红、口不能言、呼水自救却不欲多饮者，其认为系不宜汗而大发其汗所致，非阳明热极之白虎汤证，而是戴阳之上热下寒证，八味地黄汤治之奏效；论冬月伤寒发厥，面青手冷、两足反热，其认为乃肝气郁而不散，风邪在半表半里之间，若以为直中阴寒而用理中汤治之必发狂而死，反映陈氏辨证之细微。书中杂症论治亦具特色，如提出气虚中满者绝不可消导以耗其气，但用温补之法，并录气虚误治之案为佐证；呆病始于肝气之郁，终由胃气之衰而痰积胸中，盘踞于心外，使神明不清，治应开郁逐痰，健胃通气；治痿不徒从阳明论治，亦顾及少阴肾水，并将其与肺、肝等脏腑相联系；论治心悸、失眠、梦遗等症，重视水火相济、心肾互交；对乌梅止虫痛和儿科望山根等亦有精彩论述。全书论辨诸病证治类似医案，理法方药精切灵活，虽时以《灵枢经》《黄帝内经素问》、仲景之说为根据，但不因此束缚拘泥，辨论证候，自出心裁，实可为临证借鉴效法者。

现存清雍正刻本、乾隆十二年（1747）文诚堂刻本等多种刻本，通行本为1965年人民卫生出版社铅印本。

4.《辨证奇闻》

清代陈士铎（字敬之，号远公，别号朱华子、大雅堂主人）原本，文南纪述。

本书十五卷，成书于清康熙二十六年（1687）。本书汇集内、外、妇、儿各科病治，其中以内伤杂证为主，强调辨证论治，内容与《辨证录》类同，诊治中常独辟蹊径，对后人临证颇有启迪。

现存清乾隆二十八年（1763）积善堂刻本及道光、同治年间多种刻本，上海锦章书局石印本等。

5.《辨证冰鉴》

清代陈士铎（字敬之，号远公，别号朱华子、大雅堂主人）撰。

本书十二卷，成书于清康熙二十六年（1687）。本书内容与《辨证录》基本相似，除将《辨证录》中妇产科两卷及外科、幼科两卷分别合为一卷外，编次也较《辨证录》略有变动。卷一至卷十为伤寒、内科杂证、五官疾患等，卷十一为妇产科，卷十二为外科、幼科。全书共列一百二十六门，七百六十九证。每证先列病状，后叙述病因病机，辨析精微，立法处方有度，有一定参考价值。

现存清光绪二十年（1894）进修觉刻本、宣统元年（1909）北京龙文阁石印本等。

6.《辨证玉函》

清代陈士铎（字敬之，号远公，别号朱华子、大雅堂主人）原著，王之策订。

本书四卷，成书于清康熙二十六年（1687）。卷一为阴证阳证辨，包括伤风、中风、吐证、泻证、疟疾，咳嗽等三十一门；卷二为虚证实证辨，包括咳嗽、喘证、双蛾、目痛、头痛等二十一门；卷三为上证下证辨，包括怔忡、痿证、气病、痰证、痨病、关格等八门；卷四为真证假证辨，包括痢疾、火证、厥证、吐血衄血等十五门。本书以阴阳、虚实、上下、真假为纲，各种病症为目，先辨证分析，后处方用药，有一定临证价值。

现存清康熙三十二年刻本，1989 年上海科学技术出版社影印本。

7.《医方简义》

清代王清源（字馥原）撰。

本书成书于清光绪九年（1883），六卷。卷一论四诊、经络、脏腑、五运六气等基础理论；卷二至卷四按六气致病、瘟疫病、五脏病等分述外感、内外杂症病机及脉症方药，共十八条；卷五为妇人调经、胎前产后诸症等四十五条。本书之方有选自经方者，有旧方化裁者，亦有王氏自制者，用法灵活，切合临床。

现存清光绪九年及二十四年杭州同善堂刻本等。

8.《鸦片瘾戒除法》

曹炳章（赤电）编著。

该书分四编。初编述鸦片流毒中国，自唐代至清末，如开战、赔款、割地、弱种，前清种种失败之痛史搜罗无遗；二、三编述鸦片生产地及作用、成瘾原因、危害全体现状、化验吗啡法及现行戒烟药、吗啡有无检查表；四编处方，自林公至近今中西大名医及新制戒烟验方，汇录美备，洵黑籍中之渡津宝筏也。本书不但戒烟者宜读，欲知亡清、致贫、致弱、致亡之历史者，亦不可不读。

1911 年绍兴浙东印刷局印行。

9.《痰证膏丸说明书》

曹炳章（赤电）编著。

本书又名《痰证要药说明书》，为曹炳章主持的和济药局所精制的各证膏丸说明书之一种。说明书分四种：一曰《时病膏丸说明书》（近世新发现之时病救急膏丸具备）；二曰《杂证膏丸说明书》（附外伤、眼各科）；三曰《痰证膏丸说明书》；四曰《妇婴膏丸说明书》。每部分分门别类，随症检方，每一丸一膏，先列载于某书及价目；次评效用，何症可用，何症应忌；三录方药，知方识药，用有把握；四立说明，以明用药之法，愈病之理。

本书首列治痰总论。曹氏谓："善治者，治其所以生痰之源，则不消痰而痰自无矣。"以为痰乃饮食所化，有因外感六气之邪，则脾肺胃升降之机，失其常变，致饮食输化不清而生者；有因多食甘腻肥腥茶酒而生者；有因本体脾胃阳虚，湿浊凝滞而生者；有因郁则气火不舒而蒸变者；又有肾虚水生为痰者；更有阴虚痨症，虚火上烁肺液，以致痰嗽者，此乃津液所化，必不浓厚，其余诸痰初起，皆由水湿而生。故将痰分为外感痰、气郁痰、食积痰、痨瘵痰、痰塞咽喉、痰迷清窍、痰积胃肠、痰窜膜络八则，其下各列膏丸以分治之。黄寿衮在序中说："其翔实指示处，即不知医者读之，亦有所宗，不至为庸庸者所惑。古人云，液涩而不行，则痰聚于膈上而手足弱。去痰存液，得曹君书而益明。"

曹氏在《和济药局膏丸说明书全集》中说：本局修制各种膏丸，皆经总理亲身监制，并不假手于人，亦不翻前哲制方之微旨。庶几药不负医，医能速愈，且可推广而效达，惟方则中国之方，药则民国之药，从固有之学粹而为最新之发明，补助医师之治疗，借谋同胞之健康。此本局实行整顿，挽回利权，济世为先，谋利为次之宗旨也。本书为响应神州医药会提出之"删补丸散膏丹暨各项药品，画一仿帖，详论性味治验及用法，并炮制收藏各法，以杜药肆之猖滥，而得方剂之真相"呼吁的实际行为。

1914年绍城浙东印书局印行。

10.《通俗伤寒论》

俞根初原著，何廉臣等增补。

本书原系手稿，凡三卷。书稿由俞氏赠予何秀山，何秀山遂整理加按，何秀山之孙何廉臣再予勘订补充，于1916年首次在裘吉生主编之《绍兴医药学报》上陆续刊出，并在该社出版的《医药丛书》中以单行本出版。1929年8月，何廉臣谢世，廉臣哲嗣幼廉，力请曹炳章助其整理完全。曹氏乃将前印之稿，分编分章分节，重为编定，卷册匀分为十二卷。其原文不删一字，原书之中下未成二册，悉照何廉臣预定目录编次，整理残稿，依次编述，其原稿有缺失者，根据平时与何氏朝夕讨论之经验学识，为其撰补，之间有实验心得，另列"廉勘"之后，附入发明。历时二载，始告竣工，全书增为四编十卷十二章。1934年5月，上海六也书药局印行，卷首有曹氏所撰《通俗伤寒论绪言》，末附曹氏所编《历代伤寒书目考》。是书既出，赞誉四起。张山雷谓该书“且言虽浅近，而取之不尽，用之不竭，智者见智，仁者见仁，老医宿学，得此而且以扩充见闻，即在后生小子，又何往而不一览了解，心领神会”（《增订通俗伤寒论·序》）。徐荣斋于1944年起，历时十一年，撰成《重订通俗伤寒论》。徐氏每节根据自己的体会，进行补充加注。如第十二章中的“病中调护法”一节，就是徐氏新增的。另外，还补充了陈逊斋的“六经病理”、姜白鸥的“脉理新解”，对原书亦作了一定的删减和修订。本书1955年由杭州新医书局出版，1956年由上海卫生出版社出版。《通俗伤寒论》经过几代人的共同努力，创建了完整的绍派伤寒理论，包括“以六经钤百病，为确定之总诀；以三焦赅疫证，为变通之捷径”的寒温一统观，望诊重观目，辨苔划分六经，推崇腹诊；辨证重湿，施治主化，用药轻灵，喜用质轻芳香、生品鲜汁的用药特色；专设瘥后调理诸法的诊疗规范，于仲景伤寒学派、吴中温病学派之外，别树一帜。

1934年5月由上海六也书药局印行。

11.《白喉忌表抉微驳议》

杜同甲（子极）编著。

1915年夏初，绍兴王世裕之友金仲丹一家六人死于喉病。因王氏四儿昔岁亦患喉病，治以养阴清肺汤而愈。徐叔荪以为何不传布其方以救世之病喉者。遂出资刊《白喉忌表抉微》（耐修子著）千部以赠送众人。杜同甲闻之曰：“白喉病原不一，若不辨明症象，则《抉微》一书实足以杀人。”王氏乃恳请杜氏作《驳议》，再由徐君出资印行。

全书分《白喉忌表抉微》之驳议（杜氏撰）、前清喉科专家过铸、前清归安名医包岩、前清钱塘名医张采田、上海名医丁甘仁、绍兴医会会长何廉臣论白喉之说六部分，其后杜氏加以述评。末为猩红热与白喉之鉴别表，由绍兴西医徐经才译述。

杜氏将喉病分为三大例：感邪喉病，疫痧喉病，白膜喉病。第一为感受寒热燥湿之邪而病及咽喉者，但治其感邪，酌加清喉之药而自愈。第二为疫痧症中之喉病（即书中所称时疫喉痧及表中所列猩红热）。此病俗称红斑痧，以痧疹为主症，喉病为附属症，但透其疹，不必治其喉而喉自愈。若疹不能透，愈治其喉而病愈剧，且有喉虽痛甚而疹出后，痛即痊者。更有喉忽自愈而反疹陷病剧者。非但养阴清肺各方毒如砒鸩，即西医所用白喉特效之血清注射，亦毫无效验。第三为该书之白喉。独立喉症，即书中所称时疫白喉，表中所列白喉杆菌，杜氏定名为白膜喉病者，因疫痧喉病亦有白点或大片白腐，仅名白喉，殊嫌含浑，惟喉生假膜为此病之特色，冠以白膜，知与白点白腐显有区别。病名既正则病因自明，不名时疫者，以此病有不传染，如何氏论中所谓肾阴虚燥一类，不得名为时疫也。杜氏将喉症分为以上三例，不敢自信为确当，乃咨询中医何廉臣老友、西医徐经才姻亲，合以此论为然，遂出而广之。杜氏还告诫众人曰：凡感邪喉病，宜照感邪治法；凡疫痧喉病，宜照疫痧治法；至白膜喉病，则莫若延西医照白喉杆菌注射血清为最有效，若守旧之人惮延西医，亦当按照丁甘仁氏、何廉臣氏所论治法，商请中国良医对症治之。病情千变，治法亦千变，绝非呆服养阴清肺汤能治愈一切。

本书对喉症辨治，纠《白喉忌表抉微》之偏有一定价值。

1935年绍兴徐叔荪出资印行。

12.《医歌》

陈陶（冶亭）著。

该书分中风证歌、失血证歌、伤寒证六经歌三部分。作者以为“夫为人不可以不知医，然知医甚难；若熟读医书，而能记忆无毫发遗者，则尤难。此余医歌之所由作也”。作者习医临证二十余年，自谓全凭医歌之助。作者以《黄帝内经》、陈修园前贤医书为主，他书为辅，取其精微，余以临证所得，编为韵语，口诵烂熟，寤寐不忘，及诊病加以变通，大有裨益。以为症危而医者易入歧途者，莫如中风、失血、伤寒，故先将上述三患编为歌咏以出版。绍籍御医徐雨苍对该书推崇有加，谓“是编首列中风，以风为百病之长，其间分经分脏，辨类辨真，理如燃犀，不爽毫发；于血证则竟委穷原，了如指掌；于伤寒则宗经析证，朗若列眉”，称《医歌》“具杜老之丰神，悟长沙之妙谛，非惟医家之名士，抑亦韵府之骚人也”。

1923年绍兴四有书局印行。

13.《喉痧证治要略》（附白喉）

曹炳章著

该书为“曹氏医药学丛书”之一。全书分序言、第一章喉痧与白喉之原因、第二章喉痧与白喉之病状、第三章喉痧与白喉之病理、第四章喉痧与白喉之诊断、第五章喉痧与白喉之治疗法、第六章喉痧与白喉近预防法，末附“汇录喉痧白喉经验各方”。曹氏在“绪言”中开宗明义，谓喉科病症，“究其实，不外两端：一为有传染性的喉症；一为无传染性的喉症。无传染者，但云喉症；有传染性者，则为喉疫。喉症则寒热虚实皆有，喉疫惟时毒居多”“时毒发于喉咙者，则为疫喉。喉现糜点，皮肤发痧疹者，名曰喉痧，或曰时疫白喉，或曰白皮喉痧；甚则肿烂者，则曰烂喉痧。考古无所谓烂喉痧者，有之自前清雍正癸丑年始，载在叶天士医案中”。书中言简意赅，提纲挈领，指出喉疫病原，因于天气为患者，喉痧为多；因于人事自伤者，白喉为多。喉痧之症，时疫由口鼻吸入，肺胃受之，肺主皮毛，胃主肌肉，其邪本有传外之机。白喉则不然。白喉由于风燥、煤毒、纸烟及煎炒辛热之毒，以致阴虚液亏而发。喉痧之症，由时疫紧逼咽喉所致，不能四散分布，假如以器储酒，其盖紧吸，则斟时酒必不出，使从旁开孔以泄其气，则畅流无阻。故治此症，先宜速达横开，不宜直升。若舍本逐末，用升提药、重镇药，是速之毙也。不但如升、葛禁用，即羌、独、柴、防、细辛、紫苏，一切温燥升散诸品，尤宜慎用，不可妄犯。白喉之法以厚重之药，镇其上层，如巨砖盖鼎，使焰不腾；复以清凉之药，润其次层，如以湿纸御炮，使火不内射；症重者，再扫除其中宫，以抽柴薪，开通其下焦，以漏炸炭。火自上至中，本有可通之路，若亦如治喉痧开其旁门，反使四塞矣。且经表散，使毒雾纷窜于经络之中，有入无出，愈入愈深。此白喉与喉痧病理之不同处也。

喉痧与白喉施治之法，曹氏归纳为“不外察其神，按其脉，问其所因，观其喉舌，辨其有余不足，然后因服汤药，外施手术，亦可转危为安。”喉痧内服汤药法总结为疏达、清泄、消化、下夺、救液、和中六法。具体含义：疏者，宣疏肺气也；达者，开达皮腠也。清者，清其血分之伏火也；泄者，泄其气分之结热也。消者，消其毒涎瘀血也；化者，化其黏痰气滞也。下夺者，即《黄帝内经》所谓：“上病下取，引而夺之”也。救液者，救肺胃之津液也。和中者，中焦属脾胃，健脾阳以和胃气也。白喉多由阴虚火亢，法宜润降。

外治手术法中介绍了撑嘴钳、压舌片、弯喉刀、探喉镜、空针法、提毒药、噙漱药、探吐法、刮颈筋、吹喉药十种方法，并介绍了预防方法（分医生预防、未病预防、临床预防）。曹氏以自己的亲身经验告诫说：“凡属成人，不论男女，酌用前哲正当疗法，内服外治，历试辄验，唯小儿天花痘兼发喉痧者，往往十死八九，最险而急。”书末记录喉痧白喉经验方三十一方。最后列喉症外治灵药八种，详细介绍其适应证、用法、功效及制法，且和济药局均有制备，每种一瓶或两瓶，纳储一箱，名曰“喉症保命药库”，小巧玲珑，居家旅行，易于佩戴，另附本书一本，使用十分方便，且可邮购，深受欢迎。由于该书简明实用，至1936年已是第五版了。

1936年由绍兴和剂药局印行。

14.《中西合纂实验万病治疗法》

张若霞（拯滋）编著。

该书分神经系病、消化器病、腹内寄生虫病、腹膜诸病、肝脏诸病、呼吸器病、血行器病、泌尿及生殖器病、营养病、运动器病、传染病、妇科诸病、产科诸病、小儿科诸病、外科诸病、伤科诸病、皮肤诸病、花柳诸病、耳科诸病、鼻科诸病、咽喉诸病、齿科诸病、眼科诸病、急性中毒诸病治疗法二十四章，包括二百二十六种病的中西治法。每个疾病病名下，先病名解释，病理分析；次治法，介绍治疗大法，起居饮食注意事项；再次是中医方药；最后是西医方药。该书的编纂宗旨，作者在序言中说道："近世论治病者，或崇西医，或主国药，然有志之士，尝思取西国之长，以补国医之不及，后以国药安全之方剂，救西医之偏。故中西病理方药融合之提倡，得稍稍宣传于吾人之前。但按诸实际，仍少有贯通之际会，而欲求一适合民间中西并治之医书，尚不可得也。编者究心医术，素主不限畛域，一以实验治疗为归。今汲取中西证验，编为是书。"该书有三大特点：一是中西合纂。该书论证施治融会中西，凡病名、病因、症状、疗法、方药，均中西并举。二是编述力求简明，使临证者便于检阅采用。三是注重起居、饮食、运动、调摄、外治诸端，不仅作临床之参考，与中西医理之会通，更冀唤起国人卫生却病之观念。该书适宜中西医者阅读，也可供一般读者参阅。

1935年上海经纬书局铅印本。

15.《新纂儿科诊断学》

何廉臣编著。

何氏于儿科诊断术中西并参，以四十余年之经验，新纂而条分之。第一章曰望诊纲要，第二章曰问诊纲要，第三章曰闻诊纲要，第四章曰按诊纲要，第五章曰检诊纲要，第六章曰切诊纲要，第七章曰总括六诊纲要，第八章曰辨证纲要，约计三十五节，各著四言韵语，虽义尚简括，已足赅儿科诊断之要，使初学者便于诵习，易于记悟（书影见封底）。

何氏以为治小儿之难，难在识症，识症之难，难在诊断。历举古代医家中有代表性者说明之。宋代钱仲阳首重面上证候，其次目内证候，又次小儿脉法，此钱氏注意望切两端，色脉合参之诊断术也。明代薛良武，注意三部五诊。三部者，面上形色，虎口指纹，寸口一指之脉。五诊者，上按额前，下按太冲，并前三部，注重色脉合参。清夏禹铸以望为主，问继之，闻则次之，切则无凭，间亦摹看指纹，了无征验，独重面色苗窍，不信指纹之诊断术。清张筱衫注重察神气、审形色、诊面、察眼、察耳、察唇口、察齿、察鼻准、验舌苔、诊指纹、察手足、听声、按胸腹、询二便、候脉等十五种要法。若西医小儿诊断法，分望诊、切脉、检温、头部诊法、口内诊法、胸部诊法、腹部诊法及既往诊法、现症诊法，一并介绍。是一部实用、有影响的儿科诊断学专著。

1936年上海大东书局铅印本。

16.《女科医学实验录》

王慎轩撰。

已出四集。由王氏门人整理其临床病案而成。第一集出版于1929年，由苏州国医书社出版。书中介绍了王氏调经、种子、胎前、产后及一些妇科危重症的治疗经验。是书甫出，即大受赞誉。

17.《伤寒质难》

祝味菊的《伤寒质难》为其与陈苏生的问难之作。书中阐述了祝氏对伤寒病因、病理、治法的独特观点。对于外感病的病因，祝氏主张六淫原无温邪之说，且寒温皆非致病之源。所谓伤寒、温热，都是一种想象之邪，根据治疗效果反推而得。即邪病用温药而愈认为是寒邪，用凉药而愈认为是温邪。同时，认为邪有无机、有机之别，六淫为无机之邪，为病之诱因，而细菌是有机之邪，为病之主因，二者狼狈为奸，侵犯人体而发病。对伤寒发病病理，以“五种阶段”代替“六淫”。太阳为开始抵抗，少阳为抵抗不济，阳明为抵抗太过，太阴、少阴同为抵抗不足，厥阴为最后之抵抗。对于伤寒的治疗，特重阳气的维护与扶持，认为“阳衰一分则病进一步，正旺一分则邪却一分”，因擅用附子，有“祝附子”之称。祝氏研究《伤寒论》使人有耳目一新的感觉。

曹炳章的《中国医学大成》、裘吉生的《珍本医书集成》《三三医书》等丛书，赵晴初的《存存斋医话》、邵兰荪的六种医案，在医话、医案类书籍中，都是很有影响的。

工具书有曹炳章编的《中国医学大成总目提要》、裘吉生编的《珍本医书集成总目》、张又良编的《妇科医籍提要》等。

第九章 中医教育

古代中医的授业形式是祖传或师徒相授，新中国成立后，绍兴地区中医培养一方面继承师带徒模式，尤其是20世纪50年代，各县先后招收了一批中医学徒，1956年嵊县招收中医学8名。该县坚持不懈贯彻党的中医政策，发扬中医学遗产，用师傅带徒弟的方法培养了一批新生力量，至1984年该县共有中医学徒出师的在职中医师99名。1957年底，新昌县有中医学徒18名，学徒期3～5年，曾采用集中讲授中医理论的方法，收效明显。1979年绍兴地区卫生局委托上虞县卫生局承办绍兴地区五年制中医学徒专业教育班，并于同年5月31日在上虞县中医院内开学，从全地区招生20名（各县代培21名，共41名）。课程设有《黄帝内经》《伤寒论》《金匮要略》《温病学》《中医基础》《方剂学》《中药学》《中医内科》等，教师从各地医院、学校中借调。1983年冬，该班学生经全省统考合格，被授予出师证书。20世纪60年代以来，各级医院曾人数不等地招收中医药学徒人员。90年代，随着中医药大、中专毕业生逐渐增多，各级医院极少再招中医药学徒，但大、中专毕业生在工作中，尤其是在工作第一年，大多由老中医带教指导。近十年来，在国家中医药管理局中医人员“学经典、跟名师、多临证”倡导下，各中医院开展了全国老中医药专家学术经验继承工作指导老师、省名中医、市名中医、院级名老中医的师承工作，对年轻中医师的成长，起到了积极作用，成效明显。

随着近代西学东渐，中医学校教育逐渐兴起，浙江中医专门学校和苏州国医专门学校是近代两所在全国影响较大的中医学校。两校虽然分别办在杭州和苏州，但与绍兴关系密切。浙江中医专门学校的首任校长为绍籍名医傅嬾园，其师资及学员中有不少是绍兴人。苏州国医专门学校的创办人是绍籍名医王慎轩。绍兴本地早期的医学学校教育有1916年创办的余上永济医学校和1917年创办的绍兴福康医院护士学校。1952年成立绍兴卫生学校，1958年创办绍兴医学专科学校，同年，各县创办卫生学校，至1962年停办。1978年建立浙江医科大学绍兴分校，1982年停办。1979年以来，各县先后开办了县卫生进修学校和职工中等卫校。1984年开办了绍兴市卫生干部进修学校。至1990年，绍兴市已有中等卫校及市、县级卫生进修学校6所，各医疗单位也根据各自不同的专业及办学能力，举办各种培训班和护校，接收进修人员及大中专院校实习生。这些学校在不同时期，办过不同层次的中医教育。1988 年，绍兴市中医院创办了绍兴市中医学校。2021 年，绍兴职业技术学院医学院开设了中药专业；2022 年，该校开设了中医学专业。

综上，绍兴地区的中医教育在不同时期以不同的形式存在着，并伴随时代发展，中医教育的形式更为多元化。

第一节 绍兴医学专科学校

该校创办于1958年，它是在绍兴卫生学校的基础上建立和发展起来的，其设医疗专修科和中医专修科两个专业，是绍兴市第一所高等学校。1958年9月首次招生，医疗专修科三年制和三年半制（含预科半年）各一个班，学生共60名，均系调干学生。1959年9月第二次招生，医疗专修科三年制两个班，学生共63名；中医专修科四年制一个班，学生27名。1959年9月招收医疗专修科五年制一个班50名，系初中毕业生；1960年9月招收医疗专修科五年制一个班和中医专修科五年制一个班，两班学生共100名，均系初中毕业生。上述三个班级均于1961年调整为中专医士专业。1963年2月由宁波医专、嘉兴医专、金华医专的医疗专修科三年制调干学生62名，以及浙江医科大学调干学生67名转入绍兴医专继续学习，至1965年4月毕业，其中从浙江医科大学转来的学生以后由浙江医科大学补发大学本科毕业证书。绍兴医专从1958年创办到1965年最后一批学生毕业为止，历时7年，共毕业医疗专修科6个班级232名学生，中医专修科一个班级26名学生。

第二节 浙江医科大学绍兴分校

1978年，浙江省高教局和浙江省卫生厅决定，在绍兴卫生学校的基础上建立浙江医科大学绍兴分校，设医疗专修科，学制三年。当年招生100名，编成两个班级，入学时间为1979年2月，于1982年1月毕业，应属1981届毕业生。1982年国民经济调整，浙医大绍兴分校停办。

1969年浙江医科大学在新昌、诸暨设开门办学教学点，新昌点设在新昌县人民医院内，师资以医大教师为主。教学、临床实习、生活后勤管理，由医院负责。其先后举办“新医班”“试点班”“红医班”“社来社去班”等。诸暨点设在诸暨县人民医院内。

第三节　浙江省绍兴卫生学校

该校位于绍兴市八字桥直街，其前身分别为创办于1917年的绍兴福康医院护士学校和创办于1947年的浙江省立绍兴医院附设七邑高级职业学校医事科。1952年11月12日，经华东军政委员会卫生部批准，两校合并，定名为浙江省绍兴卫生学校。曾设置医士、护士、助产士、妇产医士、放射医士、中医士、卫生医士、检验士及计划生育医士等专业。1970年1月，浙江省绍兴卫生学校成为绍兴地区医院附属卫校。1973年10月，学校又单独建制，称为绍兴地区卫生学校。1982年，又改名浙江省绍兴卫生学校。

浙江省绍兴卫生学校于1972年3月创办中医学习进修班，学制0.5～1年，共办3班招生110人，毕业110人，于1974年创办中医专修科（中医士）班，学制2～3年不等，共办5班，招生164人，毕业164人。

第四节　绍兴市中医学校

经绍兴市卫生局同意，绍兴市教委于1988年8月5日批复，同意成立绍兴市中医学校，批文规定：本校“属成人学校性质，主要任务为培训和辅导在职职工及待业青年，可以选学中专自考专业，由市自考办统一考试、发证”。

本校属全日制民办中医职业学校，以绍兴市中医院为主办单位，绍兴县委党校为协办单位。学校实行校长负责制，经费独立核算。主要招收对象为应届高中毕业生，部分品学兼优的初中毕业生，以及有志于中医事业、具有相应学历的中医世家子女、社会待业青年及在职初中级医卫人员等。学生自费住读，不转户粮，不包分配；经参加国家统一自学考试，成绩合格者，国家承认其学历；毕业后允许自谋出路，或个体开业，或自办诊所，或由学校根据其学习情况，择优向用人单位推荐。首届录取新生87名，其中伤骨科班41人，中医士班46（包括代培生3人）。校长陈天祥，副校长常青（负责常务），校务委员会成员：主任委员陈天祥，副主任委员常青，委员俞勇智（中共绍兴县委党校副校长）、孙惠棠（中共绍兴县委党校行政科科长）、陈吉生、娄月娟、宫晓燕、吴霞州（中共绍兴县委党校行政科副科长）、沈万生。名誉校长杨继荪（浙江省人大常委、浙江省中医院院长）、吴文起（绍兴市卫生局局长）、王仁勋（绍兴市教委副主任）、陈礼安（中共绍兴县委书记）。顾问：何任（全国人大代表、浙江中医学院院长）、张祝华（绍兴市中医院党支部书记）、章中春（浙江省绍兴卫生学校校长）、陈景甫（绍兴市政协常委、绍兴市民建主任委员）、于真健（绍兴市卫生局科长）、郑淳理（绍兴市中医学会副会长、绍兴第二医院中医科主任）、谢维星（绍兴县委党校书记）、徐高生（绍兴县委党校副校长）。校办主任娄月娟（专职），副主任吴霞州、王金法，教务科科长宫晓燕（专职），学生科科长：王金法（专职）。伤骨科教研室主任陈吉生（绍兴市中医院伤骨科主任、浙江省中医伤科学会理事），中医基础教研室主任宫晓燕（中医学讲师专职），中药方剂教研室主任杨金团（绍兴市中医院药剂科主任兼），中医临床教研室主任常青（市中医院副主任中医师兼），西医药学教研室主任张祝华（市中医院副主任医师兼），公共学科教研室主任俞勇智（绍兴县委党校讲师兼）。同时，根据专业课程之特殊需要，有计划、有针对性地短期聘请浙江中医学院、浙江省中医药研究所、浙江省中医院，以及上海中医学院等有关专家教授，临时来校作专题讲座或学术报告。该校招收一届后停办。

第五节　绍兴职业技术学院

绍兴职业技术学院创建于1999年，是浙江省较早独立设置的高职院校之一，为全国技能型紧缺人才培养培训示范性基地、浙江省普通高校首批示范性创业学院、浙江省现代学徒制试点单位。学校设有医学院，于2022年3月，由原来"护理学院"更名而成，开设中医学、中药学、护理、助产四个专业，在校生1300余名，是浙江省内开设中医学、中药学专科层次人才培养的高职院校之一。

该校中药学专业（专科三年制）于2021年9月首届招生，每年1个班，现有学生共102名。2022年2月，中医学专业获批为高职专科国控专业。2022年9月，中医学专业（专科三年制）首届招生，现有1个班级，学生共47名。中医学及中药学专业顺应国家大力发展中医药事业的需要，对接传统中医药产业和现代健康产业，面向社区卫生服务中心、乡镇卫生院等基层医疗卫生机构和养生保健机构的中医医师及相关从业人员职业群，培养复合型高素质技术技能人才。

中医学、中药学专业拥有专兼融合的师资队伍，其中不乏名家名师，由国医大师、全国名中医、省级名中医组成。坚持医教协同，合作育人，高度重视临床实践教学基地建设。目前已与浙江省人民医院、浙江省中医院、温州医科大学附属第一医院、绍兴市人民医院等50余家三级医院建立了长期、稳定的协作关系，形成了师资融通、教学融通的医教协同平台。积极把握国家大力发展中医药事业带来的战略机遇，扎实推进绍兴当地中医药文化与医学教育的深度融合；与绍兴市中医院、绍兴市中医药学会合作建设国家级非遗项目"绍派伤寒"传承实践基地、越医文化传承基地，深挖、凝练越医文化的精神内涵；响应"一带一路"倡议，在泰国、马来西亚开设了海外"越医学堂"，传播中华优秀传统文化；与马来西亚林肯大学学院合作创办了"中医药膳研创工坊"，形成了“引进来”与“走出去”并举的态势。

学院拥有3200平方米的中医药实训中心和中医药博物馆，打造了全流程、综合性、数字化的中医药实训环境。该校中医药博物馆共设有中医药文化展区、张景岳著作专题展、生药标本展区、浸制标本展区、饮片标本展区、固化标本展墙、蜡叶标本展区、贵重药材展区、“浙八味”展区、真伪鉴别展区等12个展区。馆内设有古代中医药名家和著作的多媒体查询系统、全国中草药分布查询系统、常用中草药查询系统及常用动物药材查询系统。首批馆藏标本有生药标本618种，饮片标本618种，浸制标本150余种，蜡叶标本220种，真伪药材标本100套。所收品种保证日常教学用药，为学生的技能培训打下良好的基础。该校中药学实训中心包括中药炮制实训室、中药调剂实训室、中药显微实训室、中药鉴别实训室、化学分析实训室、中医适宜技术实训室和中药制剂实训室。

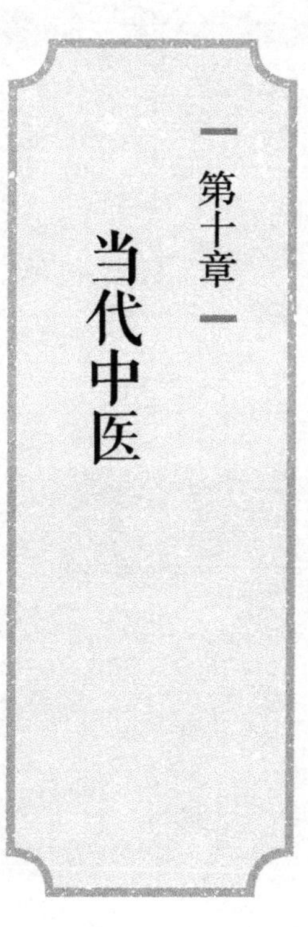

第十章 当代中医

新中国成立后，在党的中医政策指引下，绍兴地区的中医药事业有长足发展，尤其是改革开放四十多年来，更是发展迅猛。全市除越城区外，各县（市、区）都建立了中医院，各综合医院都设有中医科、中药房，各卫生服务中心设有中医馆，极大提升了中医服务能力。截至 2021 年，全市共有各级各类医疗机构 2870 家，其中公立中医医院 6 家（国标三甲 4 家，省标三甲 2 家），民营中医专科医院 7 家（省标三乙 1 家），街道社区卫生服务中心（乡镇卫生院）103 家，社区卫生服务站（村卫生室）1346 家。全市中医床位 3810 张，中医诊所 263 个。

2018～2021 年，全市公立中医医院投入 29.1 亿元，占卫生健康投入的 26%，其中基础建设投入 21.6 亿元，绍兴市中医院、上虞区中医医院、诸暨市中医医院、嵊州市中医院改扩建、新建项目正在实施中。市、县两级财政落实每个重点学科补助 15 万～ 30 万元不等，所在单位落实 1 ： 3 配套。2018 ～ 2021 年，列入市级以上中医药科技项目达 52 项。实行差别化医保支付倾斜政策，中药饮片及中医诊疗项目费用的医保报销比例比西药及其他诊疗项目高 10 个百分点；全市二级及以下医保定点医疗机构中实行“八病九方”按病种支付；中药配方颗粒全面纳入医保支付的范围。药品“零差价”仍保留中药饮片加成，公立医院改革保留中医医院每床日 15 元补助政策。按照中央、省委工作的要求，2021 年 10 月，绍兴市委、市政府出台了《中共绍兴市委办公室、绍兴市人民政府办公室关于贯彻落实〈中共浙江省委、浙江省人民政府关于促进中医药传承创新发展的实施意见〉精神的通知》，全力支持中医药事业、产业发展。上虞区自 2017 年起每年投入 500 万元用于全区中医药人员进修中医传统疗法。

近 10 年来，绍兴的中医药人才队伍建设取得迅速的发展。2021 年，全市执业（助理）医师 15662 名，中医类别执业医师及“西学中”等人员 3524 名，中医执业（助理）医师占比 0.23；基层医疗机构执业（助理）医师 3830 名，其中中医类别执业（助理）医师占比 24%，中医全科医师占比 18%。全市公立中医医院硕博士 353 名、本科学历 854 名；正高职称 160 名、副高职称 253

名、中级职称373名。全市有全国“老中医药专家学术经验继承工作指导老师”5名、“基层优秀名中医”“农村基层优秀中医师”“优秀中医临床人才”4名；浙江省“名中医”“基层名中医”19名；“越医名家”5名，绍兴市“名中医”“中青年名中医”“基层名中医”66人。全市所有的乡镇卫生院（街道社区卫生服务中心）中医类别医师占比达23.86%。

第一节　中医医院

一、绍兴市中医院

绍兴市中医院前身为张爱白于1928年创建的处仁医院。1952年成立绍兴北海卫生院，1976年成立绍兴县城关镇中医院，1981年改名绍兴市中医院（县级），1984年升格为省辖市级综合医院。该院集中西医疗、急救、教学、科研、预防、保健、康复于一体，以“厚德、明志、精医、济世”为院训，为浙江中医药大学附属医院，浙江省首批中医名院建设单位，绍兴市惠民医院，国标、省标综合性三级甲等中医院，国家中医住院医师规范化培训基地。绍兴市中医药学会、绍兴市中医质控中心、市中医护理质控中心、市中药质控中心、市中医院感质控中心、市中医病历质控中心挂靠医院。院址在绍兴市人民中路641号。

该院开设45个主要临床科室，30个中医特色专科门诊，11个医技科室，开放内科、外科、骨伤、手足显微外科等13个病区，拥有急救、重症监护、血液净化中心和体检中心。骨伤科是医院特色科室，秉承顾氏伤科、陈氏伤科传统特色，以传统正骨技术、骨伤微创技术、越医骨伤专科世家特色方药及技术研究为主攻方向，开展中医药治疗骨与关节疾病的临床、骨伤科特色护理及相关基础研究，以先进的骨科技术与传统正骨技术有机结合的优势闻名浙东，是浙东骨伤联盟发起单位，绍兴市中西医结合骨伤临床、教学、科研、康复中心，中医骨伤学科、中西医结合脊柱关节病学为浙江省中医药重点学科。医院省级中医重点专科有颈腰椎病、肝胆病、肾病、关节病、脾胃病、内分泌、中医护理学等7个，市级医学重点学科有中医骨伤科、中医内科、中医眼科、脾胃病科、中医儿科、中西医结合内分泌学、中药临床药学等7个，国家级流派传承工作室1个，国家级、省级名老中医药专家传承工作室4个。医院设备先进，拥有西门子1.5T磁共振、通用电气64排螺旋CT、奥林巴斯290电子胃肠镜系统及内镜超声系统、贝克曼AU5800系列全自动生化分析仪、史赛克超声骨刀系统、史托斯腹腔镜、胆道镜系统、施乐辉关节镜系统、美敦力手术动力系统等先进医疗设备，为临床诊治提供了强有力的技术支撑。

近年来，有150项各级各类科研课题立项，其中国家自然科学基金1项，其他省部级课题7项，完成科研成果验收鉴定100余项，获得浙江省中医药科学技术奖20项，绍兴市科技进步奖19项。医院中西医结合的治疗手段丰富，设“治未病中心”“冬病夏治”“冬令膏方”“中医夏季夜门诊”等一批中医特色门诊。

2008年，医院增挂“绍兴市中医药文化研究所”。绍兴市中医药文化研究所致力于越医文化的研究和传播，承办《绍兴中医药》杂志。院内有中医药研究所，负责挖掘、指导中医药学术研究、中医药制剂的研究、开发、利用和省内外的交流协作。医院为国家级非物质文化遗产代表性项目中医诊疗法“绍派伤寒”的保护单位，院内中医药文化氛围浓厚，建有越医广场、杏林大道、越医名家雕塑、名家名方石柱、中医药文化长廊等。越医博物馆主展板块涵盖越医滥觞、越医精粹、越医升华、海岳精液、岐黄薪火、厚德流芳六部分，介绍千年越医的发展历程、展现越医文化丰硕成果；副展板块包含惠泽人间、杏林丰碑、天地精华、养生顺时四个陈列区，包括主题浮雕、中草药标本、越医医籍、针灸铜人等实物展览，其中国家级非遗项目绍派伤寒是本馆特色。馆内设互动体验区，“中医药专题文献库”一体机包含中医哲学理论、中医辨证实践、中医药学天地等内容，向观众提供丰富的中医药学知识；融入互动式虚拟立体投影技术，观众可跟随影像体验中医导引术。

截至2021年底，医院占地65亩，总建筑面积104880平方米，床位1000张，医院现有在职职工982人，其中高级卫技人员182人，硕士、博士191人，全国老中医药专家学术经验继承工作指导老师4名，省级、市级名中医10名，越医名家3名，市专业技术拔尖人才1人，全国中医临床特色技术传承骨干人才培养对象1名，全国中医药创新骨干人才培养对象1名，全国西学中骨干人才培养对象1名，全国中药特色技术传承人才培养对象2名，全国首届中医护理骨干人才1名，浙江省医坛新秀培养对象4名，浙江省中医药“新苗”计划项目培养对象2名，浙江省中医药传承与创新“十百千”人才工程（杏林工程）中医护理优秀人才项目培养对象1名。

二、柯桥区中医医院

该院是一所集医疗、教学、科研、预防、保健、康复于一体的综合性二级甲等中医医院。2018 年 1 月，医院牵头与柯岩、湖塘、夏履三家基层医疗卫生机构组建绍兴市柯桥区中医医院医共体。医院是绍兴文理学院教学基地、浙江省中医院协作医院、浙江中医药大学教学医院、浙江省中医院医联体单位、基层常见病多发病国家中医药适宜技术推广基地。

该院设有 22 个一级临床科室、14 个二级临床专科，13 个医技科室，12 个病区和重症监护室（ICU）、血液透析中心，拥有设施齐全的康复医学中心、临床技能中心。医院设备先进，配有数字减影血管造影系统（DSA）、磁共振、螺旋 CT、数字化 X 射线摄影系统（DR）、多普勒彩色超声诊断系统、各类电子内镜和腔镜、美国雅培 abbott–a3600 全自动生化免疫检验流水线系统、高压氧舱等医疗设备。葛琳仪国医大师专家工作站、何嘉琳国医名师专家工作站落户医院，医院建有胆石病防治长三角联盟绍兴基地、胡海名医工作室、邹多武名医工作室、郑良荣名医工作室、傅国胜名医工作室、严世贵名医工作室、顾扬顺名医工作室、吕宾专家工作站等。相关科室长期得到浙江大学附属第一医院、浙江大学附属第二医院、浙江省中医院、浙江省人民医院的技术支持。医院针灸理疗康复特色专科为国家级农村特色中医专科创建项目，中医肿瘤科、中医骨伤科分别为浙江省"十三五"中医药重点学科建设项目与专科建设项目，医院拥有 2 个市级中医重点专科、1 个市级临床医学重点学科建设项目，7 个区级重点学科，设有浙江省非遗项目绍兴"三六九"伤科，绍兴市非遗项目祝氏草科、绍派伤寒（傅氏疗法）等特色门诊。该院的中医骨伤、中医肿瘤、内镜治疗、心血管病、康复医学、中医妇科、针灸理疗、推拿整脊、微创保胆、治未病和中医美容等诊疗技术处于区域领先水平。

截至 2021 年，医院占地面积 5.4 万平方米，医疗用房面积 8 万平方米，核定床位 520 张。在岗职工 822 人，其中高级卫技人员 123 人，博士、硕士共 60 人。门急诊人次超过 80 万，出院人数近 2 万。拥有全国基层名老中医药专家传承工作室 1 个，第七批全国老中医药专家学术经验继承工作指导老师 1 人、继承人 2 人，浙江省卫生创新人才培养对象 1 人，浙江省中医药"新苗"计划培养对象 1 人，浙江省中青年临床名中医项目培养对象 1 人，绍兴市"名士之乡"卫生健康拔尖人才 1 人，有市中医、和区名中医 16 名。

医院先后获得省平安医院、省敬老文明号、省巾帼文明岗、市文明单位等称号。医院以“承古纳今，敦厚致远”为院训，始终秉承“中西并重、为民惠民”的办院理念，坚持不懈地实施为百姓提供“简、便、廉、验”的中医药服务方针，彰显医院中医特色和公益性质。

三、上虞区中医医院

上虞区中医医院是一所集医疗、教学、科研、保健、康复于一体的国家三级甲等中医医院。2011 年通过浙江省三级乙等中医医院评审，2012 年通过国家三级甲等中医医院评审。医院始建于 1979 年，1996 年易地新建。医院现占地 3.6 万平方米（62 亩），建筑面积 3.7 万余平方米，位于 104 国道、329 国道及杭甬高速公路边，交通便捷。

2018 年 8 月 7 日，上虞区人民政府与浙江大学医学院附属邵逸夫医院成功签约，该院成为浙江大学医学院附属邵逸夫医院绍兴院区。医院为浙江省中山医院上虞分院，浙江省中医院、上海市第六人民医院合作医院，广东省中医院协作医院，北京东直门医院合作医院，浙江省肿瘤医院合作医院，杭州三院皮肤病诊治上虞分中心；浙江中医药大学、绍兴文理学院医学院、江西中医药大学教学医院，并获评国家级节能示范单位、浙江省平安医院、浙江省绿色医院、浙江省健康促进医院等称号。

2021 年全院在岗职工 910 人，正式在编 677 人，其中在岗卫技人员 786 人。高级技术职称 157 人，硕士研究生及以上 82 人。省级基层名中医 1 名、地市级名中医 3 名、地市级青年名中医 3 名，县市级名医 4 名，县市级中青年名中医 4 名，上虞区专业技术拔尖人才 2 名，上虞区优秀技术人才 7 名。

医院现核定床位 450 张，实际开放床位 480 张，设 11 个病区，50 余个临床、医技科室。骨伤科学为浙江省中医药重点学科、绍兴市医学领先学科、绍兴市重点学科。中西医结合肿瘤科为绍兴市级中医临床重点专科，心血管科为绍兴市市县医学重点学科建设单位。放射治疗学、针灸推拿康复学科、热敏灸、刺血科为上虞区级重点学科。急诊学科（中西医）、消化内科（中西医）为上虞区级重点学科建设单位。医院拥有先进的医疗设备，如德国原装进口西门子 1.5T 磁共振、西门子大型数字血管造影系统 Artis Q ceilling、进口西门子 64 排 CT、医科达直线加速器、美国进口全数字乳腺钼靶机、飞利浦 12 英寸 C 臂机、数字化 X 线摄影（DR）、数字胃肠机、高档彩色超声波诊断仪、全自动生化仪、GE 双能骨密度仪、德国 STORZ 内窥镜、英国施乐辉关节镜、碎石机、电子内窥镜、血透机等。

该院坚持“服务患者，成就员工，发展医院”的办院理念，弘扬“精诚、笃行、传承、创新”的院训精神，大力发挥中医药特色及非药物疗法的优势，整合各中医诊疗区域，成立传统疗法中心、中药炮制科、古法煎药室等；成立“石学敏院士工作站”“上海石氏伤科黄声专家工作站”、常青全国名老中医药专家传承工作室绍兴市上虞中医医院工作站、绍派伤寒学术流派传承工作站等；系北京超岱腹针浙江传承基地、浙江省雷火灸培训基地。

新院区建设：绍兴市上虞中医医院（城南医院）位于上虞区梁湖街道外梁湖村。总占地面积 103 亩，实际建筑用地约 93 亩（东侧 58 亩，西侧 35 亩）。东侧（一期）工程于 2018 年 10 月正式开工，主要建设门诊、医技、病房大楼，建设规模为床位 800 张，日门诊量 4000 人次。二期项目（西区）：主要建设科研、康复病房（200 张床位）、行政后勤等用房。邵逸夫医院绍兴院区新项目位于上虞经济开发区内，项目规划用地 550 亩（其中 250 亩用于医院建设），总投资约 30 亿元，建设周期为 4 年，将建设成为拥有 2000 张床位，医养护一体化、覆盖生命全周期的综合性生命健康中心（三级甲等现代化综合性医院）。2020 年 12 月 28 日正式开工建设，计划于 2024 年建成投入使用。

四、诸暨市中医医院

诸暨市中医医院成立于 1983 年，集医疗、科研、教学、预防、保健、康复于一体，中医特色鲜明，综合实力强，为三级甲等中医医院。该院是浙江中医药大学教学医院，浙江省首批中医“名院”建设单位，浙江省中医院、杭州市第一医院医联体合作医院，杭州市中医院技术指导医院，浙江省中西医结合联盟成员单位，国家基层常见病多发病中医药适宜技术推广基地、浙江中医药大学临床教学示范基地，国家中医住院医师规范化培训协同基地，上海肺科医院、上海东方医院联盟医院。

医院作为医共体总院，下辖 7 家分院。总院占地 118 亩，建筑面积 12.8 万平方米；新院区占地 100 亩，建筑面积 10.4 万平方米，开放床位 749 张。新院区扩建工程正在实施中，扩建面积 2.75 万平方米，2023 年完工，届时开设床位将达 1200 ～ 1300 张。

医院共开设 23 个临床科室、14 个医技科室、17 个病区。现有职工 1129人，卫技人员 920 人，其中高级卫技人员 275 人，硕士、博士 98 人，浙江中医药大学硕士生导师 2 人。被授予“浙江省名中医”称号 1 人；全国优秀中医临床人才 2 人；浙江中医药大学兼职教授 5 人；第五批全国老中医药专家学术经验继承人 1 人；全国基层名老中医药专家传承工作室 3 个；浙江省基层名中医 1 人；浙江省中医药传承与创新“十百千”人才工程培养对象 2 人；获浙江省医坛新秀称号 2 人，各级名中医称号 22 人。

医院高度重视学科（专科）建设，现拥有 1 个国家中医药管理局“十二五”重点专科建设项目；2 个国家级农村中医特色专科建设项目；5 个省级中医重点专科；2 个省级中医重点学科；4 个绍兴市临床医学重点学科；1 个绍兴市重点专科。医院学科齐全，各类专科均有各自特色和优势，尤其在中医中药及中西医结合治疗方面疗效明显。近五年，取得厅局级科研立项 35 项，其中 3 项获厅局级科技进步奖。诸暨市中医诊疗中心、绍兴市针灸学组、诸暨市中医药学会、诸暨市中医医疗质控中心、诸暨市中医药事质控中心、诸暨市中医护理质控中心、诸暨市中医院感质控中心、诸暨市中医共享中心和诸暨市基层中医指导科均挂靠本院。

医院综合实力持续提升，DRGs（诊断相关分组）主要数据持续向好，2021 年出院人次 24716，位于全省同类医院前 3 名；DRGs 组数 551 组；CMI 值（病例组合指数）上升到 0.9104；RW（相对权重）≥ 21008 人次；抗菌药物 DDD 值降至 28.19；西药占比 22.07%。医院在最新公布的国家三级公立中医医院绩效考核排名中，跻身全国中医医院百强。

五、嵊州市中医院

该院建于 1981 年 6 月 29 日，前身为嵊县城关镇卫生院。1987 年，该院迁入中医院路 1 号；2016 年，搬迁至医院路 208 号。该院是一所集医疗、预防、保健、教学、科研于一体的二级甲等中医医院，嵊州市惠民医院，联勤保障部队第九〇三医院（原中国人民解放军第一一七医院）军地共建协作医院，温州医科大学教学医院和浙江中医药大学教学实践基地。2019 年 4 月，该院建立嵊州市中医院医共体，有三界、剡湖等 7 家分院。该院为省级文明中医院、思想政治工作先进单位、放心药房、医疗机构临床实验室考核合格单位，获浙江省卫生先进单位。

针灸科为国家中医药管理局农村医疗机构针灸理疗康复特色专科，神经内科、外科为省中医药重点专科，中医妇科为绍兴市医学重点学科，中西医结合呼吸内科为绍兴市县共建重点学科，骨伤科、神经内科、中医妇科、泌尿外科、针灸科为嵊州市医学重点学科。医院拥有“七大中心”：嵊州市残疾人康复指导中心、嵊州市基层临床检验中心、嵊州市基层医疗机构消毒供应中心、内镜中心、颈腰痛中心、治未病中心、卒中中心。医院与上海华山医院等十余家医院开展合作，2018年与浙江省中医院建立了医联体深度合作关系，对以“肝胆、胃肠、乳腺”为重点的外二科病区进行全面托管。医院建立了裘昌林、姚新苗、楼丽华、陈木扇程向东、张烁、高静芳等名医团队工作站。

截至2021年底，医院建筑面积64173.7平方米，核定床位500张，正在新建的门诊医技大楼，总面积为2万平方米。全院现有职工781人，其中卫生技术人员639人，高级职称92人，中级职称165人，硕士研究生46人，省151人才1名，省基层名中医1名，省基层名中医培养对象2名，省中青年名中医培养对象2名，省中医药新苗培养对象1名，绍兴市级各类名中医4名，绍兴市越医新苗培养对象2名，嵊州市级名中医6名，嵊州市中医药临床新秀培养对象6名。该院在编职工460人，本科及以上学历占90.43%，硕士及以上学历占10%，正副高级职称占20%。

六、新昌县中医院

该院创建于1982年，2005年被评为二级甲等中医医院，2008年整体搬迁至现址，2011年被评为省三级乙等中医医院，2013年被评为国家三级甲等中医医院。医院占地67.4亩，建筑面积5.8万㎡，总资产2.76亿元，核定床位450张，开放床位600张。现有在岗职工679人，卫技人员600人，其中中高级卫技人员351人。

医院围绕“综合能力更强，中医特色更显，管理更精，服务更优，效益更好”的愿景，坚持中西医并重，为浙江中医药大学教学医院、浙江省中医院新昌分院、浙一医院协作医院、邵逸夫医院合作医院，顺利通过“全国范围第一阶段全面提升县级医院综合能力”第三方评估。该院综合能力持续增强，在县内率先启动快速康复外科，完成卒中、胸痛、创伤中心建设，已成为中国卒中中心联盟成员，启动了中国创伤救治联盟区域创伤中心建设；急诊、重症、药事、设备等专业稳居全市中医院前列；三类、四类重大手术保持逐年高速增长，2018年出院人次居全省25家同级中医院第8位，疑难病例RW ≥ 2例数居第3位，三类、四类手术量居第5位（占比居第3位）。中医药特色持续彰显，新建了国医馆，整合针灸、推拿、康复等科室设立了中医特色诊疗中心，中医药服务网络不断健全，培养全国基层名老中医药专家1名，省基层名中医、省医坛新秀、省中医药传承与创新“十百千”人才工程（杏林工程）优秀中西医结合人才、省中医护理优秀人才、省中医护理骨干人才各1名，市名中医、市中青年名中医各2名，县名医3名，另有省基层名中医培养对象1名和省医坛新秀培养对象2名、市医坛新秀培养对象1名。医疗服务持续优化，2019年2月，作为牵头单位与南明、澄潭、镜岭、梅渚（原）、城南和东茗6家基层医疗机构（含其下属18个社区卫生服务站、33个村卫生室）组建了医共体，着力推进"六统一"，通过集团管理、整体运营、优质资源下沉，贯通服务链条，推动基层首诊、双向转诊、急慢分治和上下联动，有效提升了基层服务能力；深入推进数字化改革，依托"互联网+"医疗，深化落实"最多跑一次"改革和"看中医减少跑"，升级"医银通"，实现智能化自助就诊全覆盖；在县内率先实施"云医院""云胶片""诊间屏""影像云报告""微信、支付宝扫码付""共享轮椅"、代煎中药城区内专车专人免费送上门等一大批智慧医疗项目，建成门诊一站式服务中心。精细化管理持续增强，门诊均次费用、每出院人次费用一直保持在全市15家三级医院第3低位。2020年新冠疫情发生以来，医院在"院内、院外防控、日常诊疗"三条战线同时发力，第一时间选派徐林根院长等骨干驰援武汉、支援后备医院，实现"严防控，零感染"的既定目标，获评市抗疫先进集体2个，获湖北省委省政府抗击新冠感染"最美逆行者"、浙江省委省政府抗疫先进个人各1人、市委市政府抗疫先进个人4人。

七、新昌张氏骨伤医院

该院创建于2003年，现址为新昌县南明街道阳光路1号。医院前身为"新昌张氏伤科"，始创于清咸丰年间，被列入绍兴市第四批非物质文化遗产名录，为浙江省三级乙等中医骨伤医院。

医院以中医骨伤科和创伤骨科为主要特色，设有骨伤科、手足外科、康复科、内科、外科等五个病区，以及中医骨伤科、内科、外科、针灸推拿科、康复科等门诊科室。医院的中医治疗手段丰富，设有"治未病""冬病夏治""冬令膏方"等一批中医特色门诊。

医院获省健康促进医院、市非物质文化遗产生产性传承基地、市"五星双强"两新组织、市文明单位等荣誉称号。骨外科学被列为省临床特色学科，中医骨伤学被列为县重点学科。共有6项课题省、市、县级科研立项，完成鉴定2项，发表论文50多篇，培养县内外传承人1800多人。

截至2021年底，在编职工343人，其中中高级职称72人。医院总占地20900多平方米，总医疗建筑面积24800多平方米，核定床位300张，年门诊量119061人次，出院5337人次，业务收入13603万元。

第二节 中医服务

一、中医技术力量

截至2021年，绍兴市公立中医医院国标三级甲等医院4家，省标三级甲等医院2家。全市共有国家中医重点专科1个、农村中医特色专科7个，省级中医重点学科、专科、示范中医科共35个，绍兴市中医药重点学科、创新学科、临床专科（专病）27个，已形成院有专科、科有专病的发展格局，中医骨伤、皮肤、胃肠、妇儿、针灸推拿等一批中医药特色专科得到群众认可。全市积极推进日间综合诊疗服务等浙江省中医药管理局试点改革项目，坚持中医基层巡回门诊服务、优质医疗资源下沉街道中心医院和卫生院，全市100%的社区卫生服务中心、乡镇卫生院均能提供6类以上中医医疗技术，100%的社区卫生服务站和88.98%的村卫生室能提供4类以上中医医疗技术。2019年国家三级公立中医医院绩效考核，全市参评的4家医院两家获评B+，两家获评B，其中一家进入全国前百。

二、中医药服务网络

全市已建成以市、县中医院为龙头，以乡镇（街道）卫生院为枢纽，以社区卫生服务站和村卫生室为网底，以综合性医院、专科医院、民营医院等为补充的城乡中医药服务网络。截至2021年，全市32家综合性（专科）医院均设有中医科、中药房，全市公立综合医院和妇幼医疗机构中医中药科室设置和基层医疗机构中医馆建设达到100%覆盖。全市基层中医馆覆盖率达100%。绍兴市中医院作为2010年全省首批通过全国基层中医药工作先进单位评审的单位于2020年再次通过复审。绍兴所辖的5家区、县（市）中医院也先后通过全国基层中医药工作先进单位评审，越城区中医院于2020年接受评审。

三、医共体建设

县级中医医院牵头组建了县域医共体5个，各项配套政策和制度出台并理顺，按照浙江省定的55项任务要求，完成并持续实施49项，完成率达89%。县域中医医院医共体牵头单位主动融杭接沪，与省级、上海的医学名院、名校开展医疗技术合作，设立国内名医专家工作室11个，设置基层中医专科联合门诊21个。全市14家分院建设康复服务中心，鼓励执业医生利用休息日到村级医疗机构多点执业，财政单独予以经费补助。诸暨市实施基层医疗服务能力提升工程，实现了乡镇卫生院住院病房、中医综合服务区、急救设备设施配备三个标准化建设全覆盖。诸暨市中医院医共体组建了专业护理团队开设家政护理培训班，并为考核合格的63名人员提供医共体总院及各分院护工岗位。新昌县中医院医共体成立了药事管理与药物治疗学委员会，重新梳理并确认医共体药品目录，实现全药品目录统一。

四、中医适宜技术推广

2019年止，绍兴市投入95万元资金，在绍兴市中医院建成中医药适宜技术推广基地，并牵头5家县级中医医院，成功创建浙江省中医药适宜技术培训基地，国家基层常见病多发病中医药适宜技术推广基地中期建设通过评估。基地总结了45种具有本地特色的中医药适宜技术，制定操作手册，开通中医药适宜技术视频教育平台，采用菜单式、巡回医疗、现场指导、网络平台等多种形式，加强对基层医疗卫生机构开展中医药适宜技术的业务指导。绍兴市基层常见病多发病中医药适宜技术推广，2018年累计开展推广项目45项，受益患者86371人，举办各类培训班52次，培训基层医务人员和乡村医师2336人，共发放中医药适宜技术手册10000余册。全市实现乡镇卫生院（街道社区卫生服务中心）、社区卫生服务站和村卫生室适宜技术培训全覆盖。

五、中医信息化

绍兴市充分发挥医疗卫生服务信息化建设的传统优势，全面深化智慧医疗服务，促进中医诊疗流程便捷化和一体化。全市公立中医医院积极开辟结算支付途径，优化医院支付流程，绍兴市中医院推出门诊脱卡支付（门诊、住院均可用微信或支付宝扫码结算和刷脸支付）、医院发票电子化等便民举措；全市中医医院和基层医疗机构按照“两卡融合、一网通办”的要求，积极推进电子健康卡、电子医保卡两卡融合建设。全市医学影像进入“无胶片化时代”，患者可直接通过手机、IPAD等智能终端查看、诊断和分享影像检查资料；依托医联体，通过专家资源下沉、远程会诊、共享中心、空中诊室等“互联网+”方式，有效提升远程医疗服务效率和质量。我市充分运用基层医疗卫生机构中医诊疗区健康信息平台开展中医诊疗、体质辨识、远程会诊、健康管理、经典理论学习等，“智慧中医”显著提升了基层医疗机构中医药服务能力。目前，我市共有省基层医疗卫生机构中医馆“健康信息平台”试点单位54家，实现“网上中医馆”区、县（市）全覆盖。

六、中医补充力量

通过高层次人才引进、学科联建、中药房共建等措施，全市32家综合性（专科）医院设有中医科、中药房，全市公立综合医院和妇幼医疗机构中医中药科室设置达到100%；绍兴市上虞区人民医院、诸暨市人民医院、嵊州市人民医院、新昌县人民医院等公立综合医院设置中医专科、中西医结合病区、中医名医养生馆等；中医肿瘤、肾病、消化、妇幼保健、耳鼻喉等具有突出疗效的中医特色专科邀请省内外名中医定期坐诊；绍兴市人民医院、绍兴市中心医院、绍兴二院等3家综合性医院陆续创建为全国综合医院中医药示范单位。全市持续加大民营中医医疗机构建设力度，市政府研究制定了《关于进一步支持社会力量提供多层次多样化医疗服务的实施意见》《加快现代服务业高质量发展若干政策》等激励性文件，明确民营医疗机构创建等级医院、购置医疗设备、创建重点学科、专科和重点实验室财政补助政策，全市已建设民营中医专科医院6家。

七、中医外延服务

根据浙江省统一部署，全市于2013年11月起，启动实施了老年人中医体质辨识健康指导和儿童中医调养健康管理项目。部分区、县（市）为基层配置中医体质评估仪，将老年人的年龄段扩大到60岁以上，并根据体质评估结果，指导居民进行个体化的食疗药膳、情志调摄、体质调养等养生保健活动。全市开展孕产妇、高血压、糖尿病等人群的中医药健康管理试点工作。2017～2019年，全市接受中医体质辨识服务的老年人108.2万人；接受中医调养指导服务的0～36个月儿童16.09万人；目标人群的覆盖率达55.56%和53.24%。发挥中医药在家庭医生签约服务中的特色优势，部分基层卫生院推出个性化签约服务包，免费为签约对象提供 128 元的套餐服务，套餐内容包括 B 超、心电图、血常规以及针灸、推拿等中医药适宜技术服务。

第三节 越医文化传承

越医文化源远流长。2008 年，绍兴市卫生局提出进一步传承越医文化的工作要求及越医文化申遗目标，借绍兴市创建全国农村中医工作先进市验收及“中医中药中国行”走进绍兴活动的东风，绍兴市卫生局组织编撰《越医千年》，启动越医经典再造工程，首期编印张景岳的《景岳全书》(精选)。在“中医中药中国行”走进绍兴启动仪式上，举办两书的首发式及绍兴市中医药文化研究所成立授牌仪式。时任国家中医药管理局局长王国强为《越医千年》一书作序，高度评价越医在中医学史上的地位和作用，以及今天弘扬越医文化的重大现实意义。这两部书被专家誉为浙江省中医药文化精品工程的首批成果。

2009 年 6 月，“越医文化”入选浙江省非物质文化遗产代表性项目名录。

2009 年 11 月，绍兴市人民政府、浙江省卫生厅、浙江省中医药管理局、浙江中医药大学联合主办，绍兴市卫生局、绍兴市中医药文化研究所、绍兴市中医院承办的全国首届越医文化论坛暨张景岳学说研讨会在绍兴成功举行。会上，绍兴市政府首次对十位名中医进行命名表彰。

2010 年，结合绍兴市新医改政策的实施，把弘扬越医文化工作融入新医改实践中。以越医的良好医德，教育激励医务人员树立全心全意为人民服务的思想；用越医与患者间感人的故事，构建良好的医患关系。在病人中倡导“治未病”理念，将越医专科世家的秘方妙术，应用于临床实践，取得显著效果。在中医名院、中医药重点学科（专科）创建过程中，传承越医工作发挥着更大作用。绍兴市中医院是浙江省中医名院创建单位，该院的中医骨伤科是省中医药重点学科，结合越医中“三六九”伤科、顾氏伤科、陈氏伤科的特色专科优势，将传统中医正骨技术及文献研究作为学科的主攻方向之一，与科研结合，《绍兴“三六九”伤科文献研究》《近代绍兴医家撰写的医籍研究》《压端牵手法复位夹板外固定治疗伸直型儿童桡骨远端骨折临床研究》分获浙江省中医药科技奖、绍兴市科技奖三等奖，《顾氏伤科文献研究》获浙江省中医药科学技术奖二等奖。

2011年，续编《绍兴中医药》杂志（内部刊物），作为学术交流、传播越医文化的平台，历年合订本均被绍兴图书馆收藏。通过政协平台，为保护、传承“越医文化”建言献策。由沈钦荣委员撰写、代表农工党绍兴市委员会“关于建立越医文化博物馆的建立”的集体提案，作为市政协大会交流，引起市委、市政府的高度重视。《重视绍兴专科世家的保护与传承》《关于目前绍兴中医专科世家的现状及建议》的调研报告，受到相关部门重视并得到落实。近代中医名家曹炳章墓因附近石料场的开采面临被毁危机，沈钦荣委员通过政协社情民意呼吁，阻止了开采；又牵线华通医药股份有限公司，出资对曹炳章墓及墓道做了大规模修复，社会反响良好。与越文化研究会、乡土文化研究会联合开展活动，积极与杭州、温州、金华、宁波、湖州等地开展区域间交流，去机关、企业、学校、绍兴市图书馆越州大讲堂宣传越医文化，与越医文化的传承基地绍兴职业技术学院、秀水小学、天姥中医博物馆、浙江景岳堂药业有限公司建立合作。

近十年来，借助绍兴市中医药文化研究所平台优势，总结越医名家学术思想和临床经验，深挖“绍派伤寒”遗产。“越医文化”列入相关高校和职业学校的校本教材和地方特色课程，中医药教育列入中小学基础教育拓展性课程体系，全市小学五年级《中医药与健康》课程全面实施。

2017年，浙派中医首场宣传巡讲活动在绍兴举行。

2018年，绍兴市卫健委确立了立高标杆，推动市、县（区）中医院做大做强，起到引领、标杆作用；夯实基础，在“双下层、两提升”基础上，做好基层中医化工作；多元发展，扶持中药企业、民营资本中医院（中医馆），医药携手，国有民营互补，共同推动绍兴中医药事业发展；文化自信，传承、弘扬越医文化，打造越医文化“金名片”的中医工作思路，全市启动越医文化“六个一”建设，以挖掘资源优势、构建多元格局、文化引领发展为目标，重点围绕建设一个越医文化展示馆、打造一条越医文旅之路、传承一批越医名师名科成果、挖掘一批越医经典名方、编印出版一本越医专著、制作一部越医宣传片6个项目来打造越医文化金名片。7月1日，在纪念《中医药法》颁布实施一周年之际，绍兴市中医药学会、绍兴市中医院与兰亭书法艺术学院合作，将传统医药内容与书法绘画传统艺术相结合，以中药名写成对联，以中药材作成画，向年轻人传播中医药文化，起到了良好效果。同年，由中华中医药学会、浙江省中医药学会主办，绍兴市中医药学会、绍兴市中医院、浙江景岳堂药业有限公司承办的《纪念张景岳诞辰455周年暨改革开放四十周年张景岳学术传承发展研讨会》在绍兴召开。同年7月1日，在纪念《中医药法》颁布实施一周年之际，绍兴市中医药学会、绍兴市中医院与兰亭书法艺术学院合作，将传统医药内容与书法绘画传统艺术相结合，以中药名写成对联，以中药材作画，向年轻人传播中医药文化，取得了良好效果。日本东洋学术出版社的学者专程来绍访问越医文化专家，并在日本《中医临床杂志》上发表专访文章。

2019年，绍兴市中医药学会、绍兴市中医院与张桂铭艺术馆合作，举办“天医济世”书画展，并召开座谈会，纪念越医倪涵初；上海市中医药学会医史文献分会专家来绍访问，传经送宝。《当代越医经验方集萃》完成征集编撰，书稿交出版社；绍兴市中医药学会中医经典临床应用研究专委会成立；越医文化宣教平台机制建立，全市有省级中医药文化宣传教育基地建设单位1家、“越医文化传承实践基地”3家、民资建成中医博物馆1家、具有中医药文化陈列室等宣教功能的单位469家；开展“中医中药中国行”活动专场15场次；全市中医药健康文化进村居普及率达100%；绍兴市疾控中心中医药健康文化素养抽样调查显示，居民中医药健康文化素养达29.91%，远远高于全国平均水平。

2020年，绍兴市中医药学会组织专家在《绍兴中医药》微信公众号等平台，宣传、播讲越医防疫经验，很受大众欢迎。

2021年6月，“绍派伤寒”入选第五批国家级非遗项目。该项目保护单位绍兴市中医院，与绍兴职业技术学院、浙江震元股份有限公司、浙江华通医药有限公司、绍兴市人民医院、绍兴市中心医院、绍兴市第七医院、诸暨市中医医院、柯桥区中医医院、上虞区中医医院、嵊州市中医院、新昌县中医院、秀水小学、新昌天姥中医博物馆十三家单位签订了国家级非遗项目绍派伤寒传承合作协议，打造传承实践基地，做好非遗项目“见人、见物、见生活”保护传承工作。目前，全市有“顾氏伤科、绍派伤寒疗法（傅氏伤寒）、石门槛钱氏妇科、祝氏草科、下方寺西房秘传伤科疗法”等9个传统中医药项目列入绍兴市级非物质文化遗产项目名录，“越医文化”“‘三六九’骨伤”列入省级非遗项目名录。

习近平总书记强调：“切实把中医药这一祖先留给我们的宝贵财富继承好、发展好、利用好，在建设健康中国，实现中国梦的伟大征程中谱写新的篇章。”“传承精华，守正创新。”这不仅为中医药事业发展指明了方向，更提振了全国中医药工作者的精气神，为在国家战略中谋划中医药事业高质量发展增添信心。

通过传承实践，越医后人认识到，传承工作融入百姓生活，有益于构建文明社会，促进实现中国梦，这是其现实意义所在；调动社会多方资源，不同行业优势互补，调动他们参与传承越医文化的积极性，是开展工作的重要方式；谋求传承工作的可持续发展，是努力的目标；明确其现代意义、现实价值，适应当今年轻人乐意接受的传播方式，是工作的重点。

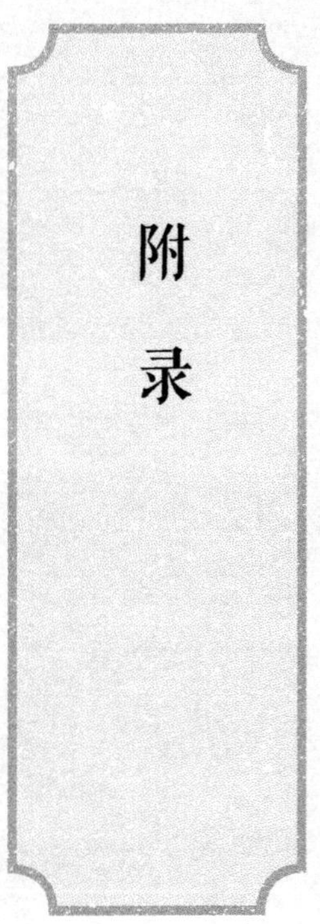

附录

附录一 大事记

汉～唐

东汉建武十四年（38），会稽大疫。

东汉元初六年（119）夏，会稽大疫。

东汉，魏伯阳著《周易参同契》三卷，历代丹道家咸尊此书为万古丹经王。会稽上虞王充著《养性》十六篇。

晋代葛洪曾至上虞太平山、剡西白山炼丹。

梁代陶弘景到会稽郡采药，在当地宴请采药人，今绍兴县陶堰由此得名。

唐代元和元年（806）夏，浙东大疫，死者大半。

唐代谢玄卿好呼吸引年之术，近百岁而精力不衰。

唐代罗晌见民间病者舍医药祷淫祀，下令止之。

宋

熙宁八年（1075），会稽旱饥民疫。

大观元年（1107），陈师文、裴宗元等编撰《太平惠民和剂局方》。

绍兴元年（1131）秋，绍兴府大疫。十二月，火灾复作，民多饥疫。石门槛钱氏妇科曾为高宗的后妃诊治。

乾道元年（1165），会稽县三月盛寒，蚕麦损败，民饥疫死。余姚、诸暨大饥。

宋代，杨文修著《医衍》；王宗正著《难经疏义》；陆游著《陆氏续集验方》。

元

大德四年（1300），诸暨县疫病流行，饥民造反。

至大元年（1308）春，绍兴大疫，诸暨、嵊县疫。

至正二十年（1360）夏，绍兴路山阴、会稽大疫。二十二年四月，绍兴大疫。

明

洪武十五年（1382），嵊县设医学及惠民药局。十七年新昌县设惠民药局。

洪武三十一年（1398），御医戴思恭升任太医院使、奉政大夫。

正统九年（1444）冬，绍兴、宁波、台州瘟疫大作。及明年死者三万余人。

嘉靖九年（1530）冬，绍兴府瘟疫大作。

万历十五年（1587），山阴、会稽、上虞县自秋至冬至始晴，大饥。次年，又淫雨，疫疠交作。

万历四十年（1612）五月，诸暨有黑雾障天，行人冒之即疫，茹腥者必死。

万历四十五年（1617），朝鲜御医崔顺立等来太医院交流学习，御医傅懋光为正教，并将答辩内容编撰《医学疑问》一书。

明代，马莳著《黄帝内经素问注证发微》《黄帝内经灵枢注证发微》，后者为《灵枢经》全书注释的第一家。徐凤著《针灸大全》。

天启四年（1624），张景岳《类经》刊行。

清

顺治十六年（1659），诸暨大旱岁饥，民食观音土，多死。

顺治年间，祁坤任御医，著《外科大成》。

康熙二十二年（1683），山阴瘟疫流行。

康熙三十三年，陈士铎《洞天奥旨》刊行。

康熙三十九年（1700），山阴岁荒加时疫，副使郑瑄奉命设立药局，延孙夔和主之，全活无数。

乾隆三年（1738），诸暨县创办育婴堂。

乾隆四年（1739），祁宏源、吴谦等同编《医宗金鉴》。

乾隆五十七年（1792），绍兴县置同善局。

道光二年（1822），刘世洙、姜尧、王锡诏等捐资建绍兴育婴堂。

道光九年（1829），章楠著《医门棒喝》。次年，李锡瓒在嵊县城内建青藤医馆。

道光十三年（1833），诸暨县清明雪，久旱大疫。嵊县三四月大疫。

同治二年（1863）二月，山阴淫雨，桑麦稻秧俱伤；夏旱大疫。

光绪十二年（1886），上虞县经绅文创办牛痘局。十四年秋，上虞县时疫流行。

光绪二十四年（1898），周伯度著《六气感证要义》。

光绪二十八年（1902），诸暨赵炜堂、孙笃庆等发起创设诸暨县施医局。二十九年，绍兴县成立同义施医局。

光绪三十一年（1905），上虞县警察局设立卫生警1名，督促临街商店、居民清扫门前垃圾。

光绪三十四年（1908）三月，绍兴成立绍郡医药学研究社。六月，《绍兴医药学报》创刊。

宣统二年（1910）三月，高福林在绍兴城内建成基督教医院。

中华民国

民国2年（1913），中国红十字会绍兴县分会成立。曹炳章、何廉臣创设和济药局，创办《医药卫生报》。

民国3年（1914），吕春和创设嵊县成春医局。裘吉生在绍兴创办中西医兼备的裘氏医院。次年3月，神州医药会绍兴分会成立。

民国5年（1916）1月，上虞县余上永济医院及永济医学校成立。8月，孙中山到绍兴视察，为绍兴裘吉生题“救民疾苦”。

民国6年（1917）9月，绍兴福康医院创办绍兴福康高级护士职业学校。

民国8年2月，嵊县芷湘医院开始应诊。

民国9年（1920）6月，诸暨县汤伯熊等人合力创办诸暨病院。5月，绍兴县同善施医局成立。

民国14年（1925），封育仁在绍兴蕙兰桥创办“妇孺医院”。次年7月，李大桢在绍兴城区创办越中医院。

民国16年（1927），中国红十字会上虞分会成立。张爱白在绍兴城区创办处仁医院。

民国18年（1929），裘吉生、曹炳章、何幼廉赴沪出席全国医药团体总联合会大会，裘吉生被选为大会执行主席。

民国20年（1931）9月，绍兴国医公会成立。

民国21年（1932）夏，上虞、嵊县霍乱流行。7月，梁超坤在嵊县开设妇产科诊所，称超坤医院。

民国22年（1933），杨则民在《浙江中医专门学校校刊》发表论文《内经之哲学的检讨》。10月，诸暨县立医院开业。

民国24年（1935），郭若定主编的《明日医药》杂志在北平创刊。

民国29年（1940），绍兴专区各县霍乱流行，患病5184人，死亡1090人。

民国35年（1946）1月，浙江省立绍兴医院成立。次年8月，“浙江省绍属七邑联立高级职业学校”开办，设医事科，包括护士和助产士两个专业。

民国37年（1948），在浙江省立绍兴医院成立“宁绍医院联合会”。参加者：宁波华美医院、绍兴福康医院、慈溪保黎医院、余姚阳明医院等11所医院。

民国38年（1949年5月7日），浙东人民解放军解放绍兴。6月23日成立浙江省第十专员公署。

中华人民共和国

1949年

10月，绍兴市人民政府成立。

11月，浙江省第十行政专员公署改为绍兴专员公署。

1950年

10月，绍兴专区专员公署设立卫生科。

是年，成立各县人民政府卫生院，成立绍兴市中医师协会。

1951年

9月28日，绍兴市医务工作者联合会成立。

是年，各县均成立了卫生工作者协会。

1952年

1月，华东军政委员会批准撤销绍兴专区，专署卫生科同时撤销。

8月，成立各县人民政府卫生科。

9月12日，浙江省卫生厅批准绍兴福康高级护士职业学校与浙江省立绍兴医院卫生技术学校合并为浙江省绍兴卫生学校。

11月30日，成立绍兴市国家工作人员公费医疗管理委员会，对国家工作人员实行公费医疗制度。

1953年

1月，浙江省人民政府通知，将绍兴市和绍兴县划归宁波专区领导（上虞、新昌、嵊县于1952年1月划归宁波专区）。诸暨县划归金华专区领导。

1954年

7月29日，绍兴市中医代表大会召开。会上各位老中医情绪高涨，献秘方、授绝技，纷纷表示要为新时代贡献自己的力量。

10月，浙江省立绍兴医院改名为绍兴市第一医院。绍兴福康医院改名为绍兴市第二医院。

1955 年

5 月 18 日，绍兴二院正式开设中医科，聘请中医傅再扬（内科）、俞修源（妇科、内科）、张成美（针灸）3 人，中药师 1 人。

6 月 25 日，邀请中医代表 30 人，吸收西医代表 5 人，召开中医代表会议，共商发展中医大计。

7 月 18 日，浙江省卫生厅发出通知，对绍兴二院傅再扬中医师运用鱼虱子治疗直肠癌一事作出表扬。

1956 年

是年，根据“系统学习，全面接受，然后加以整理提高”的方针，动员组织西医学习中医，派绍兴市人民医院 22 人学习中医。

根据“自愿互利，民主管理，集体经营，政府领导”的联合诊所组织原则，至 1956 年底，市区成立中医联合诊所 13 个、中西医联合诊所 3 个，参加公立卫生机构的中医有 5 人。

1957 年

9 月，国务院批准将诸暨县、萧山县划归宁波专区。从此，原属绍兴地区的各县卫生科均改由宁波专区卫生科领导。

1958 年

4 月，绍兴县与绍兴市合并，建立绍兴县卫生局。

9 月，开办绍兴医学专科学校，设医疗专修科和中医专修科两个专业。

11 月，新昌、嵊县两县合并，原新昌县人民医院改为嵊县人民医院新昌分院。

是年，成立诸暨、上虞、新昌、嵊县卫生学校。

1961 年

12 月，分设嵊县、新昌县，恢复新昌县人民医院、新昌县防疫站。

是年，各县全力防治浮肿病、妇女病、小儿营养不良。绍兴第一医院“四季感冒的辨证论治”获中央卫生部科技成果三等奖。

1963 年

是年，各县卫生科（局）首次开展卫生技术人员的技术职称晋升。上虞县 6 个区级卫生院由全民所有制转为集体所有制。

1964 年

9 月，浙江省人民委员会通知设立绍兴专员公署，将宁波专区的绍兴、上虞、嵊县、新昌、诸暨五个县划归绍兴专区。

1969 年

3 月，绍兴卫生学校开始为农村举办“赤脚医生”培训班。

10 月，浙江医科大学在新昌县、诸暨县两所县人民医院设立教学点，开办“新医班”“试点班”等。

1971 年

6 月，绍兴县城关镇防治院成立。

1973 年

1 月，绍兴地区药品检验所成立。

5 月，绍兴地区医药卫生科技情报站成立。

是年，创办《绍兴医药卫生》杂志，1984 年改名《绍兴医学》杂志。

1974 年

9 月，绍兴地区开展中药材及中成药质量大检查，处理伪劣中药材 11 种，变质中成药 44 种。

1976 年

12 月 3 日，经绍兴县人民政府批准，成立“绍兴县城关镇中医院”。

1978 年

10 月，创办浙江医科大学绍兴分校。

12 月，上虞县中医院成立。

是年，由绍兴地区医院、绍兴第二医院等 31 个单位协作完成的“针麻甲状腺手术”科研项目，获 1978 年全国科学大会奖。

1979 年

8 月，绍兴地区卫生局开展卫生技术人员的技术职称考核晋升工作。绍兴卫生学校 2009 平方米的理论教学馆竣工。

11 月，嵊县、诸暨县卫生进修学校成立。

11 月，中华全国中医学会浙江省绍兴地区分会成立。中华医学会浙江省绍兴地区分会成立。

1980 年

4 月，建立绍兴地区公费医疗办公室，设在地区卫生局内。

1981 年

7 月，嵊县中医院、新昌县卫生进修学校成立。

10月，经浙江省卫生厅批准，绍兴市中医院（县级）成立。

10月，徐荣斋出席首届中日伤寒学术研讨会（北京），并作大会发言。

1982年

3月，新昌县中医院成立。

6月，浙江省中医学会医史学会第三次医史会议在绍兴召开，绍兴市中医学会在鲁迅图书馆内举办“绍兴市医史文物展览”。

1983年

5月，上虞县卫生进修学校成立。

6月，诸暨县中医院成立。

10月，绍兴市卫生局接管绍兴市妇幼保健院、绍兴市中医院、绍兴市传染病医院。

10月，景岳学说研究论文报告会在绍兴举行，来自全国20个省（市）的100多名代表到会，数十名知名学者在会上作学术交流。

是年，绍兴市中医院举行“绍派伤寒”学术研讨会。

是年，《绍兴中医药》杂志被收入《中医年鉴》。

是年，俞岳贞被评为浙江省名老中医。

1984年

1月，经绍兴市人民政府批准，绍兴市中医院升格为省辖市级综合性医院。

4月，建立绍兴市卫生干部进修学校，撤销地区妇幼保健站。

6月，成立绍兴职工中等卫生学校，校址设在诸暨市浣纱南路122号。

11月，卫生部长崔月犁为绍兴市中医院题写院名。

是年，《绍兴中医药》杂志收入《中医年鉴》。

是年，顾仁瑞、朱惜民，王小乐、董菊泉、顾仁生、章柏年、童鹤松、应之光、裘祥瑞、竹庆祥、张维湘、俞岳真、沈宪占、梁桢、马士敏、包源荣、葛剑文、陈亮、胡震远、陈觉仙、钱兆麟、傅松春、傅松樵、张又良、王慈星、郭肇能、郭显庭、寿乃润等28人被命名为绍兴市级名老中医。

1985年

8月15日，绍兴市人民政府批准在绍兴第一中学操场当众销毁124种假劣药品，价值20873元。

9月，绍兴市委、市政府作出“关于开展争做文明市民建设文明古城活动的决定”。

1986年

3月，经绍兴市政府批准，绍兴市中医院在人民东路东首草籽田头定点扩建。

5月，中国中西医结合研究会绍兴分会成立。

5月15日，中央卫生部胡熙明副部长到绍兴市中医院视察。

8月22日，浙江省职改领导小组〔1986〕19号文件批准，同意绍兴市中医院为浙江省卫生技术职务聘任制试点准备工作单位。

11月15日，绍兴市府办〔1986〕56号文件批准，绍兴市中医院转为全民所有制单位。

1988年

8月，绍兴市教委〔1988〕122号文件批准，绍兴市中医院创办“绍兴市中医学校”，第一期设伤科、内科两个班，招生93名，学制三年。

1989年

12月，浙政办〔1989〕870号文件批准，同意陈天祥、于真健于1990年4月赴日本富山医科药科大学进修1年。

1991年

6月15日，绍兴市中医院举行上新门、急诊楼落成典礼。

10月，绍兴市公费医疗管理委员会成立。

是年，绍兴市卫生局下发《绍兴市医学科技进步奖励办法》，当年绍兴市通过市级医学科技成果鉴定7项。

1992年

8月，浙江省绍兴卫生学校附属医院挂牌成立。

10月，上虞撤县设市。

是年，绍兴市被授予“国家卫生城市”称号。

是年，浙江省卫生厅批准，下列医院为一级甲类医院：绍兴县第四医院、上虞市人民医院、嵊县人民医院、新昌县人民医院、诸暨市中医院；下列医院为一级乙类医院：诸暨市牌头医院、诸暨市枫桥医院、越城区人民医院、上虞区崧厦医院、嵊县中医院、新昌县中医院。

1994年

12月，绍兴市卫生防疫站与越城区卫生防疫站合署办公。

是年，越城区与绍兴市合署办公，原越城区街道（乡镇）卫生院归绍兴市卫生局直管。

1995年

4月，绍兴市公立医院综合配套改革总结大会在绍兴市妇幼保健院召开。

4月，绍兴市卫生系统职业道德建设动员大会召开。

5月，绍兴市妇幼保健院在浙江省内率先实行了首问负责制。

6月，绍兴第四医院（轻纺城医院）成立。

9月28日，绍兴市中医院人民路新门急诊楼开诊庆典。

12月7日—9日，浙江省中医药管理局组织中医医疗机构评审委员会检查组对绍兴市中医院进行国标二级甲等中医医院及省文明中医院检查验收。

是年，绍兴市老年医院在绍兴市第六人民医院挂牌成立。

1996年

12月27日，全市振兴中医中药工作会议召开。

1997年

8月13日，卫生部部长张文康视察绍兴市中医院。

8月27日，浙江省卫生厅授予诸暨市等8个县（市）为“浙江省农村中医工作先进县”称号。

1999年

4月，全市卫生系统人事制度改革动员大会召开。

6月，绍兴市卫生防疫站分设为绍兴市疾病预防控制中心和绍兴市卫生监督所。

9月，绍兴市疾病预防控制中心与绍兴市第六人民医院合并，组建绍兴市疾病预防控制中心。

10月21日，卫生部副部长兼国家中医药管理局局长朱庆生一行，在浙江省卫生厅陈晓非副厅长和浙江省中医药管理局张平局长及绍兴市卫生局陆国范副局长的陪同下，视察绍兴市中医院。

2000年

1月13日，浙江省教委、省计经委批复同意，绍兴卫校划入绍兴文理学院，组建绍兴文理学院医学院。

2月，绍兴市卫生学校附属医院昌安新址开诊。

3月24日，绍兴文理学院医学院成立。

7月，绍兴市（县）行政区划变动，马山、皋埠、鉴湖、东浦、斗门五个镇的人民医院和绍兴八院（原称第二医院分院）划归绍兴市越城区管辖。

9月1日，绍兴市卫生系统医学教育中心培训部成立，挂靠在绍兴市人民医院。

2001 年

1 月，绍兴市卫生局将绍兴市第五医院等 11 家医疗单位，移交越城区计划生育与卫生局管理。

4 月 13 日，根据浙江省卫生厅统一部署，全市开展以查处制售假冒伪劣食品、一次性输液器和非法行医等为重点的“三项整治”活动。

4 月，绍兴市公费医疗管理办公室、绍兴市药检所分别划归绍兴市社会保险事业管理局和绍兴市药品监督管理局，绍兴市卫生局的药品监督管理职能划归绍兴市药监局。

8 月 20 日，绍兴市人民政府出台《绍兴市人民政府关于贯彻实施浙江省发展中医条例的若干意见》(绍政发〔2001〕105 号）和《绍兴市人民政府关于印发绍兴市中医事业发展十五计划的通知》(绍政发〔2001〕104 号)。

11 月 24 日，首次举行的卫生专业技术人员初级资格全国统考开考，绍兴市有 721 名医务人员参加了考试。

2002 年

1月，绍兴市疾病预防控制中心与绍兴市第六人民医院分设。

1 月，对第一批 13 个市级医学重点学科正式授牌。7 月，绍兴市疾控中心的流行病学科等 11 个医学学科被列为第二批绍兴市医学重点建设学科，并签订了为期 3 年的建设合同。

2 月 5 日，绍兴市人民政府印发《关于推进城镇医药卫生体制改革的实施意见》(绍政发〔2002〕7 号)。

3 月，绍兴市卫生局在城市广场举行《医师资格证书》首次颁发仪式，执业医师代表宣誓。

8 月 18 日，绍兴博爱医院（民营）举行开业典礼。

2003 年

2 月 15 日，浙江省委书记习近平到新昌县人民医院看望尉可见老人（原中共中央政治局常委尉健行之父)。

4 月 10 日，绍兴市人民政府召开全市非典型肺炎防治工作会议。

4 月 19 日，绍兴市卫生局召开全市卫生系统非典型肺炎防治工作会议。

6 月，绍兴市第五人民医院更名为绍兴市咸亨医院。

7月，绍兴市继续医学教育中心从绍兴市人民医院分出，办公地址迁至绍兴市延安路 468 号。

10 月 11 日，绍兴市人民政府印发《绍兴市防治传染性非典型肺炎应急预案》（绍政发〔2003〕91 号）。

10 月 18 日，绍兴市中医院举行新住院大楼落成暨绍兴市中西医结合脊柱及关节病研究所成立仪式。

11 月 6 日，绍兴市机构编制委员会同意成立绍兴市急救中心，相当于正科级全民事业单位（绍市编〔2003〕48 号）。

11 月，中国医科大学绍兴华宇医院（民营）开业。

2004 年

1 月，绍兴市人民医院举行新院区开工典礼。

9 月 21 日，绍兴市卫生局召开市直健康教育讲师团成立大会，举行健康教育讲师团授牌仪式，并向全体讲师团成员颁发聘书。

11 月 10 日，绍兴市委、市政府召开了市区实施新型农村合作医疗制度的动员大会。

2005 年

1 月，绍兴市卫生局批复同意在绍兴县齐贤人民医院的基础上设置绍兴县中医院。

2 月，浙江省卫生厅公布绍兴市人民医院为三级甲等综合性医院、绍兴市中医院为三级乙等中医医院。

9 月 21 日，绍兴市惠民医院在绍兴市中医院举行挂牌仪式。

11 月，绍兴县成功创建绍兴市首个国家卫生县城。

12 月 31 日，国家中医药管理局授予诸暨市“全国农村中医工作先进市”称号。

12 月 26 日，绍兴市中医院国医馆正式开馆。

2006 年

7 月 21 日，新昌县中医院党委书记陈建民率浙江省第十二批中国援非医疗队，执行为期 2 年的援非任务。

2007 年

5 月 24 日，奥地利蒂罗尔州市医院院长访华代表团一行 12 人，来绍兴市中医院交流访问。

5 月 28 日，绍兴文理学院医学院附属医院更名为绍兴文理学院附属医院。

5 月 30 日，绍兴博爱医院与绍兴文理学院签订协议，博爱医院与绍兴文理学院附属医院实施资源重组。

6 月 29 日、30 日，绍兴文理学院附属医院从昌安院区整体搬迁到城东院区。

10月，绍兴市人民医院举行新院启用仪式。

2008年

4月，绍兴市继续医学教育中心成立。

5月，绍兴市卫生系统向四川地震灾区选派2名心理医生、2名外科医生、6辆救护车、12名驾驶员。

6月，经绍兴县人民政府研究决定，民营绍兴华宇医院和绍兴第四医院整合成立绍兴县中心医院。11月，绍兴县中心医院正式运营。

6月28日，绍兴市中医院门诊住院医疗楼举行奠基暨开工仪式。

7月，浙江省卫生厅授予绍兴县“浙江省农村中医工作先进县”称号。

8月，浙江省卫生厅授予新昌县“浙江省农村中医工作先进县”称号。

9月，经绍兴市机构编制委员会同意，绍兴市中医院增挂“绍兴市中医药文化研究所”牌子。

10月29日，由国家中医药管理局、卫生部联合中宣部等22个部委共同发起的大型科普宣传活动“中医中药中国行——走进古城绍兴”，绍兴站启动仪式在城市广场举行。

12月21日，国家中医药管理局组织评审专家组，对绍兴市创建“全国农村中医工作先进市”工作进行了全面评审验收。

2009年

6月22日，“越医文化”入选第三批浙江省非物质文化遗产名录。

8月17日，绍兴市人民政府令〔2009〕95号颁布《绍兴市医疗纠纷预防和调解处理办法》。

8月28日，绍兴市政府召开绍兴市医患纠纷人民调解委员会成立大会。

10月，卫生部副部长、国家中医药管理局局长王国强一行到绍兴县视察农村中医工作。

11月2日，由绍兴市人民政府、浙江省卫生厅、浙江省中医药管理局、浙江中医药大学联合主办的首届越医文化论坛暨张景岳学术思想研讨会在绍兴举行，10名绍兴市名中医受表彰。

2010年

5月11日，绍兴市咸亨医院更名为绍兴市第五人民医院，第二名称为绍兴市眼耳鼻喉科医院。

6月，绍兴市人民政府召开实施基本药物制度工作会议，宣布从2010年7

月 1 日起，全市各地由政府举办的城乡社区卫生服务机构全面实施国家基本药物制度，同步实行药品零差率销售。

11 月 10 日，绍市人才办〔2010〕10 号文认定绍兴市第六人民医院李兰娟院士团队为绍兴市首批院士专家工作站。

12 月 28 日，绍兴市人民政府与浙江大学开展医学合作暨浙江大学绍兴医院揭牌仪式。

2011 年

2 月，续办《绍兴中医药》杂志。

4 月 29 日，绍兴市政府召开全市深化医药卫生体制改革工作会议。

5 月 16 日，上虞市中医院举行浙江省中医院上虞分院、浙江中医药大学教学医院签约授牌仪式。

6 月 26 日，上虞市正式启动实施县级公立医院综合改革，至此，我市所辖各县（市）已实现县级公立医院综合改革全覆盖。

7 月 29 日至 31 日，国家中医药管理局对绍兴市中医院进行三级甲等中医医院评审。

9 月 4 日，绍兴市政府召开市级公立医院综合改革试点工作动员大会。

9 月 17 日，绍兴市召开实施新模式住院医师规范化培训启动大会，标志着我市正式启动实施这项工作。2012 年，全市参加新模式住院医师规范化培训共 324 人，其中西医 262 人，中医 62 人。

9 月 27 日，新昌县中医院举行建院 30 周年庆典暨浙江中医药大学教学医院、浙江省中医院新昌分院授牌仪式。

12 月，上虞市获“全国基层中医药工作先进单位”称号。

2012 年

6 月，绍兴市中医院被认定为浙江省第一批中医住院医师规范化培训基地，中医内科、中医外科、中医骨伤、中医眼科、中医儿科、中医康复、中医推拿、中医全科、针灸 9 个学科被确定为培训学科。

7 月 30 日至 31 日，国家中医药管理局 2012 年三级中医医院评审专家组一行 18 人，在辽宁省中医药管理局局长曹建波的带领下，对绍兴市中医院进行等级医院评审工作。

2013 年

11 月 22 日，绍兴市卫生局、越城区人口计划生育和卫生局、柯桥区卫生局、绍兴高新区社会事业局、袍江开发区社会事业局、镜湖新区社会事业局共同举行行政区划调整管理职能移交会议，并签订移交备忘录。

12 月 3 日，全省县域卫生信息化推进工作会议在新昌召开。

是年，制定下发了《绍兴市基层中医药服务能力提升工程实施意见》，与各区、县（市）签订《绍兴市基层中医药服务能力提升工程任务责任书》。

绍兴市中医院、诸暨市中医医院、上虞区中医院、新昌县中医院被评定为国标三级甲等中医医院，绍兴县中医院、嵊州市中医院、新昌县张氏骨伤医院通过省级评审。

2014 年

4 月 21 日，绍兴市中医院理事会成立。绍兴市中医院是绍兴市事业单位法人治理结构建设试点中唯一的一家市本级试点单位。

6 月 30 日，“绍兴健康网、绍兴市预约诊疗平台”开通仪式在国际大酒店举行。

11 月 6 日，绍兴市政府召开全市分级诊疗试点工作的启动会议。

12 月 30 日，绍兴市政府召开全市创新公立医疗卫生机构药品集中采购与定价机制试点工作的启动会议。

是年，新昌县成功创建全国农村中医药工作先进单位。

绍兴市中医院“治未病”项目被列入国家中医药预防保健及康复能力建设单位。

绍兴市组织开展绍兴市第三批农村（社区）中医特色专科创建，18 个专科通过评审并被命名。

绍兴市组织开展第六批省级名中医、浙江省第二批基层名中医候选人评选推荐，1 人获第六批省级名中医称号，5 人列入省第二批基层名中医培养计划。

2015 年

是年，全市通过全国基层中医药工作先进单位周期复评。

绍兴市人民医院、绍兴市中心医院列入全国综合医院中医药工作示范单位名单。

制定《绍兴市中医药适宜技术示范基地建设项目实施方案》，全市共开展中医药适宜技术培训 11 次，培训基层卫技人员 800 余人次，推广适宜技术 16 项。

2016 年

是年，绍兴市政府印发《关于加快绍兴市中医药健康服务发展的实施意见》《绍兴市基层中医药事业发展三年规划》，成立市中医药工作领导小组，明确各部门牵头负责的重点任务，推动中医药健康服务业发展。

绍兴市被国家中医药管理局再次确认为全国基层中医药工作先进单位。

绍兴市卫生和计划生育委员会与浙江中医药大学联合在市本级、柯桥区、上虞区、诸暨市、新昌县五个教学点开设“西医人员学习中医”培训班，培训临床医生400余名。

2017年

7月，“浙派中医”首场宣传巡讲活动在绍兴举行。

是年，绍兴市卫生和计划生育委员会联合发展和改革局、人力资源和社会保障局、市场监督管理局制定下发全市《基层中医药服务能力提升工程“十三五”行动计划》。

绍兴市启动市级中医优势病种建设工作，第一批纳入了10个中医病种。

绍兴市创建了浙江省基层常见病多发病中医药适宜技术推广基地，5个基地列入建设计划。基层医疗卫生机构新建、改建中医综合服务区（中医馆、国医堂）30家。

绍兴市开展“中医药法”宣传活动和“中医中药中国行——中医药健康文化推进行动”，全市组织健康咨询389场、中医药健康文化知识展览展示220场，中医药体育活动表演、中医药健康服务体验、中医药文化产品展示137场。

绍兴市通过国家中医药管理局中药饮片管理督查和浙江省中医医院医疗质量与医疗安全检查及地市交叉检查，开展多轮辖区内中医医院医疗质量与医疗安全自查、中药煎药质量检查。

绍兴市1个团队新列入全国基层名老中医专家传承工作室，1个团队列入省级名老中医专家传承工作室；1人列入全国老中医药专家学术经验继承工作指导老师，3人列入省级中青年临床名中医培养对象。

上虞区与浙江中医药大学合作试点开设“护理人员学习中医”培训班。

2018年

7月1日，为庆祝《中华人民共和国中医药法》实施一周年，绍兴市中医药学会、绍兴市书法家协会联合主办“兰亭会”——中医·书法活动，活动在兰亭书法艺术学院举行。

是年，制定出台《绍兴市加快推进中医药发展实施方案》，召开全市中医药加快发展工作会议，全面组织实施年度重点任务清单。

上虞区、诸暨市、嵊州市通过全国基层中医药工作先进单位的复评。

基层医疗卫生机构新建、改建中医综合服务区（中医馆、国医堂）24家。

全市启动中医医院章程制定试点工作，启动新一轮中医医院等级评审准备工作。

全市开展公立中医医院“最多跑一次”改革和县域医共体试点工作。

全市开展全国中医医疗管理调查统计，完成全市 12 名传统医学师承人员、126 名中医医术确有专长人员的考核资格审查及考务工作。

全市推荐国家级、省级“杏林工程”中医药人才培养项目共计 31 人；新列入全国中药特色技术传承人才培养对象 1 人，全国中医护理优秀人才培养对象 1 人，省级中青年临床名中医培养对象 3 人，省基层名中医培养对象 7 人，省中医护理优秀人才培养对象 5 人，省名老中医专家传承工作室建设计划 1 个，5 人通过第二批省基层名中医培养期末考核并获命名。

2019 年

是年，绍兴市印发《绍兴市推进基层医疗机构中医服务全覆盖暨全国基层中医药工作先进单位复审工作实施方案》，全市通过全国基层中医药工作先进单位（地市）复审，柯桥区、新昌县通过全国基层中医药工作先进单位（区县）复审，指导越城区创建全国基层中医药工作先进单位。

基层中医药服务全覆盖纳入教卫口重点工作清单，规范全市公立综合性医院、妇幼医疗机构、基层医疗机构中医科、中药房的设置，新建、改建基层医疗卫生机构中医综合服务区（中医馆、国医堂）17 家。试点开展基层中医巡回门诊，实现社区卫生服务站中医药服务全覆盖，99.1% 的村卫生室能够提供中医药服务。

新列入 11 个省级中医药重点专科建设计划。

开展基层医疗机构全面引进“八病九方”工作，实行中医门诊常见病按病种支付工作。

组织三级公立中医医院绩效考核数据质控和二级以上公立中医医院 DRG 质评数据监测，深化推进中医医院“最多跑一次”改革工作，开辟结算支付途径，优化医院支付流程。

完成全市 19 名传统医学师承人员、65 名中医医术确有专长人员的考核资格审查及考务工作。

全市新列入全国基层名老中医药专家传承工作室 1 个，全国中医药创新骨干人才培养对象 1 人，全国中医临床特色技术传承骨干人才培养对象 1 人，全国中药特色技术传承人才培养对象 1 人，全国“西学中”骨干人才培养对象 1 人，全国西医学习中医优秀人才培养对象 2 人。

全市启动“越医文化”六个一项目建设，重点建设一个越医文化展示馆，打造一条越医文旅之路，培育一批越医名师、名科、名药，挖掘一批越医经典名方，编印出版一本越医专著，拍摄制作一部越医宣传片。

浙江景岳堂药业获评浙江省中医药文化宣传教育基地，作为试点开展中医药文化进农村文化礼堂。

2020 年

8 月，按照《绍兴市“越医人才”培养计划实施方案》，评选越医名家、绍兴市名中医各 5 名，越医新苗培养对象 20 名。

10 月 23 日，国家级“基层常见病多发病中医药适宜技术推广基地”在绍兴市中医院挂牌。2017 年，绍兴市中医院被确定为基地建设单位，3 年来共开展各类适宜技术培训 50 场次，培训 4000 余人次，推广中医药适宜技术 38 项，应用 145742 例，推广单位 75 家。

是年，再次通过全国基层中医药工作先进单位复审。

在国家公立中医医院国家绩效考核中，绍兴市中医院和诸暨市中医医院位列全省前十位。

绍兴市中医院获“全国基层中医药工作先进单位”称号。

启动第二期“西学中”培训工作，115 人参加培训；市中医院举办“护学中”培训班，108 人参加培训。

绍兴市建成以市、县中医院为龙头，以乡镇（街道）卫生院为枢纽，以社区卫生服务站和村卫生室为网底，以综合性医院、专科医院、民营医院等为补充的城乡中医药服务网络。

2021 年

3 月 18 日，绍兴职业技术学院与泰国格乐大学举行网上“越医学堂”挂牌仪式。

6 月 10 日，国务院发文公布，绍兴市中医院申报的“绍派伤寒”被列入第五批国家级非物质文化遗产代表性项目名录。

9 月 18 日，文化和旅游部办公厅公布第五批国家级非物质文化遗产代表性项目保护单位，绍兴市中医院为国家级非物质文化遗产代表性项目中医诊疗法“绍派伤寒”的保护单位。

9 月，绍市委办发〔2021〕36 号《贯彻落实〈中共浙江省委浙江省人民政府关于促进中医药传承创新发展的实施意见〉的通知》。

10 月 22 日，绍兴市中医药高质量发展论坛召开，会上，绍兴市中医院与绍兴职业技术学院、浙江震元股份有限公司、浙江华通医药有限公司、绍兴市人民医院、绍兴市中心医院、绍兴市第七医院、诸暨市中医医院、柯桥区中医医院、上虞区中医医院、嵊州市中医院、新昌县中医院、秀水小学、新昌天姥中医博物馆签订了国家级非遗项目“绍派伤寒”传承合作协议。

是年，全市积极争创省中医药综合改革先行市，成立绍兴市争创省中医药综合改革先行市工作领导小组，全面调研、梳理绍兴工作基础，形成争创方案，全方位布局绍兴今后一段时期中医药事业、产业发展，形成项目化、清单化工作方案。

全市拥有国家公立中医医院绩效考核三级公立中医医院，B+ 两家、B 两家，其中一家进全国前百。

全市共有 7 人入选省中青年临床名中医项目培养对象，5 人入选省中医药“新苗”项目培养对象，1人入选省中医护理优秀人才项目培养对象，1 人入选省名老中医专家传承工作室建设项目专家。

绍兴市中医院“百度智慧医院”实现了网上挂号、付款和问诊的一期工程，积极推进药剂配送等多方位服务的二期工程。

开展庆祝建党 100 周年，“致敬百年”中医药服务基层大行动，是年共开展活动 234 次，参与医护人员 1546 人次，服务群众 21600 余人次。

附录二　医籍存目

第一节　古、近代医籍

一、医经

《难经疏义》，宋·绍兴王宗正（诚叔）撰。

《黄帝内经素问注证发微》九卷、《灵枢注证发微》九卷、《补遗》一卷，明·会稽马莳（仲化、玄台，后因避康熙讳改“玄台”为“元台”）注。

《难经正义》九卷，明·会稽马莳撰。

《类经》三十二卷、《类经图翼》十卷附《类经附翼》四卷，明·会稽张介宾（景岳、会卿）撰。

《元机素要》，明·会稽陆昂（季高）撰。

《五运六气》，明·山阴周述学撰。

《黄帝素问注》，明·山阴徐渭（文长）撰。

《内经注解》，明·上虞徐廷玱撰。

《素问经注节解》九卷，清·会稽姚绍虞（止庵）撰。有抚松堂刻本。

《内经素问尚论》《灵枢新编》《外经微言》《六气新编》，清·山阴陈士铎（敬之、远公）撰。

《灵素节注类编》（又名《医门棒喝二集灵素节注类编》，清·会稽章楠（虚谷）撰。

《内经素问校证》不分卷、《医经类纂初稿》不分卷，清·会稽田晋蕃（杏村）撰。稿本。

《内经析义》，诸暨杨则民（潜庵）撰，浙江中医专门学校讲义。

二、伤寒、温病、金匮

《伤寒典》二卷，明·会稽张介宾（景岳）撰，见《景岳全书》。

《伤寒全生集》四卷，明·会稽朱映璧撰。

《治伤寒书》，明·会稽孟凤来（瑞林）撰。

《伤寒论注》十四卷，明·越州史暗然撰。

《伤寒论本旨》九卷（即《医门棒喝》二集），清·会稽章楠（虚谷）撰。

《伤寒疑似条辨》，清·马长春撰。

《伤寒捷经》，清·新昌罗东生撰。

《伤寒尚论辨似》，清·会稽高学山（汉峙）撰。

《通俗伤寒论》十二卷，清·山阴俞根初（肇源）撰，何秀山、何廉臣、曹炳章增订，徐荣斋重订。《伤寒数编辑注》，清·山阴叶葩（正叔）撰。

《伤寒四条辨》，清·山阴陈士铎撰。

《温热心书》十卷，清·上虞徐鲁得（应速）撰。

《张氏温暑医旨》一卷，清·山阴张畹香撰。见《中国医学大成》。

《六气感证要义》，清·山阴周岩（伯度）撰。

《痧证发微》，清·山阴车林一撰。

《温痧证治要略》一卷，民国·鄞县曹炳章（赤电）撰。

《感证宝筏》（即《伤寒指掌》）四卷，清·吴坤安撰，邵仙根评，何廉臣重订。1921年绍兴明强书药局铅印《何氏医学丛书》单行本。

《伤寒论识》六卷，（日）浅田惟常撰，何廉臣鉴定。1931年六也堂医药局铅印本。

《（增订）时病论》八卷，清·雷丰（少逸）撰，何筱廉新增，1934～1936年大东书局铅印本。

《暑病证治要略》二卷，曹炳章（赤电）手稿本。

《增订伤寒百证歌注》四卷，宋·许叔微撰，民国·山阴何廉臣（炳元）注。

《伤寒新义》，民国·山阴祝味菊撰，见《祝氏医学丛书三集》，1931年祝氏铅印本。

《伤寒方解》《伤寒质难》，民国·山阴祝味菊撰，见《祝氏医学丛书四集》，1931～1932年祝氏铅印本。

《伤寒第一书》，清·山阴胡宪丰（骏宁）、会稽车宗辂（质中）合著。

《伤寒十八方》，民国·山阴胡玉涵（宝书）撰。传抄本。

《温病指南》三卷，清·山阴娄杰（受之）撰。

《重订广温热论》三卷，清·戴麟郊著《广瘟疫论》，经陆九芝删订，改名为《广温热论》，何廉臣予以重订，名《重订广温热论》。1960年人民卫生出版社铅印本。

《医家宝》二卷，绍兴潘文藻撰。传抄本。

《温热论新编》，上虞金寿山撰。

《温病释要》，上虞金寿山撰。

《中西一贯伤寒圆机奥义》，清·新昌何启运（兆坤、璧斋）撰。手稿本。

《温病治验录》，民国·杨保和撰。

《伤寒六经释义》，嵊县王邈达撰。

《湿温时疫治疗法》绍兴医药学会同人编。1913年绍兴医药学报社铅印本；见《珍本医书集成》《中国医学大成》本。

《霍乱证治要治》一卷，曹炳章（赤电）撰。手稿本。

《伤寒论新解》，1936年绍兴潘澄濂撰。1937年上海大众书局铅印本。

《汉方简义》，嵊县王邈达撰，1955年杭州新医书局铅印本；1956年上海卫生出版社铅印本。

《高注金匮要略》，清·山阴高学山（汉峙）撰。

《金匮诠释》，上虞金寿山撰。

三、脏象、诊法

《脉神章》三卷，明·会稽张介宾撰。见《景岳全书》。

《脉诀正义》，明·会稽马莳撰。

《脉诀》，明·会稽唐继山撰。

《脉诀阐微》（又作《鬼真君脉诀》），清·山阴陈士铎撰。见《辨证录》之附录。

《脏腑阐微》，清·会稽沈光埏（辉宇）撰。

《医灯集焰》，清·山阴王馥源（清源）撰。

《病理发挥》《诊断提纲》合刊民国祝味菊撰。《三焦体用通考》三卷，1954年曹炳章手稿。

《脉典》绍兴陈抱一撰。手抄本。

《四诊笔记——望、问、闻三部分》，绍兴陈抱一撰。

《彩图辨舌指南》，1920年曹炳章撰。

《史氏重订敖氏伤寒金镜录》，元·敖氏原著，杜本增定，绍兴史久华（介生）重订。

《组织学讲义》，民国·山阴傅嫩园（崇黻）撰。浙江中医专门学校讲义。

四、本草、方剂

《药诠总辨》三卷，宋·绍兴裴宗元撰。

《类证用药》，明·诸暨戴思恭（原礼）撰。

《本草正》二卷，明·张介宾撰。见《景岳全书》。

《本草发挥》四卷，明·山阴徐彦纯（用诚）撰。明天启间聚锦堂刻本。

《本草新编》五卷，清·山阴陈士铎撰。

《本草思辨录》四卷，清·山阴周岩（伯度）撰。1904年山阴周氏微尚室刊本；见《珍本医书集成》。

《本草分经》，1840年清·山阴姚澜（涴云、维摩和尚）撰。1940年姚氏原刊本；1925年铅印本。

《药性辨微》一卷，清·会稽赵彦晖（晴初）撰。手稿本。

《神农本草经正义》，清·山阴陶思曾撰。

《实验药物学》九卷，民国何廉臣（炳元）撰。浙江中医专门学校铅印本。

《增订伪药条辨》四卷，郑奋杨（肖岩）著，曹炳章（赤电）增订。1928年绍兴和济药局印本。

《功蛊吉利草》，清·山阴万家学撰。

《校正药性》，胡云波撰，胡宝书（玉涵）增补。抄本。

《汉药新觉》，1937年嵊县郭若定撰。1937年北京明日医药杂志社铅印本。

《食物治病新书》，绍兴张若霞（拯滋）撰。1932年万有书局石印本。

《药学汇讲》《药学粹言》，何廉臣（炳元）撰。

《存存斋本草撷华》，清·会稽赵彦辉（晴初）撰。手抄本。

《草药新繁》，绍兴张若霞（拯滋）撰。1935年经纬书局铅印本。

《草药新纂续编》，绍兴张若霞（拯滋）撰。

《家庭卫生饮食常识》十四卷，1954年曹炳章（赤电）撰。手稿本。

《增订饮食谱》，曹炳章（赤电）撰。

《一种卫生要药用法》，何廉臣（炳元）撰。

《鼠谱》四卷、《蛇谱》五卷、《麝香考》《冬虫夏草考》一卷、《人参通考》十八卷、《鹿茸通考》六卷、《犀牛角考》三卷、《龙涎香考》二卷、《化龙骨考》三卷、《燕窝考》一卷，《蛤土蟆考》一卷、《国产桂考》三卷、《沉香考》（附伽南香）二卷、《白木耳考》一卷、《琥珀考》一卷、《真珠谱》四卷，曹炳章（赤电）撰。手稿本。

《要药分剂》，绍兴潘文藻撰。手稿本。

《本草实用条辨》，民国时期山阴周毅修（智濬）撰。抄本。

《议论备豫方》一卷，晋·上虞于法开撰。

《校正太平惠民和剂局方》十卷，宋·绍兴陈师文、裴宗元等校编。元刻本。

《陆氏续集验方》，宋·山阴陆游（放翁）辑。

《是斋百一选方》三十卷，宋·山阴王璆（孟玉）撰。日本存抄本。

《医衍》三十卷，宋·诸暨杨文（仲理）撰

《古方类聚》十卷、《古方八阵》九卷、《新方八阵》二卷，明·会稽张景岳撰。见《景岳全书》。

《经验良方》，明·山阴费杰（世彦）撰。

《杏庄卷》，明·上虞范应春撰。

《惠直堂经验方》四卷，清·会稽陶承熹（东亭）撰。1759年风目堂藏版。

《验方合钞》，陶承熹（东亭）辑。抄本。

《集选奇效简便良方》四卷，清·山阴丁尧臣（又香）辑。1881年自刊本。

《疑难急症简方》四卷，清·山阴罗越峰辑。见《珍本医书集成》。

《本草万方针线》八卷，清·山阴蔡烈先（茧斋）辑。见《本草纲目》乾隆后诸本。

《倪涵初疟痢三方》，清·山阴倪涵初撰。见《古今良方汇编·济世专门编》。

《经验奇方》二卷，清·山阴周子芗撰。见《珍本医书集成》。

《醉经楼经验良方》，清·山阴袁体乾撰。

《黄氏三世良方》，清·黄维熊撰。

《医验珍方》二十卷，清·范钟撰。

《免劳神方》，清·山阴谢洪赉撰。

《济世新方》，清·山阴陈士铎撰。

《重刊万方类纂》，清·山阴宋穆撰。

《良方闻见录》，清·钱沛撰。

《伤寒要方》一卷，曹炳章撰。

《方歌集论》《奇偶方选》，清·会稽赵彦晖（晴初）撰。手抄本。

《温病三焦方略》，清·山阴黄寿衮（补臣、小冲）撰。手稿本。

《方剂学》，民国时期诸暨杨则民（潜庵）撰。浙江中医专门学校讲义。

《绍兴县同善局医方汇选》，民国时期绍兴张琴荪编。

《应验良方》，民国时期慈溪胡瀛峤（震）撰。抄本。

《方剂备要》，绍兴潘文藻撰。

《痰症膏丸说明书》一卷，曹炳章、蔡镜清撰。和剂药局铅印本。

《验方续编》，清·诸暨杨其恺（仁庵）辑。

五、临床各科

《玉机微义》五十卷（初名《医学折衷》，后经刘纯续增易为今名），明·会稽徐彦纯（用诚）撰，刘纯（宗厚）续增。上海乐善堂刻本。

《杂证谟》二十九卷，明·会稽张景岳撰。见《景岳全书》。

《按病篇》，明·倪铠撰。

《医学秘集》，明·裘澧撰。

《医学纲目》，明·山阴黄武（惟周）撰。

《医学秘集》，明·嵊县张志明撰。

《质疑录》二卷，1624年明·会稽张景岳撰。

《轩岐新意》，明·会稽何继高（泰宁）撰。

《兰台金匮》，明·会稽陆昂（季高）撰。

《医学心传》，明清时期山阴施应期（届远）撰。

《医学心传》《杂证辑要》，清·楼岩撰。

《医学适性编》五十卷，清·山阴何百钧（公叔）撰。

《医家恒言》，清·会稽徐廷槐（立三、墨汀）撰。

《易范医疏》，清·山阴茅松龄撰。

《济生集》六卷，清·会稽王上达（春亭）撰。

《二分析义》，清·山阴陈良佐（锡三）撰。

《内科通论》《肺痨汇辨》《中风新注》《内科证治全书》《痛风新注》《新医家必读》，何廉臣（炳元）撰。

《医药顾问》十九卷（附《药性纲目》），马永琴撰。

《医学辨证》，清·山阴张学醇（筱溥）撰。

《内科摘要》，清·山阴俞应泰（星阶）撰。

《医家经纬》（又名《傅氏秘本》），清·绍兴傅文钊撰，子伯扬、孙再扬增纂。

《医歌》，清·山阴陈陶（治亭）撰。

《内科摘要》，潘文藻撰。抄本。

《汉方简义》，嵊县王邈达撰。1955年杭州新医书局铅印本；1956年上海卫生出版社铅印本。

《通治内科学》，张拯滋（若霞）撰。见《珍本医书集成》。

《辨证奇闻》十卷（即《辨证录》），清·陈士铎（敬之、远公）撰，钱松（镜湖）删定。1955年锦章书局铅印本（改为上、下两卷）。

《石室秘录》，清·陈士铎撰。

《消化不良症的临床分析》，诸暨杨则民（潜庵）撰。

《胎产指南》八卷，清·山阴单南山撰。见《中国医学大成》。

《明易产科》《广嗣真诠》，清·山阴单南山撰。

《胎产秘要》，清·张廉撰。

《仁寿镜》四卷，清·会稽孟葑撰。

《胎产要诀》二卷，清·山阴张岱宗撰。见《灵验良方汇编》后附于方书类。

《乳病仙方》，山阴阮社章氏家传本。

《大生秘旨》《钱氏胎产秘诀》，绍兴石门槛钱氏妇科家藏本。

《胎产病理学》，绍兴王慎轩撰。

《读书教学与临症》《妇科知要》，绍兴徐荣斋撰。

《女科医学实验录》，绍兴王慎轩撰。

《女科学》，绍兴张又良撰。

《妇科辑要》八卷，清·山阴周纪常（卓人）撰。

《达生篇》一卷，清·亟斋居士撰，杜芝良重订。

《女科辑要》，清·诸暨杨五德撰。

《胎产全书》三卷，清·会稽单养贤撰。

《小儿则》二卷，明·会稽张介宾（景岳）撰。

《痘科大全》三卷，清·会稽史锡节撰。

《痘科存私》，清·王国器撰。

《痘疹须知》二卷，清·山阴何百钧（公叔）撰。

《婴孺证治》，清·山阴陈士铎（远公）撰。

《及幼仁书》，清·裘纶撰。

《石氏麻科准绳》，清·新昌石少衡撰。

《麻疹要览》二卷，清·傅宏习撰。

《麻疹阐注》四卷，清·张霞溪撰。

《治疹全书》，作者佚名，清·嵊县钱沛增补。

《痘瘖一家音》，清·会稽徐廷槐（立三、墨汀）撰。

《麻疹验方》《麻疹病学》，郭若定编。民国间铅印本。

《儿科诊断学》,1932年何廉臣（炳元）撰。1925—1936年大东书局铅印本。

《古代儿科疾病新编》，上虞高镜郎撰。

《婴科证治概要》，绍兴徐仙槎撰。

《儿科汇纂》，清·诸暨杨五德撰。

《伤科秘诀》，清·山阴俞应泰（星阶）撰。1935年仓昌书局铅印本。

《外科大成》四卷，1665年清·山阴祁坤（广生）撰。1957年上海卫生出版社铅印本。

《洞天奥旨》十六卷（又名《外科秘录》），清·山阴陈士铎（敬之、远公）撰。1694年锦章书局石印本。

《疡科求是》，民国·新昌徐肇康撰。

《外科吟》二卷，明·会稽张景岳撰。见《景岳全书》。

《管氏外科十三方》，清·管先登撰。绍兴医药学报社铅印本。

《外科医镜》，清·嵊具张正（贞庵）撰。见《中国医学大成》。

《下方寺西房秘传伤科》，传为稽幼域所述。抄本。

《跌打大成》，民国·王俊林撰。手稿本。

《下方寺伤科秘方》，佚名。抄本。

《外科学讲义》，民国·诸暨杨则民撰。浙江中医专门学校教材。

《外科薪传》，清·诸暨杨五德撰。

《喉证汇参》五卷，明·张景岳等撰。1893年富邑三多砦福善堂刊本。

《痧眼名考》，清·山阴钱松（镜湖）撰。

《喉痧经验方》，清·山阴邵兰荪（国香）撰。抄本。

《喉痧证治要略》，曹炳章（赤电）撰。

《中医眼科之真诠》，新昌俞大同撰。

六、针灸、推拿

《针灸大全》，明·山阴徐廷蛤撰。

《重修针灸大成》，清·会稽章廷著。

《针灸秘授全书》，嵊县周颂爻（复初）撰。东方针灸学社铅印本。

《针灸秘传三书》二卷，周颂爻（复初）撰，王可贤注。东方针灸学社铅印本。

《推拿心法摘要》，曹炳章（赤电）撰。

七、丛书、全书

（一）《中国医学大成》

《中国医学大成》，1936 年曹炳章（赤电）辑，存一百二十八种。1936～1937 年大东书局刊仿南宋大字铅印本。

子目：

1.《神农本草经》三卷，魏・吴普等辑。

2.《本草衍义》二十卷，宋・寇宗奭著。

3.《珍珠囊补遗药性赋》四卷，元・李杲编。

4.《雷公炮制药性解》下卷，明・李中梓著。

5.《药征》三卷，（日）吉益东洞著。

6.《药征续编》二卷、附录一卷，（日）村井大年著。

7.《黄帝内经素问集注》九卷，清・张隐庵集注。

8.《黄帝内经灵枢集注》九卷，清・张隐庵集注。

9.《灵枢识》六卷，（日）丹波元简著。

10.《张卿子伤寒论》九卷，明・张卿子参注。

11.《伤寒来苏集》八卷，清・柯琴编著。

12.《伤寒六经辨证治法》八卷，清・沈明宗编注。

13.《伤寒贯珠集》八卷，清・尤在泾注。

14.《伤寒补例》一卷，清・周学海著。

15.《伤寒九十论》一卷，宋・许叔微著。

16.《伤寒明理论》三卷，宋・成无已著。

17.《阴证略例》二卷，元・王好古著。

18.《伤寒兼证析义》一卷，清・张飞畴著。

19.《沈注金匮要略》二十四卷，清・沈目南编注。

20.《金匮要略心典》三卷，清・尤在泾纂注。

21.《脉经》十卷，晋・王叔和著。

22.《玉函经》三卷，唐・杜光庭著。

23.《医灯续焰》二十一卷，明·王绍隆著。

24.《脉说》二卷，清·叶霖著。

25.《脉学辑要评》三卷，（日）丹波元简著。

26.《太素脉秘诀》二卷，明·张太素撰。

27.《诊家直诀》二卷，清·周学海著。

28.《望诊遵经》二卷，清·汪宏著。

29.《临证验舌法》二卷，清·杨云峰著。

30.《察舌辨证新法》一卷，清·刘恒瑞著。

31.《医方考》附脉语八卷，明·吴昆著。

32.《医学心悟》六卷，清·程钟龄著。

33.《医林改错》二卷，清·王勋臣著。

34.《增订叶评温病条辨》六卷，清·吴鞠通著，叶子雨评注。

35.《温热病指南集》一卷，清·陈祖恭著。

36.《温证指归》四卷，清·周杓元著。

37.《温热逢源》三卷，清·柳宝诒著。

38.《温疫论》二卷、《补遗》一卷，明·吴有性著。

39.《医门普度温疫论》三卷，明·吴有性著。

40.《瘟疫明辨》四卷、附方一卷，清·戴天章著。

41.《湿温时疫治疗法》一卷，绍兴医学会编。

42.《增评伤暑全书》三卷，清·叶子雨评。

43.《温热暑疫全书》四卷，清·周禹载辑。

44.《南病别鉴》正卷、附《节录辨证》一卷，清·薛生白等著。

45.《张氏温暑医旨》一卷，清·张畹香著。

46.《伏气解》一卷，清·叶霖著。

47.《伏邪新书》一卷，清·刘吉人著。

48.《疟疾论》一卷，清·韩善征著。

49.《痧胀玉衡》三卷，清·郭右陶著。

50.《随息居重订霍乱论》二卷，清·王士雄著。

51.《瘟疫霍固乱答问》一卷，清·陈虬著。

52.《霍乱审证举要》一卷，清·连文冲撰。

53.《伏阴兆》二卷，清·田云槎著。

54.《羊毛瘟论》二卷，清·随万宁著。

55.《鼠疫抉微》四卷，清·余伯陶著。

56.《圣济总录纂要》二十六卷，清·程林删定。

57.《儒门事亲》十五卷，金·张从正著。

58.《脉因证治》四卷，元·朱震亨著。

59.《症因脉治》四卷，明·秦景明著。

60.《韩氏医通》二卷，明·韩懋著。

61.《金匮翼》八卷，清·尤怡著。

62.《医学举要》六卷，清·徐镛辑。

63.《十药神方》一卷，元·葛可久著。

64.《周慎斋遗书》十卷，明·周慎斋著。

65.《痰火点雪》四卷，明·龚居中著。

66《慎柔五书》五卷，明·胡慎柔著。

67.《理虚元鉴》二卷，绮石著。

68.《虚损启微》二卷·清·洪缉庵著。

69.《何氏虚劳心传》一卷，清·何熔著。

70.《经效产宝》三卷、续编一卷，唐·昝殷著。

71.《校注妇人良方》二十四卷，宋·陈自明编。

72.《女科经纶》八卷，清·肖赓著。

73.《女科切要》八卷，清·吴道源纂辑。

74.《胎产指南》八卷，清·单南山著。

75.《产孕集》二卷、《补遗》一卷，清·张曜孙著。

76.《盘珠集胎产症治》三卷，清·严西亭等撰。

77.《小儿卫生总微论方》二十卷，不著撰人。

78《活幼新书》三卷，元·曾世荣编。

79.《慈幼新书》十二卷，明·程凤雏著。

80.《幼科直言》六卷，清·孟河著。

81《幼幼集成》六卷，清·陈复正辑。

82.《原猪要论》一卷，清·袁氏著。

83.《麻疹备要方论》一卷，清·关砚丞辑。

84.《刘涓子鬼遗方》五卷，宋·龚庆宣编著。

85.《外科全生集》四卷，清·王洪绪撰。

86.《外科选要》二卷，清·唐芹洲辑。

87.《外科医镜》一卷，清·张贞庵辑。

88.《疬科全书》一卷，清·梁柘轩著。

89.《痎疬法门》一卷，清·李子毅著。

90.《正体类要》二卷，明·薛己著。

91.《银海指南》四卷，清·顾锡著。

92.《一草亭目科全书》一卷、附《薛氏选方》一卷，清·邓苑选。

93.《异授眼科》一卷，不著撰人。

94.《口齿类要》一卷，薛己著。

95.《尤氏喉科秘书》一卷，清·尤乘著。

96.《咽喉脉证通论》一卷，宋·异僧传。

97.《喉舌备要秘旨》一卷，不著撰人。

98.《包氏喉证家宝》一卷，清·包三鏸述。

99.《囊秘喉书》二卷，清·杨龙九著。

100.《孙文垣医案》五卷，明·孙泰来、孙明来合辑。

101.《徐批叶天士晚年方案真本》二卷，清·叶桂著。徐大椿批。

102.《三家医案合刻》三卷，清·叶桂等著。

103.《程杏轩医案初编》一卷、续录一卷，清·程文囿著。

104.《吴鞠通医案》五卷，清·吴塘著。

105.《何淡安医案》一卷，清·何淡安著。

106.《张碗香医案》二卷，清·张畹香著。

107.《邵兰荪医案》四卷，清·邵兰荪著。

108.《眉寿堂方案选存》二卷，清·叶桂著。

109.《医暇卮言》二卷，清·程林编。

110.《柳州医话》一卷，清·魏之琇著。

111.《起塘医话》一卷、补编一卷，清·张景焘著。

112.《客尘医话》三卷，清·计楠著。

113.《潜斋医话》一卷，清·王士雄著。

114.《先哲医话》二卷，（日）浅田惟常著。

115.《冷卢医话》五卷，清·陆以湉著。

116.《对山医话》四卷、补编一卷，清·毛祥麟著。

117.《灵兰要览》二卷，明·王肯堂著。

118.《肯堂医论》三卷，明·王肯堂著。

119.《叶选医衡》二卷，清・叶桂辑。

120.《知医必辨》一卷，清・李文荣著。

121.《研经言》四卷，清・莫枚士著。

122.《医原》三卷，清・石寿棠著。

123.《市隐庐医学杂着》一卷，清・王德森著。

124.《医学读书记》三卷、后记一卷、附《医案》，清・尤在泾著。

125.《读医随笔》六卷，清・周学海著。

126.《巢氏宣导法》一卷、续一卷，清・廖平辑。

127.《医学源流论》二卷，清・徐大椿著。

128.《友渔斋医话》八卷，清・黄凯钧著。

（二）《珍本医书集成》

《珍本医书集成》，1936年裘庆元（吉生）辑，共九十种。1936年世界书局铅印本。

子目：

1.《内经素问校义》一卷，清・胡澍撰。

2.《内经博义》四卷，清・罗美撰。

3.《难经古义》二卷，（日）滕万卿撰。

4.《难经正义》六卷，清・叶霖撰。

5.《古本难经阐注》二卷，清・丁锦注。

6.《神农本草经赞》三卷、附"月令"七十二候赞，魏・吴普等述，清・叶志诜撰赞。

7.《本草择要纲目》二卷，清・蒋介繁撰。

8.《本草撮要》十卷，清・陈其瑞辑。

9.《本草思辨录》四卷，清・周岩撰。

10.《食鉴本草》一卷，清・费伯雄撰。

11.《订正太素脉秘诀》二卷，明・张太素述，刘伯祥注。

12.《脉诀乳海》六卷，清・王帮傅纂注。

13.《诊脉三十二辨》一卷，清・管玉衡辑。

14.《伤寒括要》二卷，明・李中梓撰。

15.《伤寒寻源》三卷，清・吕震名撰。

16.《伤寒捷诀》一卷，清・严宫方撰。

17.《伤寒法祖》二卷，清・任越庵撰。

18.《松厘医经》二卷，明·程玠著。

19.《古今医彻》四卷，清·怀远撰。

20.《医略十三篇》十三卷，清·蒋宝素撰（附人迎辨关格考）。

21.《医经小学》六卷，明·刘纯撰。

22.《通俗内科学》一卷，张拯滋编。

23.《杂证会心录》二卷，清·汪文琦编。

24.《医学传灯》二卷，清·陈歧撰。

25.《鸡鸣录》一卷，清·王士雄撰。

26.《增订伤暑全书》二卷，明·张鹤腾撰，清·叶霖增订。

27.《辨疫琐言》一卷、附《李翁医记》二卷，清·李炳撰。

28.《六气感证要义》一卷，清·周岩撰。

29.《鼠疫约编》一卷，清·吴宣崇原本，罗汝兰增辑，郑奋扬编。

30.《湿温时疫治疗法》一卷，绍兴医学会编。

31.《温热经解》一卷，沈麟撰。

32.《温热论笺正》一卷，清·叶桂撰，陈光淞笺正。

33.《医寄伏阴论》二卷，清·田宗汉撰。

34.《霍乱燃犀说》二卷，清·许起撰。

35.《六因条辨》三卷，清·陆廷珍撰。

36.《瘴疟指南》二卷，明·郑全望撰。（附《黑热病证治指南》，宋翼撰）。

37.《疯门全书》一卷，清·肖晓亭撰（附《疯门辨证》一卷。清·侯敬庵、郑凤山同撰）。

38.《外科传薪集》一卷，清·马培之撰。

39.《外科方外奇方》四卷，清·凌晓五撰。

40.《伤科方书》一卷，江考卿撰。

41.《产宝》一卷，清·倪枝维撰。

42.《产孕集》三卷，清·张曜孙撰。

43.《胎产新书》二十卷，竹林寺传。

44.《女科百问》卷，宋·齐仲甫撰。

45.《儿科醒》十三卷，清·芝屿樵客撰。

46.《麻疹阐注》四卷，清·张廉撰。

47.《惠直堂经验方》四卷，清·陶承熹辑。

48.《绛囊撮要》一卷，清·云川道人辑。

49.《经验奇方》二卷，清·周子芗辑。

50.《古方汇精》五卷，清·爱虚老人辑。

51.《医方简义》六卷，清·王清源撰。

52.《回生集》二卷，清·陈杰辑。

53.《不知医必要》四卷，清·梁廉夫撰。

54.《医便》五卷，明·王三才辑。

55.《春脚集》四卷，清·孟文瑞辑。

56.《外治寿世方》四卷，清·邹存淦辑。

57.《文堂集验方》四卷，清·何京辑。

58.《疑难急症简方》四卷，清·罗越峰辑。

59.《扶寿精方》一卷，明·吴旻一辑。

60.《孙真人海上方》一卷，唐·孙思邈撰。

61.《鲁府禁方》四卷，明·龚廷贤编。

62.《秘传大麻疯方》一卷，不著撰人。

63.《喻选古方试验》四卷，清·喻昌辑。

64.《得心集医案》六卷，清·谢星焕撰。

65.《杏轩医案》三卷，清·程文囿撰。

66.《古今医案按选》四卷，清·俞震辑，王士雄选。

67.《花韵楼医案》一卷，清·顾德华撰。

68.《王旭高临证医案》四卷，清·王旭高撰。

69.《丛桂草堂医案》四卷，袁焯撰。

70.《黄澹翁医案》四卷，清·黄述宁撰。

71.《诊余举隅录》二卷，清·陈廷儒撰。

72.《也是山人医案》一卷，清·也是山人撰，周镇订正。

73.《龙砂八家医案》一卷，清·姜成之辑。

74.《邵氏医案》一卷，清·邵兰荪撰。

75.《沈氏医案》一卷，清·沈潘撰。

76.《青霞医案》一卷，清·沈登阶撰。

77.《素圃医案》四卷，清·郑重光撰。

78.《扫叶庄医案》四卷，清·薛雪撰。

79.《寿世青编》二卷，清·尤乘辑。

80.《存存斋医话稿》二卷，清·赵彦晖辑。

81.《医权初编》二卷，清·王三尊撰。

82.《一得集》三卷，清·释心禅撰。

83.《医医偶录》，清·陈念祖撰。

84.《药症忌宜》一卷，清·陈澈撰。

85.《蠢子医》四卷，清·尤之章撰。

86.《宜麟策》一卷、续集一卷，不著撰人。

87.《医医小草》一卷，清·宝辉撰。

88.《医门补要》三卷，清·赵濂撰。

89.《履霜集》三卷，清·臧达德撰。

90.《广嗣要语》三卷，明·俞桥撰。

(三)《三三医书》

《三三医书》，1924年裘庆元（吉生）辑，共九十九种。1924年杭州三三医社铅印本。

子目：

第一集

1.《温热逢源》三卷，清·柳宝诒撰

2.《医事启源》一卷，日·今树亮撰。

3.《医经秘旨》二卷，明·盛寅编。

4.《医病简要》一卷，清·张畹香撰。

5.《医阶辨证》一卷，清·汪必昌撰。

6.《喉科秘诀》二卷，破头黄真人撰。宫兰翁、姜白豆述。民国·何光编。

7.《疬科全书》一卷，清·梁希曾撰。

8.《重订时行伏阴言》一卷，田云槎纂。

9.《村居救急方》七卷、附录一卷，魏祖清辑。

10.《驱蛊燃犀录》一卷，清·燃犀道人撰。

11.《外科方外奇方》四卷，清·凌奂辑。

12.《咳论经旨》四卷，清·凌德撰。

13.《临证验舌法》三卷，杨云峰撰。

14.《沈氏经验方》一卷，附《胎产良方》一卷，清·沈维基撰。

15.《重订痧疫指迷》一卷，清·费养庄辑，顾晓澜评。

16.《重订灵兰要览》三卷，明·王肯堂辑。

17.《凌临灵方》一卷，明·凌晓五辑。

18.《推蓬寤语》一卷，明·李豫亨撰，王兰远节录。

19.《旧德堂医案》一卷，清·李用粹撰，唐玉书辑。

20.《内经辨言》一卷，清·俞樾撰。

21.《新刊诊脉三十二辨》三卷，爱玉衡辑。

22.《专治麻疹初编》六卷，清·凌德辑。

23.《评注产科心法》二卷，清·汪喆编，徐召南评。

24.《本草衍句》一卷，清·佚名撰，金山农录。

25.《先哲医话》二卷，(日)浅田惟常撰。

26.《陈氏幼科秘诀》一卷，苏州世医陈氏传。

27.《秋疟指南》二卷，林天佑编。

28.《备急灸法》一卷，宋·闻人耆年编。

29.《医源》一卷，清·芬余氏撰，卢育和录。

30.《马培之医案》一卷，清·马培之撰。

31.《类证普济本事方续集》十卷，宋·许叔微撰。

32.《曹仁伯医案论》一卷，清·曹存心撰。

33.《南病别鉴》三卷，清·叶桂撰，宋兆淇增注。

第二集

34.《医脉摘系》二卷，清·萧涣唐辑。

35.《崇实堂医案》一卷·清·姚龙光撰。

36.《千里医案》五卷，清·张千里撰。

37.《医学课儿策》一卷，清·高鼎汾撰，王泰林注。

38.《经历杂论》一卷，清·刘恒瑞撰。

39.《痢疾明辨》一卷，清·吴士瑛撰。

40.《伏邪新书》一卷，清·刘恒瑞撰。

41.《鬼遗方》五卷，齐·龚庆宣撰。

42.《医医医》三卷，清·孟今氏撰。

43.《察病指南》三卷，宋·施发撰。

44.《温证指归》四卷，清·周魁撰。

45.《女科折衷纂要》一卷，清·凌德辑。

46.《延陵弟子纪要》一卷，清·曹存心撰，吴元善录。

47.《过庭录存》一卷，清·曹存心撰。

48.《医中一得》一卷，清·颜仪卿撰。

49.《医学说约》一卷，清·秋田散人撰。

50.《医学妙谛》三卷，清·何其伟撰。

51.《发背对口治诀论》一卷，清·谢应材撰。

52.《脚气治法总要》二卷，宋·董汲撰。

53.《集验背疽方》一卷，宋·李迅撰。

54.《伏瘟证治实验谈》一卷，蒋树杞撰。

55.《肯堂医论》三卷，明·王肯堂撰。

56.《伤科方书》一卷，江考卿撰。

57.《和缓遗风》二卷，清·金子久撰。

58.《证治心法》一卷，明·袁班辑。

59.《金氏门诊方案》一卷，清·金子久撰。

60.《长沙正经证汇》一卷，（日）田中荣信编。

61.《治痢捷要新书》一卷，丁国瑞辑。

62.《素问校义》一卷，清·胡澍。

63.《中风论》一卷，清·熊笏辑。

64.《琉球问答奇病论》一卷，清·曹存心撰。

65.《羊毛瘟证论》一卷，清·随霖撰。

66.《走马急疳真方》一卷，宋·滕伯祥撰。

第三集

67.《医学辑要》四卷，清·吴燡编。

68.《阴证略例》一卷，元·王好古撰。

69.《疡科纲要》一卷，张寿颐撰。

70.《沈鲐翁医验随笔》一卷，清·沈祖复撰。

71.《历验再寿编》一卷，童月轩录。

72.《仿寓意草》二卷，清·李文荣撰。

73.《毛对山医话》一卷，清·毛祥麟撰。

74.《沈氏女科辑要笺疏》三卷，清·沈尧封辑。徐政杰补注，张寿颐笺疏。

75.《绘残篇》一卷，沈荦如撰。

76.《重订喉科家训》四卷，刁步忠撰，刁质明编。

77.《外科学讲义》一卷，刘炳生编。

78.《医余》三卷，（日）尾台逸撰。

79.《伤风治证约言》一卷，（日）后藤省撰。

80.《解围元载》四卷，明 · 沈之问辑。

81.《月溪脉诀指掌》卷，元 · 朱震亨撰。

82.《医学体用》三卷，王普耀编，沈仲主录。

83.《疝症积聚编》卷，（日）大桥尚因撰。

84.《医易理》一卷，清 · 邵同珍编。

85.《虺后方》一卷，明 · 喻政辑。

86.《医津一筏》（内经释要）一卷，清 · 江之兰撰。

87.《许氏医案》一卷，清 · 许恩普撰。

88.《医经读》四卷，清 · 沈又彭撰。

89.《摄养枕中方》二卷，唐 · 孙思邈。

90.《灵药秘方》三卷，清 · 师成子编。

91.《药征》三卷，（日）吉益东洞编。

92.《评琴书屋医略》三卷，清 · 潘名熊撰。

93.《重楼玉钥续编》一卷，清 · 郑瀚撰。

94.《伤寒论读》一卷，清 · 沈又彭撰。

95.《药征续编》二卷、附录一卷，（日）村井椿撰。

96.《上池杂说》一卷，明 · 冯时可撰。

97.《暑证发原》一卷，李识候参订。

98.《徐渡渔先生医案》，徐渡渔撰。

99.《行军方便便方》三卷，清 · 罗世瑶编。

（四）《医药丛书》

《医药丛书》四集十一种，裘庆元（吉生）辑。1916 ～ 1921 年绍兴裘氏刻本。

子目：

1.《研经言》四卷，清 · 莫文泉撰。

2.《周氏易简方集验方》二卷，清 · 周璟辑。

3.《周氏集验方续编》一卷，清 · 周璟撰。

4.《罗谦甫治验案》二卷，元 · 罗天益撰。

5.《吴鞠通先生医案》四卷，清 · 吴瑭撰。

6.《惜分阴轩医案》四卷，周镇撰。

7.《人参考》一卷，清 · 唐秉钧撰。

8.《知医必辨》一卷，清 · 李文荣撰。

9.《市隐庐医学杂著》一卷，清·王德森撰。

10.《徐批叶天士晚年方案真本》二卷，清·叶桂撰，徐大椿评。

11.《白喉证治通考》一卷，张采田撰。

（五）《国医百家》

《国医百家》，裘庆元（吉生）辑。共七种，1918 ～ 1921 年绍兴医药学报社铅印本。

子目：

1.《琉球百问》一卷，清·曹存心撰。

2.《薛案辨疏》二卷·明·薛己撰，徐莲塘录。

3.《叶氏伏气解》一卷，清·叶霖撰。

4.《胎产指南》七卷，卷首一卷，卷末一卷，清·单南山撰。

5.《重订幼科金鉴评》一卷，清·费养庄著，顾金寿重订。

6.《雪雅堂医案》二卷、附《类中秘旨》，清 张士骧撰。

7.《简明眼科学》一卷，程松崖撰，王桂林增注。

（六）《田晋蕃医书七种》

《田晋蕃医书七种》，1879 年清·会稽田晋蕃（杏村）撰。1879 ～ 1884 年手稿本。

子目：

1.《医经类纂》

2.《内经素问校证》

3.《医稗》

4.《名家杂抄》

5.《田晋蕃日记》

6.《中西医辨》

7.《慎疾格言》

（七）《祝氏医学丛书四种》

《祝氏医学丛书四种》山阴祝味菊撰。1931 年上海祝味菊医士诊所铅印本。

子目：

1.《病理发挥》

2.《诊断提纲》

3.《伤寒新义》

4.《伤寒方解》

（八）《何氏医学丛书》

《何氏医学丛书》山阴何廉臣（炳元）撰。全书计四种。其中，汇编日本医家论述伤寒之专著有三种：丹波元坚撰《新增伤寒广要》十二卷、《伤寒论述义》五卷、浅田栗园撰《伤寒论识》六卷；另一种为南宋许叔微撰《增订伤寒百证歌注》四卷。

（九）《景岳全书》

《景岳全书》六十四卷，明·会稽张景岳（介宾）撰。1959年上海科技出版社影印本。

包括：《传忠录》三卷、《脉神章》三卷、《伤寒典》二卷、《杂证谟》二十九卷、《妇人规》二卷、《小儿则》三卷，《麻疹诠》一卷、《痘疹诠》三卷、《外科钤》三卷、《本草正》二卷、《新方八阵》三卷、《古方八阵》九卷、《妇人方》一卷、《小儿方》一卷、《痘疹方》一卷、《外科方》一卷。

八、医案、医话、医论

《轩辕新意》，明·山阴何继存撰。

《名医抄》，明·山阴费杰（世彦）撰。

《医法还丹》，明·山阴僧人瑞农氏撰。

《医案偶存》，清·会稽赵彦晖（晴初）撰。

《全国名医验案类验》，何廉臣（炳元）评选。1929～1936年上海大东书局铅印本。

《张畹香医案》，清·山阴张畹香撰。见《中国医学大成本》。

《医病简要》，清·山阴张畹香撰。见《三三医书》。

《何澹安医案》，清·山阴何澹安（游原）撰。

《邵兰荪医案》，清·山阴邵兰荪（国香）遗案，有6种。

1. 曹炳章辑《邵氏医案》四卷，《中国医学大成》。

2. 裘吉生辑《邵氏医案》一卷，《珍本医书集成》。

3. 潘国贤辑《邵兰荪医案》一册，浙江中医学院油印本。

4. 林之愚辑《邵兰荪医案》五册，手稿本。

5. 周毅修辑《邵兰荪医案》二卷，经周明道评议后由萧山市中医学会内部刊印。

6. 邵氏女婿孙懿人辑《邵兰荪医案》二十一册，抄本。

《退庐医案》，清·山阴陈心田（退庐）撰。

《章纳川疑难杂症医案》，会稽章纳川撰。

《医案梦记》，1868 年清 · 徐守愚撰。

《青溪治验》，清 · 山阴沈国柱（公任）撰。

《绍兴医药学报社社友医案存要》，绍兴医药学报社编。

《存存斋医话》，清 · 会稽赵彦晖（晴初）撰。

《嬾园医案》，傅嬾园遗案，王振乾整理。抄本。

《嬾园医话》，傅嬾园（崇黻）撰。1921 年浙江中医专门学校铅印本。

《医医病书》二卷，清 · 吴鞠通撰，曹炳章集注。1915—1951 年绍兴育新书局石印本。

《医论》，清 · 会稽章虚谷（楠）撰。

《罗谦甫治验案》，元 · 罗天益（谦甫）撰，裘吉生（庆元）辑录。1916—1918 年绍兴医药学报社木活字本。

《医学辨正》不分卷，清 · 山阴张学醇（筱甫）撰。1881 年刊于广陵。

《医话集腋》，袁吉生（庆元）编。绍兴医药学报社铅印本。

《古今医学评论》《杏林文苑》，裘吉生（庆元）辑。绍兴医药学报社铅印本。

《绍兴医学会课艺》，何廉臣（炳元）评阅。1910 年浙东印书局铅印本。

《中医新论汇编》，王慎轩编。1932 年苏州国医书社铅印本。

《勉斋医话》，许勉斋撰。1937 年许氏铅印本。

《学医随笔》，清 · 会稽顾淳庆撰。

《绍兴县警察所考取医生试艺选刊》，何廉臣等选编。

《医辨》，清 · 会稽王英澜撰。

《何氏医论》《印岩医话》，何廉臣（炳元）撰。

《鲶残篇》，清 · 会稽沈萍如撰。

《碣塘医话》一卷、补编一卷，清 · 会稽张鲁峰（景焘）撰。见《中国医学大成本》。

《梦南雷斋医话》，民国 · 山阴黄寿衮（补臣）撰。手稿本。

《积学庐医话》，上虞俞鉴泉撰。

《晚年医案笔记》，吕六甫撰。

《潜庵医话》，杨则民遗著，董汉良、陈天祥整理。

《鲁峰医案》一卷，清 · 会稽张鲁峰（景焘）撰。

九、其他

《养性》，汉·上虞王充撰。

《参同契》，汉·上虞魏伯阳撰。

《养生要括》，明·会稽孟笨撰。

《琼笈秘录》《黄庭经注》，清·山阴陈士铎（远公）撰。

《鸦片戒除法》，曹炳章（赤电）撰。

《巢氏宣导法续编》，曹炳章补充。见《中国医学大成》。

《历代医史》，清·山阴陈士铎撰。

《补注洗冤集证》，宋·朱慈编，清·武林王又槐增辑，山阴李观澜补辑，会稽阮其新补注。

《洗冤录审是集》（附《随笔》），清·万家学撰。

第二节　当代医籍

著作名称	作者姓名	出版社	出版时间	备注
《中国历代医籍选介》	陈天祥、沈钦荣等	光明日报出版社	1989 年	合著
《越医汇讲》	董汉良 毛水泉 柴中元	人民卫生出版社	1994 年	主编
《老寿星彭祖长》寿秘诀	柴中元	上海中医药大学出版社	1996 年	主编
《温病求真》	柴中元	中国中医药出版社	1996 年	主编
《外治法》	柴中元	中国科技出版社	1997 年	主编
《基层中医临证必读·外治分册》	柴中元	中国科技出版社	1997 年	主编
《新编中医入门》	董汉良	金盾出版社	2000 年	主编
《疰夏百问》	董汉良	上海科学技术出版社	2001 年	主编
《方剂记忆法》	董汉良	江苏科学技术出版社	2001 年	独著
《灸疗学》	沈钦荣	中国中医药出版社	2002 年	主编
《鹿 茸》	柴中元	浙江科技出版社	2003 年	主编

续表

著作名称	作者姓名	出版社	出版时间	备注
《中药记忆法》	董汉良	江苏科学技术出版社	2003 年	独著
《慢性咳嗽菜谱》	董汉良	浙江科学技术出版社	2003 年	主编
《竹治百病》	董汉良	浙江科学技术出版社	2003 年	主编
《绍兴医药文化》	沈钦荣	中华书局	2005 年	独著
《肾病中医保健》	柴中元	人民卫生出版社	2006 年	主编
《赏花与药用趣谈》	董汉良	人民军医出版社	2006 年	主编
《糖尿病中医保健》	董汉良	人民卫生出版社	2007 年	主编
《黄帝外经注释》	董汉良	第二军医大学出版社	2007 年	主编
《中医正骨入门》	董汉良	金盾出版社	2007 年	主编
《中医诊断入门》	董汉良	金盾出版社	2007 年	主编
《肾病四季疗法》	沈元良	人民军医出版社	2007 年	编著
《新编中医方剂记忆法》	董汉良	金盾出版社	2008 年	主编
《中医诊断入门》(修订版)	董汉良	金盾出版社	2008 年	主编
《琐琐药话》	董汉良	金盾出版社	2008 年	主编
《花卉养生保健》	董汉良	金盾出版社	2008 年	主编
《中成药医师处方手册》	沈元良	吉林科学技术出版社	2008 年	主编
《高血压病四季疗法》	沈元良	人民军医出版社	2008 年	编著
《动静乐寿话养生》	董汉良	金盾出版社	2009 年	主编
《性卫生保健知识 150 问》	董汉良	金盾出版社	2009 年	主编
《通俗伤寒论新编——绍派俞根初方应用》	沈元良	金盾出版社	2009 年	主编
《中医入门与常见病治疗》	沈元良	金盾出版社	2009 年	主编
《绍兴伤寒学派与〈通俗伤寒论〉今释》	沈元良	中国中医药出版社	2009 年	主编
《月经病中医辨治与调养》	沈元良	金盾出版社	2010 年	编著
《名老中医话高血压》	沈元良	金盾出版社	2010 年	编著
《实用中风防治学》	常青	中国中医药出版社	2010 年	主编
《庄子养生解密》	柴中元	中国中医药出版社	2011 年	编著

续表

著作名称	作者姓名	出版社	出版时间	备注
《名老中医话妇科疾病》	沈元良	金盾出版社	2011年	编著
《肿瘤中医名家临证心法》	沈元良、章继民	金盾出版社	2011年	编著
《名老中医话肾脏疾病》	沈元良	金盾出版社	2011年	编著
《名老中医话肝脏疾病》	沈元良	金盾出版社	2011年	编著
《温病求真》	柴中元	中国中医药出版社	2012年	编著
《名老中医话男科疾病》	沈元良	金盾出版社	2012年	编著
《名老中医话冠心病》	沈元良	金盾出版社	2012年	编著
《名老中医话前列腺疾病》	沈元良	金盾出版社	2012年	编著
《中药入门与指导》	沈元良	金盾出版社	2012年	编著
《越医薪传》	张居适、沈钦荣	中国中医药出版社	2013年	主编
《实用中医师诊疗手册》	沈元良	金盾出版社	2013年	主编
《蒿芩清胆汤妙用集萃》	沈元良	中国中医药出版社	2013年	编著
《名老中医话癌症》	沈元良	中国中医药出版社	2013年	编著
《名老中医话哮喘》	沈元良	金盾出版社	2013年	编著
《春季养肝正当时》	沈元良	金盾出版社	2013年	编著
《名老中医话糖尿病》	沈元良	金盾出版社	2013年	编著
《家庭食养宝典·女性篇》	柴中元、沈钦荣	中国中医药出版社	2013年	主编
《家庭食养宝典·老年篇》	柴中元	中国中医药出版社	2013年	主编
《老医说医·养生曝言》	柴中元	中国中医药出版社	2013年	编著
《老医说医·外感指迷》	柴中元	中国中医药出版社	2013年	编著
《老医说医·医林蜩鸣》	柴中元	中国中医药出版社	2013年	编著
《常青治癌临证心法》	常青	中国中医药出版社	2014年	主编
《名老中医话肺系疾病》	沈元良	金盾出版社	2014年	编著
《诊余笔谭》	沈元良	中国科学技术出版社	2014年	编著
《顾氏伤科经验与特色》	沈钦荣	中国中医药出版社	2015年	主编

续表

著作名称	作者姓名	出版社	出版时间	备注
骨伤必读丛书——《骨折必读》《颈腰椎病必读》《神经与运动损伤必读》	沈钦荣、张居适	中国中医药出版社	2015年	主编
《里西房方药集》《下方寺伤科医录》点校本	傅宏伟	浙江科学技术出版社	2015年	主编
《松崖医径》明·程松崖著	沈钦荣	中国中医药出版社	2015年	校注
《常青内妇科临证精华》	常青	中国中医药出版社	2016年	主编
《经方之道·经方治肾病的实践与思考》	严仲庆	吉林大学出版社	2016年	主编
《绍派伤寒名家医话精编》《绍派伤寒名家验案精选》《绍派伤寒名家学术集萃》	沈元良	中国中医药出版社	2016年	主编
《六指擒龙脉法》	俞 行	人民卫生出版社	2016年	独著
《越医文化》	沈钦荣、毛小明、方春阳	上海科技出版社	2017年	主编
《中医药补肾养肾》《中医药补脾养胃》	沈元良	金盾出版社	2017年	编著
《惊悸医案专辑》	沈钦荣、陈琦军	人民卫生出版社	2017年	编著
《餐桌上的本草》	沈钦荣、毛小明	上海科学技术出版社	2018年	主编
《绍兴市卫生志》（1991—2012）	沈钦荣	上海科学技术出版社	2018年	主编
《浙医薪传》	沈钦荣、毛小明	中国中医药出版社	2018年	主编
《〈通俗伤寒论〉名方讲用》	沈元良	中国中医药出版社	2018年	编著
《食养本草》	沈钦荣、毛小明	世茂出版有限公司（台湾）	2019年	主编
《康复医学》	骆学新	伊诺科学出版社	2019年	主编
《存存斋医论》赵晴初著	沈钦荣	中国中医药出版社	2019年	点校

续表

著作名称	作者姓名	出版社	出版时间	备注
《一问一得录跟名老中医学治肾病》	沈元良、丁锋	人民卫生出版社	2019年	编著
《中医治未病思想与亚健康防治》	骆学新	澳大利亚百图科学出版社	2020年	主编
《现代中医技术与临床应用》	傅云其	云南科技出版社	2020年	主编
《中医学临床诊疗常规》	傅云其	天津科技出版社	2020年	主编
《张景岳医论医案》	沈钦荣	上海科技出版社	2021年	主编
《理伤续断一得录》	沈钦荣	中国中医药出版社	2021年	编著
《绍派伤寒》	沈元良	湖北科学技术出版社	2021年	主编
《一问一得录跟名老中医学治糖尿病》	沈元良、寿越敏	人民卫生出版社	2021年	编著
《一问一得录跟名老中医学治肝病》	沈元良、公培强	人民卫生出版社	2021年	编著
《当代越医经验方集萃》	沈钦荣	上海科学技术出版社	2022年	主编
《医生请回答：关于肿瘤康复的100个问题》	骆学新	浙江科学技术出版社	2022年	主编

第三节　内部印行书籍

20世纪80年代，绍兴印行的中医书籍数量、质量，俱觉可观，据柴中元整理，将25种医书按印行时间次序，简介如下。

《叶方发微》

俞岳贞著，石志磐、陈子涵协助整理。新昌县科学技术协会、卫生局于1980年5月印行。书分（甲）“方药类”，（乙）“叶天士名言选按”两个部分，末附“俞岳贞医案选”。全书约10万字。“藉以发皇叶派学说”为撰著目的，“方药类”为本书之重点内容，系根据叶案，总结出治脾胃、治肝、治肾、治络等59法而成，其中部分内容选刊于《浙江中医药》，沈仲圭作序。

《论中医内伤热病学说》

朱曾柏著。绍兴地区中医学会于1981年8月第2期《绍兴中医》发行时以“副刊”形式印行。书分“导言”“内伤热病学说理论的形成和发展”等6个部分，共5万余字。董汉良、陈天祥、柴中元作跋。此书对中医学有关内伤热病的文献进行了整理，并附有作者验案。

《痰瘀相关论》

董汉良著，绍兴地区中医学会于1982年3月印行。书分三篇：上篇总论，中篇各论，下篇方药。全书约8万字，系集作者发表于各地医刊之有关论文（16篇）而成。“本书反复论证了痰瘀同源、同病、同治的相关性”“内容系一种新的学术见解”。这一学术见解，作者希望通过其析释“并验证于临床，使之完善而为后世医家所注意”。姜春华，陈天祥作序，柴中元作跋，任应秋题签。

《医理衡正》

丁伯荪遗著，楼定惠整理，嵊县科学技术协会、卫生局、中医学会于1982年7月印行。此书系属于医话性质之“短简残篇”，楼氏系丁氏堂室弟子，“虑其失坠，乃广为搜采，得《医理衡正》残卷及零星散文若干篇，增以随师学习笔记，汇为一书，仍名《医理衡正》”。章伯年作序，张松耕作跋。逾年5月，复由嵊县科学技术协会、卫生局、中医院重印，二版又增入了部分零散遗稿，全书5万余言。增沈仲圭、姜春华序及吴考槃的“《医理衡正》评议”。部分样稿曾在《绍兴中医》上刊出。

《景岳新方辨》

柴中元编著，绍兴地区中医学会于1982年12月印行。作者认为陈修园“对张氏学说之抨击，存在着相当多的错误”，《景岳新方砭》行世后，新方精义，湮灭不彰，为刮垢磨光、抉发积弊、提倡争鸣之目的，乃针对“陈修园的砭语，进行了逐条驳辩”而成是书，书中部分内容，撷要刊于《贵阳中医学院学报》《北京中医》等医刊。姜春华作序，张松耕、楼定惠作跋。

《温病管窥》

陈苏生著，张建君整理，新昌县中医院于1983年3月印行。该书内容分“温病学说的产生”“辨温病的病因”“辨温病的病理”“温病的治疗”等四个方面。全书约3万5千字。此书“总结了六经、五段、四层、三焦的分治说；从温病源流、各家论述、个人见解，以及伤寒温病统一观加以系统的阐述，有论有证，有方有法，见解新颖，颇有创见”“原系北京中医研究院‘西学中’第一届之讲稿，因故未及开讲，留存箧中”。后由门人张氏“索去付梓”。书首有董汉良等所写前言，著者所写之代序及“整理者的话”，书尾有陈天祥作跋。

《方药心悟》

董汉良著，嵊县中医院于1983年7月印行。书以“中药记取八法”“中药归纳四法”“方剂记取四法”为主体，总约6万字。向初学或自学中医中药者“介绍学习中药学和方剂学的方法”“俾收事半功倍之效”为撰著之目的。书首有嵊县中医院文献组所写之前言及沈仲圭所写之代序，书尾有许勉斋作跋文，并附何任对该书之评价。部分内容曾在《赤脚医生杂志》等刊物上发表。

《张景岳医案集》

陈天祥、施仁潮、蔡定芳编，嵊县中医院于1983年7月印行。张氏之医案“散见所著《类经》《景岳全书》中，学者每苦查阅不便”，为利检阅，编者“选其中至重至要之医案四十四则，收集成册，并加按语，阐明案中之理路精髓”。全书约3万5千字。姜春华、吴考槃、班秀文、盛增秀作序，编者作跋。

《治肾研究》

柴中元著，上虞县卫生局于1983年8月印行。书共三卷，上卷医论，中卷方药，下卷医案医话，总约13万字。作者认为，治肾药法适应证之广泛，非他脏所能比，而近代之研究肾，但重运用现代科学之方法，实际上“传统的研究方法和现代科学的方法”同样重要，故从实际出发，想“通过文献整理，发掘古今医家的临证经验，商量旧学，启发新知，将治肾药法作一系统之归纳”。此书是在收集作者已发表于各地医刊上的有关论文的基础上修改扩充而成。吴考槃、王乐匋作序，陈天祥跋。书印行后，辽宁中医学院科研室在其所编刊物《医药资料》上摘要转载。

《景岳学说研究・第一集》

陈天祥、张兆云、王少华、朱曾柏、郝印卿、郑淳理编著，绍兴地区中医学会于1983年9月印行。陈氏认为：“全面地研究景岳学说，这是我们中医界很有意义的一件大事。从我们的体会来看，研究景岳学术思想，应当从深度和广度两个方面同时进行。”本着这个宗旨，陈氏“汇合同人”，通过裁剪有关论文，编著成书。此集包括了张氏生平、理论上的建树、对绍派伤寒的贡献、著作评价等14个方面的30余篇论文。全书约9万字。姜春华、罗元恺作序，陈氏作编后记。

《大黄的临床应用》

焦东海、楼定惠、陈天祥编，朱长民审，绍兴地区中医学会、嵊县中医学会于1983年12月印行。书分四章：第一章“我国历代名医用大黄的概述”、第二章“大黄的配伍”、第三章“含有大黄的中成药集”、第四章“大黄复方在近代的临床应用”。全书约8万字。因大黄为治疗急症的重要药物，而“近年有关大黄的报导空前活跃”，编者从“期望能为中医中药的现代化起促进作用”的目的出发，“查阅了500余篇文献资料，对大黄的临床应用从历史到现在，进行了阶段性小结”而成此书。除了编者前言，书末附有主要参考资料。部分内容曾在《绍兴中医》上发表。

《景岳学说研究·第二集》

陈天祥、茅晓编著，绍兴市科协、市中医学会于1984年5月印行。该书内容有生平与治学研究、著作及版本研究、方剂学说研究及景岳学说评价、急救经验探要等9个方面。全书约7万字。裘沛然、陈苏生作序，编者写编后记。

《裘宗华、张思潜医案选编》

张松耕选按，韩承鹤评，嵊县科学技术协会、卫生局、中医学会于1984年6月印行。书分裘氏医案、张氏医案二部分，共约3万5千字。“为不灭前人遗泽，便于汲取其中长处，供作临床参考”，为其编选之目的。章伯年作序，吕丰莘作跋。

《增评医家心法》

清·高鼓峰原著，清·胡珏、王汝谦评注，楼定惠、董汉良增评，嵊县科学技术协会、卫生局、中医院于1984年9月印行。高氏原著有杨乘六、王汝谦评本及胡珏评本传世，对高氏之学，杨本推崇，胡本多批评，一褒一贬，各持一说。楼、董二氏认为胡评本语欠中肯，“而胡评本重印，杨氏本极少见到，为提高广大青年中医的学术水平”，遂取二评合璧并增按补充而成。全书约8万字。朱良春、陈天祥作序，张松耕作跋。

《热病衡正》

柴中元著辑，上虞县科学技术协会、卫生局于1984年12月印行。书共四卷：卷一“医家医著介评”，卷二“叶吴学说驳议”，卷三“外感热病杂论”，卷四“评叶医论选辑”。前三卷为作者所写有关论文汇成，卷四系采陆九芝等对叶派学说持不同观点医家之文而成。全书约16万字，以抨击叶吴温热之学为主眼，目的是想打破一派学说长期一统天下所造成的沉闷空气，创导争鸣，太过变革，寻求迅速发展，以冀振兴中医，迎接世界新技术革命的挑战。姜春华、熊寥笙、王绪鳌作序，书尾附作者后记以补叙自序所言未尽之意。书中部分内容已在各地医刊上发表。

《竹氏女科问答》

竹氏世传抄本，张松耕、董汉良、周明道校释，嵊县卫生局、中医学会、中医院于1984年12月印行。书凡三卷：卷上问调经、崩漏、带下，卷中问妊娠，卷下问产后，并附“遗珠捡拾”。全书约10万字，是一本以问答形式传授经验的妇科学专著。“全书计二百余条，反映了浙江嵊县紫竹蓬竹氏妇科世家的治疗特色”。经校雠、按释，“甚为详明”。韩承鹤写前言，裘笑梅、古振声作序，楼定惠作跋。

《绍兴医学史略》

郑淳理、吕秀峰、季明昌、陆晓东、施大木、严水根编写，绍兴县中医学会于1984年12月印行。该书内容分“绪说”“医学成就”“医学流派”“名医世家列传”“历代医林人物传”“医籍录”“医药组织”等7章，总约12万字。基于开展医史工作、发掘医药遗产、继承先贤事业、总结先贤经验是我们中医界的一件大事的认识，编者经过4年的广泛调查，翻检了大量的文献资料，完成了此书的编写，此书的出版“为绍兴医学史研究做了一件有益的工作，对于地方医学史的研究提供了珍贵的资料”。书首除了编者所写的前言，还有沈仲圭题诗及王绪鳌作序，书尾有陈梦赍作跋及医史照片。

《勉斋临证医诀》

许勉斋遗著，董汉良等整理，新昌县政协、科协、中医院于1985年3月印行。全书分内科、外科、五官科、其他四个部分，总约9万字，共有词131首，编写目的是“由博返约，执简驭繁，易于背诵，易于记取”。董氏等有鉴于词牌写医诀目前在国内尚属罕见，乃遵著者所嘱，做了整理，整理后的部分样稿曾在《绍兴中医》上选载。

《景岳新方歌括》

郑淳理、陆晓东、周明道编辑，绍兴县中医学会于1985年10月印行。此书分八略、八阵两个部分，其体裁：八略部分，于歌括下加注；八阵部分，其用法、功效、主治、加减等五项。编写之内容，悉本原作者之意。全书约7万字，付梓目的，既为初学之记诵，亦期使景岳学说更加发扬光大。沈仲圭作序。

《蕉窗话医》

章伯年著，嵊县卫生局、中医学会、中医院于1985年12月印行。全书约6万字，系医话性著作，内容有属经验总结者、有属理论探讨者、有属采风记录者、有属学术争鸣者。总凡四十六则，通俗而实用，其中部分内容曾刊于《浙江中医》《绍兴中医》。陈天祥作序，柴中元作跋。

《中国历代名医传咏》

周明道编著，由绍兴市中医学会与浙江省中医学会医史分会、华东卫生教育研究会上海市宝山县卫生教育馆，于1986年5月印行。全书约9万字。该书集“古今名医百家，各撰一传一诗，简要清新，兼而有之”。何任题签，俞慎初、王绪鳌题词，林乾良、朱古亭、陈天祥分写序跋。

《老年保健杂谈》

柴中元、谢友良编著，中共上虞县老干部局与上虞县卫生局、医学会、中医学会，于1986年6月印行。全书约8万字。内容分为养生琐论、饮食营养、油盐酱醋、烟酒与茶等几个部分。

《楼英研究》

周明道纂编，绍兴市中医学会于1986年9月印行。书分“家世与生平”“在医学史上的地位”“学术思想”“轶事”“轶文”等五个部分，共约3万8千字。“本书纂辑目的，主要是发扬楼英用古代数理统计学的方法，在中医学研究中的广泛运用”。林乾良、张伯正题词，李还、王坤根作序，纂辑人写编后记。

《增辑经验效方》

周岐隐增辑，绍兴市中医学会、绍兴县中医学会于1987年5月印行。书分三辑，共收验方133首，并附文5篇。总约4万字。沈世竑、张宗祥、魏长春作序，书首并有周采泉所写“周岐隐事迹”一文。书后附周明道所写之后记。据周岐隐自序，《经验效方》原为两辑，第一辑是从魏长春医著里选录出来的，第二辑源出古医著及近人。第三辑为周明道选朱古亭等近人验方而成，故名“增辑”。

《绍派伤寒学术研究》

陆晓东编著，郑淳理、季明昌指导，绍兴县中医学会、绍兴市自学青年协会于1987年6月印行。书分上、下编。上编分为“绍派伤寒的起源与发展”“张景岳对绍派伤寒的贡献”等六章，下编为“验方选编”，共收苏羌达表汤等77方。全书5万余字，以发扬绍派学理为目的。沈仲圭、王绪鳌题词，蔡鑫培作序。

上述医书的印行，反映了绍兴地区20世纪80年代中医学术活动情况及成绩的一个重要方面。由于书系内部印行，数量不多，如《叶方发微》为3000册，《绍兴医学史略》为3500册，《温病管窥》为4000册，《治肾研究》为2000册，《热病衡正》为1500册，《痰瘀相关论》《景岳新方辨》二书，各印了250册。

附录三　绍兴地区中草药资源

绍兴县

绍兴县药材自然资源丰富，梁代陶弘景采药时到过会稽郡。宋代《嘉泰会稽志》有蕺山蔓生蕺菜的记述。清代《康熙会稽县志》载其地产药材有半夏、芍药、麦门冬、茵陈、红花、五味子、香附、苍术、茴香、瓜蒌、枳实、紫苏、山楂、穿山甲、陈皮、茯苓、黄连、柏子仁、南星、百合、薄荷、栀子、车前子、蔓荆子、金樱子、白术、益母草、何首乌、天花粉、桔梗、柴胡、前胡、玄参、苦参等79种。《嘉庆山阴县志》载药57种。《道光会稽县志》载药82种。

新中国成立以来，绍兴县进行了3次中药资源普查。据第三次（1987）普查：绍兴县有中药资源1200种，其中植物类药材1000种，动物类药材200种。在全省统一的385个调查品种中，绍兴县有110种，其产（蕴）量约6300吨。其中植物类家种药材14种，年产量约105.2吨；植物类野生药材91种，产（蕴）量约6195.2吨；动物类野生药材5种，产（蕴）量约2.4吨。绍兴县野生类药材分布较广。资源相对集中的有夏履乡的土细辛占全县的80%以上，天葵子蕴藏量相对较多；两溪乡的香附占全县的60%以上；青陶乡的岩柏草蕴藏量为全县之冠，齐贤镇的徐长卿、型塘乡的鹿衔草、江山乡的栀子、越北区的省头草均有较大的蕴藏量。截至1990年底，全县常年野生药材的收购品种为225种，1990年收购144种，占品种总数的12%。常年野生药材收购209吨，1990年收购152吨。

绍兴民间历来就有中药材种植的传统。江桥农民利用山坡、路边的杂地移种栀子，马鞍农民家种紫苏等，已有几百年的历史。新中国成立初期，绍兴县家种药材品种很少，仅栀子、紫苏、白术、百合4种。20世纪50年代后期，药材生产逐步纳入政府计划。1959年，绍兴县中药材生产落实面积600亩，40个品种。主要品种的种植面积为：白术98亩，红花28亩，薄荷58亩，菊花58亩，栀子80亩，丝瓜络50亩，茯苓30亩。是年，县卫生局与商业局合办药材种植场，面积25亩，1960～1969年，中药材生产面积600～1000亩。20世纪70年代初，全国掀起中草药运动，绍兴县于1970年成立“绍兴县中草药研究推广小组”。绍兴县药材医药公司同年成立“中草药服务部”。医疗单位及乡村“赤脚医生”提倡“一根针，一把草”，广泛应用中草药和中草药制剂，使中药材的生产得到了较快的发展。1974年，药材耕地面积1790亩，种植的主要品种为白术100亩，薏苡仁300亩，红花600亩，党参50亩。非耕地面积（杂边地）180亩，种植的主要品种为：丹参80亩，枸杞子50亩，黄芪10亩，北沙参5亩，其他30亩。是年，家种药材的总产量（收购量）为267吨。20世纪70年代，中药材种植面积稳定在1700亩左右，有33种疗效较好的新草药资源得到了发掘应用。

绍兴县主要家种药材的分布区域为：合作乡的附子；孙端镇的佩兰、薄荷；稽东、孙岙两乡的泽泻；马鞍镇、马山镇、合作乡的丝瓜络；豆姜、皇甫两乡的珍珠；江桥乡的栀子；王化乡的白术；马鞍镇的紫苏；陶里乡的藕节及家养蛇类；新围乡的家养珍稀动物小灵猫。

绍兴县的中药材试引种：从1958年开始到1990年止，共试引种36个品种。其中，因缺乏科学依据，如黄连、党参等引种失败；有的引种成功，因产量低而无法推广，如天麻从1976年开始分别从陕西、贵州引入菌种进行试验，试验小区获得较好效果。1980年列入县科委科技项目，各种试验均获成功。但因单产效益低而无法推广种植。历年来试引种、野生变家种（家养）获得成功且产量稳定的品种如下。

泽泻：1958年引种成功，成为全省主产区之一。主要栽培在稽东、孙岙等乡，常年种植面积400亩，常年产量70吨。

红花：1958年引种成功，成为全省主产区之一。主要分布在马山、孙端、合作、斗门等乡。常年种植面积400亩，常年产量4.5吨。

附子：1969年引种成功，是浙江省商品附子的唯一产地，主要种植在合作乡。常年种植面积为60亩，常年产量7吨。

薄荷：1971年引种成功，主要栽培在孙端乡，年平均产量3.2吨。

佩兰：1971年引种成功。主要栽培在孙端乡，年平均产量4.4吨。

丹参：自1971年在孙岙、王坛实现野生变家种以来，年平均产量为7.6吨。

灵猫香：1983年，中国药材公司、浙江省医药药材公司、浙江省中药研究所和绍兴市中药厂联合组成灵猫香科研协作组，对小灵猫进行野生变家养的驯化试验，在绍兴县新围乡湖口创办我国第一个灵猫养殖场。1984～1991年，共收购小灵猫200余只，存活率在70%左右。1991年成功繁殖6只仔猫。一只灵猫一年可取香20克左右。自1984年活体取香获得成功，到1991年累计取香10千克。

绍兴县的中草药按其资源特点可分为：

1. 本省范围内唯一形成商品化生产的：附子、川乌等2种。

2. 量大质优药材：红花、栀子、防己、白茄根、淡竹叶等19种。

3. 珍稀贵重药材：水獭肝、灵猫香、蕲蛇、八角金盘等8种。

4. 新发掘药用资源：龙葵、绞股蓝、紫花地丁、前胡等4种。

5. 民间药用药材：仙人掌、田螺、景天三七等3种。

6. 家种药材：白术、薄荷、佩兰、苏叶、泽泻等88种。

7. 野生药材：龙胆草、半夏、覆盆子、玉竹、苦参、土细辛、天葵子、岩柏草、徐长卿、鹿衔草等384种。

其中常用中药：

茯苓、伸筋草、岩柏草、贯众、海金沙、凤尾草、凤丫蕨、骨碎补、水龙骨、石韦、木榧子、马尾松、土槿皮、侧柏、鱼腥草、三白草、海风藤、乌梅、楮实子、穿破石、火麻仁、苎麻根、接骨草、桑寄生、马兜铃、土细辛、金钱草、野荞麦、萹蓄、虎杖、何首乌、杠板归、土大黄、地肤子、牛膝、青葙子、鸡冠花、紫茉莉、商陆、马齿苋、鹅不食草、瞿麦、王不留行、芡实、乌头、威灵仙、黄药子、芍药、牡丹皮、毛茛、天葵、木通、红藤、八角金盘、仙灵脾、南天竹、防己、青风藤、红木香、望春花、小春花、腊梅花、乌药、荜澄茄、鸡屎草、延胡索、荠菜花、大青叶、板蓝根、葶苈子、萝卜、瓦松、景天三七、垂盆草、虎耳草、钻地风、路路通、杜仲、仙鹤草、木瓜、山楂、蛇莓、枇杷叶、石楠叶、翻白草、蛇含、苦杏仁、桃仁、月季花、金樱子、白残花、玫瑰花、覆盆子、地榆、合欢、金雀花、决明子、扁豆、皂角刺、乌毛豆、鸡眼草、省头草、含羞草、赤小豆、绿豆衣、葛根、酢浆草、老鹳草、枳壳、代代花、佛手、臭椿皮、苦楝、血见愁、五倍子、枸骨、苦丁茶、卫矛、丝绵木、雷公藤、凤仙花、地耳草、西河柳、紫花地丁、安石榴、五加皮、落得打、蛇床子、紫花前胡、鹿衔草、闹羊花、紫金牛、过路黄、柿树、茉莉花、女贞子、桂花子、龙胆草、肺形草、络石、徐长卿、菟丝子、牵牛子、华紫珠、臭梧桐、马鞭草、藿香、筋骨草、益母草、薄荷、紫苏、夏枯草、丹参、半枝莲、枸杞子、挂金灯、龙葵、地黄、玄参、凌霄、胡麻、穿心莲、九头狮子草、爵床、透骨草、车前、栀子、白花蛇舌草、茜草、六月雪、钩藤、金银花、忍冬藤、败酱草、冬瓜、西瓜皮、绞股蓝、戎芦、丝瓜络、瓜蒌、南沙参、山海螺、半边莲、桔梗、牛蒡子、青蒿、艾叶、白术、红花、小蓟、大蓟、野菊花、菊花、墨旱莲、泽兰、佩兰、佛耳草、旋覆花、苦荬菜、鸡儿肠、千里光、豨莶草、一枝黄花、蒲公英、苍耳子、泽泻、薏苡仁、淡竹叶、芦苇、香附、石菖蒲、天南星、半夏、鸭跖草、百部、薤白、芦荟、天门冬、百合、七叶一枝花、玉竹、万年青、菝葜、土茯苓、蜈蚣、土鳖虫、蟋蟀、九香虫、桑螵蛸，蝉蜕、僵蚕、天龙、乌梢蛇、鸡内金等。

绍兴县 1960～1990 年中药材收购情况表

年份	金额（万元）	数量（吨）	品种数（个）
1960	18.49	394.65	
1961	14.04	183.97	
1962	20.72	184.76	
1963	18.54	122.00	
1964	18.61	125.15	
1965	22.30	239.35	181
1966	59.20	391.49	186
1967	39.27	537.49	205
1968	46.01	656.32	199
1969	39.87	475.59	205
1970	59.73	742.91	238
1971	53.87	664.58	334
1972	51.34	485.32	295
1973	56.86	457.63	253
1974	66.17	521.96	255
1975	56.04	480.28	252
1976	58.84	459.73	253
1977	47.19	383.53	257

续表

年份	金额（万元）	数量（吨）	品种数（个）
1978	55.66	500.72	253
1979	61.57	389.37	257
1980	54.43	351.52	184
1981	34.26	261.34	179
1982	45.44	352.91	199
1983	39.36	285.68	197
1984	38.19	273.45	193
1985	44.61	289.18	152
1986	47.301	337.00	162
1987	171.01	452.36	180
1988	119.04	246.48	197
1989	75.16	166.97	175
1990	72.64	181.16	155
合计	1605.76	11594.35	

上虞区

清光绪年间《上虞县志·食货志》载中药材 90 余种，动植物兼备。

民国时期，无药品生产，仅有中药加工，整理与炮制，由各中药店经营，至 1957 年始有西药生产和中药材计划种植。

1959 年，上虞县人民政府安排中药种植面积 4000 亩。其中白术 2000 亩，薄荷 300 亩，红花 140 亩，丝瓜络 250 亩，玄参 50 亩，薏苡仁 100 亩，菊花 300 亩，玫瑰花 50 亩，玉竹 200 亩，大力子 10 亩，佛手 10 亩，瓜蒌 20 亩，山萸肉 200 亩，月季花 20 亩，火麻仁 50 亩，黄柏 30 亩，白芍 5 亩，麦冬 15 亩，木瓜 100 亩，其他 150 亩。主要种植基地：岭南、青山、丰惠、汤浦、陈溪、虞东、胜江、上浦、章镇等公社。种植品种及数量，根据实际需要，每年稍有差异。

1969 年开始，上虞县中西药公司引进红花、川芎、金银花、牡丹皮、北沙参、生地黄、杜仲、紫菀等中药材试种成功。

1978 年试种浙贝母成功，当年生产 250 千克。

1979～1986年县内仅有中药材种植与加工，中药材（包括野生资源）年收购量为50吨，品种300余种。

1986年上虞县常用中药材生产情况如下。

人工种植品种：

川芎、生地黄（年产25千克），白术（年产1.25吨），白芍（年产1.25吨），丹参，党参，黄芪，麦冬（以上主要产地：华镇西华、丰惠后山）。茯苓（下管、岭南，年产1.5吨），金银花（下管、岭南），浙贝母（丁宅），丝瓜络（三汇），珍珠（五驿渔场），红花（汤浦、胜江），土鳖虫（崧厦），蟾酥（崧厦，年产15千克），菊花（县内各地）。

野生品种：

栀子，半夏，大力子，陈皮，龙胆草，香附，天冬，枳壳，前胡，山楂，仙鹤草，粉沙参，益母草，鹿衔草，蒲公英，望春花，红藤，覆盆子，旋覆花苏叶，香橼，白石榴花，天花粉，桔梗，青木香，黄精，红木香，青蒿，泽兰半枝莲，女贞子，桑枝叶，金樱子，延胡索，薏苡仁，钩藤，紫花，板蓝根，瓜蒌，青皮，石菖蒲，地骷髅，商陆，草乌，金雀根，豨莶草，马鞭草，荷包草，车前草，凤尾草，鹅不食草，地丁草，柴胡，刘寄奴，六月雪，蛇舌草，穿心莲，墨旱莲，平地木，小春花，玫瑰花，白槿花，夏枯草，鸡冠花，桑叶，夜交藤，白毛藤，冬瓜皮，蒲种壳，葫芦壳，扁豆花，黑苏子，苍耳子，萝卜子，冬瓜子，川楝子，天竺子，西瓜翠，竹黄，芦根，络石藤，杜仲，木瓜，首乌藤，桑白皮，萹蓄，土牛膝，巨麦，大青叶，防己，草乌，蜈蚣，蝉衣，僵蚕，鸡内金，穿山甲，鳖甲，龟板，蛇蜕，蚕沙，刺猬皮，海螵蛸，鹿角，乌梢蛇，桑螵蛸，干蟾皮，壁虎，全蝎，蜂房，水牛角，木榧子，苦楝皮，忍冬藤，半边莲，绵茵陈，佩兰，白茅根，淡竹叶，射干，龙衣，荆芥，薄荷，贯众，野菊花，扁豆，桃仁，杏仁，乌梅，人中白，化龙骨，黑大豆，猫爪草，斑地锦，百合，碧桃干，金蝉花，海金沙，无花果，松花粉，当归，马齿苋，藿香，土茯苓，鸦胆子，马勃，车前子，络石藤，伸筋草，艾叶，玉竹，白芥子，银杏，浮小麦，小麦，谷芽，楝树皮，石榴皮，枇杷叶，闹羊花，款冬花，白前，吴茱萸。

嵊县

嵊县多山，盛产药材。《剡录》收载20多种，其中朱砂、桑白皮、五倍子被列为贡品。《民国嵊县志》载地产药材129种，计草类106种、木类6种、果类4种、禽类1种、畜类1种、虫类3种、金石类8种。1969年，嵊县医药公司和嵊县人民防治院对全县中草药资源进行了调查。考察了西白山、四明山等地的草药品种和分布情况。筛选出药效好、产量高、符合实用要求的150种，编成《嵊县民间常用中草药（一）》。

全县有药材资源970种，其中常用的有：

一见喜、一枝黄花、七叶一枝花、九头狮子草、八角金盘、万年青、三七、三白草、三颗针、土黄连、上青下白、大青叶、大蓟、小蓟、小青皮、小春花、千里光、山栀子、山楂、山药、山棕榈、山海螺、马齿苋、马兜铃、马棘、马蹄决明、马蹄金、马蹄细辛、马鞭草、田基黄、女贞子、丹参、五加皮、玄参、贝母、六月雪、四季菜、风茄花、凤尾草、毛茨菇、反白草、天冬、天泡草、天南星、天格公、引线包、无名异、无根藤、云母石、月季花、木通、木榧、木槿、木鳖子、牛蒡子、牛膝、车前、乌韭、金雀花、金刚藤刺、金樱子、牵牛子、青木香、青蒿、鱼腥草、鱼鳖草、丝瓜络、姜、贯众、禹余粮、威灵仙、前胡、枸杞、枳壳、柴独脚、洞里仙、苦楝、苦参、珍珠菜、络石藤、苎麻根、覆盆子、苍耳子、香附、厚朴、凌霄、钟乳石、徐长卿、桔梗、桉树叶、瓜蒌、桑、桑寄生、扁豆、海金沙、益母草、茯苓、茜草、吴茱萸、茵陈蒿、草乌、荠尼、荠菜、铁苋菜、预知子、剪刀草、鬼箭羽、鸭跖草、薄荷、望月砂、望江南、旋覆花、继木、蛇含、穿山甲、骨碎补、鹿衔草、紫花地丁、紫苏、紫金牛、紫背天葵、紫菀、紫珠、野荞麦、野菊花、野葡萄、银壶瓶、斑叶兰、黄毛耳草、黄药子、黄精、葛根、楤木、瑞香花、萱草、萹蓄、蒲公英、款冬花、豨莶草、蝉蜕、雌雄剑、醉鱼草、闹羊花、乌药、乌梢蛇、乌梅、白茅根、臭梧桐、白术、白芍、白毛藤、白沙藤、白花蛇、白花蛇舌草、白前、白蔹、白薇、兰香草、仙茅、仙桥草、仙鹤草、仙桃草、刘寄奴、半边莲、半夏、半枝莲、艾叶、四叶对、玉竹、瓦松、田皂角、石见穿、石豆兰、石英、石韦、石岩蚕、石胡荽、石斛、石燕、石菖蒲、龙胆草、冬凌草、地榆、当归、红木香、红藤、夏枯草、百合、百部、老鸦柿、朱砂、竹叶椒、羊蹄、老鹳草、地骨皮、地黄、西瓜翠衣、何首乌、伸筋草、佛耳草、望春花、沙氏鹿茸草、沙参、旱莲草、牡丹皮、牡蒿、牡荆子、鸡冠花、谷精草、过路黄、麦冬、连钱草、防己、侧柏、兔耳风、垂盆草、岩下青、芡实、岩柏、泽兰、苍术、芦根、卷柏、补骨脂、虎杖、败酱草、钩藤、金银花、爵床、瞿麦、藤梨、藿香。

嵊县种植药材以白术为首。其次有白芍、丹参、桔梗、薏苡仁、延胡索、厚朴、杜仲、金银花、丝瓜络、四季菜等。

嵊县若干年份全县白术产量表

年份	面积（亩）	总产（吨）	年份	面积（亩）	总产（吨）
1936	2000	250	1971	1500	156
1949	43	103.25	1978	3216	225
1957	19518	2239.35	1980	4000	390.69
1961	614	3265	1984	1200	120
1966	7851	1120.85			

新昌县

全县历年主要药材收购品种：

茯苓、山栀、半夏、龙胆草、香附、前胡、粉沙参、南沙参、黄精、石菖蒲、首乌藤、夜交藤、防己、薤白、草乌、鹿衔草、益母草、仙鹤草、豨莶草、鱼腥草、紫花地丁、绵茵陈、瞿麦、半枝莲、垂盆草、白花蛇舌草、白槿花、野菊花、夏枯草、枇杷叶、冬桑叶、络石藤、白毛藤、淡竹叶、淡竹茹、覆盆子、紫苏子、女贞子、山楂、小青皮、香橼皮、川楝子、蜈蚣、蕲蛇、鸡内金、龟板、鳖甲、海金沙、土蝉衣。

民国版《新昌县志》中《食货·物产》所载“药之属”中有“厚朴、益母草、金银花、覆盆子、山莓、女贞子、刘寄奴、黑白丑、椒、虎杖、木鳖子、禹余粮”等。其他在动物类中也记载了兽、虫、鳞、介类的药用品种。1986年7月，新昌县成立中药资源普查领导小组，对19个省定品种进行定点调查，并开展全面普查，普查面达全县总面积的79.2%。查明中药材的生态分布和产量，编写出《中药资源普查技术报告》《白术专题报告》《新昌县中草药普查名录》《民间单验方汇编》等可靠资料。经查明，药用资源有833种，其中植物药797种，动物药33种，矿物药3种。白术是该县“拳头”产品。

中药资源分类

一、按资源特点分类

1. 道地药材：白术。

2. 量大质优的大宗药材：桔梗、玉竹、茵陈、益母草、茯苓、山楂、瞿麦、金银花等210种。

3. 稀有名贵药材：蕲蛇、鳖甲、龟板等6种。

4. 本县有产但未开发利用的药材：紫河车、金樱子根、一包针、丝棉木、水杨梅根、野葡萄根、藤梨根等617种。

二、按中药传统用药习惯，以入药部位不同分类

1. 以根类或根茎类入药的有白术、芍药、前胡、香附、半夏、桔梗、玉竹、天葵子、草乌、百合、首乌、丹参等56种。

2. 以全草入药的有鹿衔草、益母草、豨莶草、仙鹤草、鱼腥草、鹅不食草、半边莲、半枝莲、紫花地丁、茵陈、平地木等54种。

3. 以花入药的有玫瑰花、月季花、木槿花、野菊花、芙蓉花、金银花等21种。

4. 以叶入药的有枇杷叶、侧柏叶、芙蓉叶、冬桑叶、苏叶、艾叶等13种。

5. 以藤类入药的有忍冬藤、夜交藤、茯神木、鸡血藤、接骨木等14种。

6. 以皮壳入药的有冬瓜皮、淡竹茹、瓜蒌皮、桑白皮、橘皮等13种。

7. 以仁、果、籽类入药的有覆盆子、紫苏子、车前子、青葙子、女贞子、无花果、杏仁、枳壳、山楂等39种。

8. 以菌类入药的有金蝉花、茯苓、竹黄、僵蚕等9种。

9. 以动物类入药的有蜈蚣、蕲蛇、乌梢蛇、蝉衣、鸡内金、豹骨、地鳖虫、龟板、鳖甲等28种。

10. 以矿物类入药的有紫石英、无名异等2种。

11. 其他类入药的有海金沙、蜂蜜、望月砂、蚕砂、松花粉等7种。

浙江省统一填报385个品种，该县有产109种，产量和蕴藏量合计为1982.2吨，其中家种家养24种（年产量759.8吨），野生85种（蕴藏量1222.4吨）。浙江省指定的19只重点普查品种，蕴藏量达1038.5吨。

按中药品种产（蕴）藏量计算：

700～1000吨：白术、紫石英2种。

50吨以上：醉鱼草、六月雪、铁扫帚、粉葛根、淡竹茹、白茅根等10种。

30吨以上：山楂、紫花地丁、前胡、仙鹤草、翻白草、淡竹叶等3种。

10吨以上：平地木、穿心莲、女贞子、络石藤、益母草、夏枯草、石见穿、鱼腥草、豨莶草、乌药、虎耳草、苦参、墨旱莲、老鹳草、大蓟、龙葵、车前草等44种。

5吨以上：茯苓、卷柏、凤尾草、白蔹、乌蔹莓、藤梨根、丹参、青葙子、瞿麦、半边莲、芦竹根等26种。

1吨以上：中华长青藤、鹿衔草、白花蛇舌草、茜草、防己、金银花、大

力子、鹅不食草、小蓟等49种。

0.1吨以上：红花、延胡索、香橼、紫苏、百合、杏仁、白及、天南星等694种。

该县医药公司为搞好中药材生产、收购、经营工作，设有中药材生产采购股，有专职人员13人，设中药材收购部1个，下设收购点31个。1985年全县收购中药材105种（除白术），收购量达181.1吨。家种药材面积达3000亩，主要品种有白术、玉竹、桔梗、金银花、茯苓。1967～1986年中药材收购总量达13069.4吨，总收购额达2998.48万元。

新昌白术古代称“越州术”，被誉为“北参南术”，历来是全国的重点产区，以数量多，质量好闻名，在东南亚各国有较高声誉。

诸暨市

诸暨中药资料较为丰富。黄精、灵芝等药材唐代时已有记载。细辛、紫石英已为宋时地方特产。半夏、茯苓、百部、菖蒲、蜈蚣等80余种药材见于明代县志。据《国朝三修诸暨县志》载，药用动、植物已达163种。其中主要有白术、知母、泽泻、玉竹、三棱、金银花、山栀、蟾酥、鳖甲等。草塔“仁寿堂”的龟板胶，梅岭的半夏，诸暨的白蜜名驰全国。民国十八年（1929），地产半夏、青木香获西湖博览会优等奖。

新中国成立前，中药材以野生为主，仅有少许家种药材，但无骨干品种。新中国成立后，政府重视中药资源的保护与开发，先后组织专业人员进行资源调查，鼓励药材种植。1957年后，药材生产列入国家计划，药材经营部负责技术指导和种子、化肥、燃料等生产资料供应。1959年，对全县野生植物资源储量进行了调查。是年，开始外地药材引种和野生转家种试验，填补空白，开拓药源。1961年，县中西药公司在璜山建立种植基地。翌年，药材生产与减免粮食征购挂钩。1963年，怀牛膝引种成功。此后，丹参、薏苡仁、黄柏、金银花、山栀子、茯苓等家种栽培均先后获得成功。其间，该县家种药材有白术、红花、丹参、生地黄、牛膝、金银花、茯苓、黄芪、杜仲、黄柏、牡丹皮、山栀子、薏苡仁、半夏、桔梗等，多时近百种，种植面积长期保持在500亩左右。

1979年后，药材生产实行产销结合的合同制。经营部门适应农村经济改革，扶持药材专业户、重点户。运用价值规律，引导药材生产，有效地保护了药源。现县内有药用动植物、矿物类药材品种约400余种，其中临床常用品种计363种。

诸暨县1959年野生药用植物资源调查

植物名称	土名	利用部分	蕴藏量（千克）	植物名称	土名	利用部分	蕴藏量（千克）
山棉皮	山棉皮		223	灯心草		全枝	40
龙须草	龙须草		90	麦门冬	韭叶门冬	根	19
枞麦氏草	岩麻	全草	77	射干		根	34
葛	葛藤	根		桔梗		根	54
大血藤	红藤	藤		鹿衔草		全草	23
鸡血藤		藤、根	32	半夏		块根	635
梧桐		子	16	金银花	忍冬藤	藤	0.63
藿香	土藿香	全草	18	金银花		花	74
山胡椒		果子	1	黄精		花	
珊瑚草		全草		汉防己			130
山获	山菁草	全草		白及		根	10
樟树	香樟	子	128	钩藤		钩	3
苦参		根	135	栝蒌（楼）	瓜蒌	瓜	5
天门冬	剡冬	根	15	栝蒌（楼）	瓜蒌	子	3
百部		块根	422	栝蒌（楼）	天花粉	根	17
龙胆草	龙胆	全草	17	桃香		叶	
石斛	吊兰	全草	0.5	桃香		木	
威灵仙		根	39	常青藤		全部	31
细辛	马蹄香	根	8	柳杉	胖杉	皮	15
海金沙	大藤带衣	孢子	70	秦时樟	桂皮	皮、叶	7
龙芽草	仙鹤草	全草		壳叶腊梅		叶	1
何首乌	首乌	根	75	榔榆	榆树	皮	130
何首乌	夜交藤	藤	46	薜荔	石莲	藤、果	767
益母草		全草		臭椿		皮	29

续表

植物名称	土名	利用部分	蕴藏量（千克）	植物名称	土名	利用部分	蕴藏量（千克）
前胡	独活	根		臭椿		子	0.15
继木	坚槭树	皮	690	凤尾竹	孝顺竹		
水杨梅		皮	15	苦槠		子	24
三叶木通	三叶拿绳	藤、果	5	甜槠		子	10
五叶木通	草藤	藤、果	13	石栎	什子	子	690
络石	丧络	藤	251	壳斗		壳	273
狼尾草	狗尾草			石蒜	三十六桶	根	
白茅	茅草	根		盐肤木		子	
芒	芒秆	全草		盐肤木	五倍子	子	52
木防己	拜鼓藤	藤、根	77	黄楝	楝枣树	子	137
木槿	万年篱	皮	145	檫木		子	72
黄莲木	天仙树	子		九重楼		花穗	129
羊乳	土党参	根	27	七叶一枝花	双台	根	210
杜仲		皮	17	厚朴		皮	
沙参		根	43	土茯苓		根	360
女贞		子	56	野木瓜		瓜	3
黄枢	山黄枢	果	0.5	贯众		根	170
紫金牛	山桔	全株	31	淫羊藿		全草	
野薄荷		全草	189	车前		全草	160
香附子		根	630	半边莲		全草	7
苍耳子		子	8	覆盆子		果	27
狗脊	里众	根		马鞭草		全根	274
金樱子	鸡头铃	果	530	芦竹	芦根	根	105
野山药		根	35	山薤	野白头	根	365
山楂	毛楂	果	680	草乌		根	8
魔芋	大南星	根		佛耳草		全草	144
青刚		子	3	醉鱼草	野刚子	全草	840

续表

植物名称	土名	利用部分	蕴藏量（千克）	植物名称	土名	利用部分	蕴藏量（千克）
紫南		叶	2	五加	五加皮	皮	27
红楠		叶	103	独活		根	9
红楠		木	230	玉竹		根	122
乌药		叶、果		土贝母	贝母	茎	0.1
乌药		根		川谷		子	10
牡荆		全部		木瓜		果	2
白苏	野苏	全草	358	山茱萸		果	13
紫苏		全草	20	野鸡冠花		子	7
石荠苎		全草		岩枫	前胡	根	11
菖蒲		全草	233	柴胡		幼苗	2
石菖蒲	坑韭	全草	482	过山龙		根	10
泽兰		全草	6	獭头花		花蕾	
淡竹叶		茎叶	58	枸骨		子	4
石韦		叶	11	皂荚		果	3
鱼腥草		全草	25	无患子		果	3
土黄莲	黄生姜	根茎	160	卷柏	贝水远阳	全草	4
爵床		草	530	核桃		果	0.5
六月雪	千年不大树		179	冻绿	六厘	根	174
地榆		根	41	牛膝	土牛膝	根	113
马兜铃	青木香根	根	59	胡子	板柘	果	104
枸杞		根	32	马棘		果	13
菟丝子		全草	62	黄独	毛薯	根	200
闹羊花		花	266	野蔷薇	大叶刺	根	540
商陆		根		藤黄檀	倒挂刺	皮	629
石松	金狮子	全草	107	菝葜	白合刺	根	610
大青		根	2	云实		果	12
臭牡丹		根	37	猕猴桃	屯梨	果	650

续表

植物名称	土名	利用部分	蕴藏量（千克）	植物名称	土名	利用部分	蕴藏量（千克）
槲寄生		全草	3	五味子		果、藤	78
槐树		花	3	百合		鳞叶	19
党参		根	1	银杏	白果	果	
丹参		根	38	胡拔子		子	25
茵陈		全草	400	乌饭树		果	93
山火筒		全草	350	天南星	南星	根	158

（录自《绍兴市卫生志》1994年上海科技出版社出版）

附录四　中药企业

绍兴市委、市政府高度重视中医药健康服务发展，连续出台《绍兴市人民政府办公室关于加快推进中医药健康服务发展的实施意见》《关于中药材保护和发展规划（2016—2020 年）》《绍兴市生命健康产业发展（2015—2020 年）》等文件，明确全市中医药健康服务重点任务，落实中医药健康服务在市场准入、规划布局、用地保障、投融资、财税价格等保障政策。2020 年，全市共有中药生产企业 11 家，其中全国中成药工业企业 300 强 3 家、中药饮片企业 100 强 1 家，中药饮片加工、中成药生产企业产值总规模超过 23 亿元；中药企业震元堂入选“中华老字号”；新光牌黄芪生脉饮等中成药市场占有率超 70%，群众认知度高。2020 年，全市中药材资源种类达 1000 余种，中药材种植面积 5.21 万亩，产量 0.66 万吨，产值 3.33 亿元。以白术、浙贝母、延胡索为代表的“浙八味”传统道地药材和以铁皮石斛、覆盆子、三叶青为代表的“新浙八味”特色药材为重点，全市已建成 3760 亩标准化、规范化的中药材生产基地，38 家规模化中药材种植企业（基地），2 家省级龙头示范企业。推出了一批与中医药服务和文化相关的健康产业发展项目，建成了 3 家省级中医药文化旅游示范基地、7 家市级中医药养生基地。

一、浙江震元股份有限公司

浙江震元股份有限公司是一家集科、工、贸于一体的医药上市公司。成立以来，公司坚持“修药明理、奋发有为”的企业精神，以“百年传承，让生命更有质量”为使命，致力于打造中国最具核心竞争力的生命健康产业集团。

百年震元，誉满江南。“震元”二字源自“中华老字号”药店震元堂。该店始建于清乾隆十七年（1752），由慈溪杜家桥人杜景湘在古城绍兴水澄桥边创立，270 年风雨屹立，成就了医药传奇，是商务部认定的首批“中华老字号”。

“震”为八卦之震卦，五行属木，主利于经营山林商品；“元”出自《周易》“元亨利贞”，含义是为善、为仁。“震元”二字意为“东方第一”。自创立伊始，震元堂始终坚持货真价实、真不二价的经营理念。选材加工一丝不苟，诚信经营童叟无欺，被誉为“店运昌盛三百载，誉满江南数一家”，历经百年长盛不衰，是越医文化具有代表性的传承基地。

公司荣誉耀眼夺目。公司先后荣获中国服务业企业500强、全国医药商业100强、国家级“重合同守信用”企业、中华老字号百强、中国健康产业十大创新企业、中国医疗器械供应链企业百强、浙商企业500强、浙江省服务业百强等荣誉。“震元”品牌享誉海内外：“震元”商标被认定为“中国驰名商标”；“震元”品牌入围“亚洲品牌500强”和“胡润中国最具历史文化底蕴品牌”；“震元堂”是首批“中华老字号”，并荣登“中华老字号品牌价值百强榜”，品牌价值排名全国第28位、浙江省第2位。

经营业态丰富多元。公司设有医药工业事业部、医药商业事业部、供应链事业部、中药事业部和医养康事业部五大板块，经营业态涵盖医药工业、医药商业和健康服务业。公司积极践行“聚焦主业、放大优势、改革创新、融合发展”的总战略，打响“千年越医、百年震元”品牌，启动实施十大重点工程，即党建引领工程、数智震元工程、震元生物科技工程、越知文化工程、中药产业发展工程、医养康拓展工程、震元工匠培育工程、商业提质工程、震元生态圈融合工程和改革发展工程，努力谋求震元高质量发展的美好未来。

科研创新硕果累累。震元制药在微生物发酵等领域有着独到优势，拥有22项发明专利、2项外观专利。震元饮片拥有中药饮片质量控制技术工程实验室，是浙江省唯一的省级中药饮片工程实验室。公司持续加强与中科院系研究所、浙江大学等高端科研院所的深度合作，在大健康领域、新型中药饮片等领域积极开展战略合作。2021年，由公司主导的《中医药——半夏》国际质量标准在ISO/TC 249组织成功立项，有望成为优先级最高的毒性中药材国际标准。

二、浙江华通医药集团有限公司

1999年8月，以绍兴县供销社钱清医药经营部为主体，联合柯桥、马山、平水、鉴湖等基层社医药经营部，改制重组成立绍兴县华通医药有限公司，这是浙江省供销系统首家县级医药批发企业。2010年9月，华通制药更名为“浙江景岳堂药业有限公司”。10月，公司更名为浙江华通医药股份有限公司。2012年5月，位于柯桥总部一楼的柯桥景岳堂国医药馆开业。5月27日，浙江华通医药股份有限公司在深圳证券交易所正式挂牌上市。2020 年 12 月，由“浙农股份”借壳“华通医药”的重大资产重组完成，上市公司更名为“浙农集团股份有限公司”，上市公司设立浙江华通医药集团有限公司，承接原药品经营业务。

景岳堂药业系国家高新技术企业，在中药配方颗粒的研发、生产及销售方面处于省内领先地位。着力构建中医药人文教育基地，拓展以张景岳为代表的越医文化的传承、研究，把张景岳中医药文化理念融入企业发展，形成了以“景岳薪传、匠心中药”为核心价值理念的中药产业化发展体系。大力支持浙江医共体建设和“浙派中医”巡讲、走基层活动。积极参与承办、协办浙江省中医药学会相关活动，已举办景岳堂越医文化高峰论坛、纪念张景岳诞辰 455 周年暨改革开放 40 周年张景岳学术传承发展研讨会、景岳中医药文化节等中医药学术会议及相关活动。为浙江省中医药文化养生旅游示范基地、浙江省中医药文化宣传教育基地、绍兴市非物质文化遗产传承基地、越医文化传承实践基地、绍兴市科普教育基地、首批绍兴市非遗研学游基地、绍兴市第三批中小学研学游基地。2020 年，“景岳中医药文化”被列入第七批绍兴市非物质文化遗产代表性项目名录；钱木水被认定为第六批绍兴市非物质文化遗产代表性项目（景岳中医药文化）的代表性传承人。

附录五　新中国成立前绍兴城关药店名录

一、六大药行（相当于批发部）

店名	创办人或经理	地址
文裕	沈少卿	下大路
升大	张树、张静康	下大路
恒大	吴文星	下大路
宝大	张信富、李渭生	下大路
公大	沈吉夫	上大路
信大	姜尔康	上大路
协大（附）	吴用华	丁家弄

二、二折兑

店名	创办人或经理	地址
震元堂	孙秉逊、王培卿	水澄桥
天宝堂	马庭佐	大江桥下

三、十大家

店名	创办人或经理	地址
天芝堂	陈文水	县西桥
存仁堂	杨嘉焕	府桥头

续表

店名	创办人或经理	地址
光裕堂	黄庆贵、张利浩	大方桥狮子街
利生堂	顾祥林、徐桂莱	大云桥
天益堂	潘文涛、叶梅生	东街
老三瑞	罗怀邦	东街
人和堂	沈以松	保佑桥脚
惠和堂	沈锦法	斜桥
至大	叶宏庄	上大路
天禄堂	林炳水	北海桥

四、小药店（铺）

店名	创办人或经理	地址
老寿全	刘维坤	轩亭口
天保堂	虞庭怀	轩亭口
和济药局	曹炳章	县前街（大时晨钟）
丁人寿	丁庄灿	县前街（大时晨钟）
建龄堂	陈三杨	市门关
松鹤春	秦国昌	市门关
春和堂	裘志堂、王志余	大云桥
法庆堂	冯荣庭	大菩提弄口
胡人寿	胡占奎	塔山下
天生堂	杜永清	偏门外
天成堂	葛春林	偏门跨湖桥
瑞和堂	任嘉昌	偏门直街
太乙堂	金茂荪	脂沟汇头
天和堂	裘志恒	府桥头
九芝堂	秦瑞青	石门槛
橘井堂	吴玉林	石门槛

续表

店名	创办人或经理	地址
庆余堂	毛炳泉	东街（东双桥）
震和堂	聂林	长桥头
泰和堂（同仁堂）	岑长明	斜桥
大元堂	韩维炳	三脚桥
乐太和	王志康	三脚桥
生生堂	王志湘	昌安下街
平安堂	洪福晋	昌安下街
孙太元	罗宝元	昌安下街
开元堂	诸福生	昌安下街
洪大	杜得宝	西廓吊桥下
建寿堂	诸志刚	西廓吊桥下
永大	赵大	上大路
立大	杜良卿锦	上大路
慎裕	谢万茂	上大路口
裕号	曹庆裕	上大路
裕大	陈章庆	上大路
瑞昌	徐廉夫	上大路
义泰	王福安	大江桥脚
丰大	许伯林	大江桥脚
灵霄社	戴顺昌、赵九龄	府山脚下

参考文献

[1] 中国医籍提要编写组 . 中国医籍提要 [M]. 长春：吉林人民出版社，1984.

[2] 中国医学百科全书编辑委员会 . 中国医学百科全书 · 医学史 [M]. 上海：上海科学技术出版社，1987.

[3] 李云 . 中医人名辞典 [M]. 北京：国际文化出版公司，1988.

[4]《绍兴市卫生志》编纂委员会 . 绍兴市卫生志 [M]. 上海：上海科学技术出版社，1994.

[5] 任桂全 . 绍兴市志 [M]. 杭州：浙江人民出版社，1997.

[6] 裘沛然 . 中国医籍大辞典 [M]. 上海：上海科技出版社，2002.

[7] 沈钦荣 . 绍兴医药文化 [M]. 北京：中华书局，2004.

[8] 范永升 . 浙江中医学术流派 [M]. 北京：中国中医药出版社，2009.

[9] 方春阳 . 中国历代名医碑传集 [M]. 北京：人民卫生出版社，2009.

[10] 张居适、沈钦荣 . 越医薪传 [M]. 北京：中国中医药出版社，2012.

[11] 沈钦荣、毛小明、方春阳 . 越医文化 [M]. 上海：上海科学技术出版社，2017.

[12] 沈钦荣、毛小明 . 浙医薪传 [M]. 北京：中国中医出版社，2018.

[13] 沈钦荣 . 绍兴市卫生志（1991–2012)[M]. 上海：上海科学技术出版社，2018.

[14] 任桂全 . 绍兴城市文化论丛 [M]. 北京：中国文史出版社，2020.

[15] 裘思路 . 国医巨擘裘吉生 [M]. 北京：当代中国出版社，2004.

[16] 郑淳理，吕秀峰，季明昌，等 . 绍兴医学史略 [M]. 中华全国中医学会浙江省绍兴县分会编印（内部），1984.

[17] 浙江省中医学会 . 浙江历代医药著作 [M]. 杭州：浙江省中医学会、杭

州市医药商业公司（内部），1991.

[18] 医林荟萃（第十四辑）[M]. 浙江省中医药研究院、浙江中医杂志社（内部），1994.

[19] 医林荟萃（第十三辑）[M]. 浙江省中医药研究院、绍兴县卫生局（内部），1991.

[20] 医林荟萃（第七辑）[M]. 中华全国中医学会浙江分会、浙江省中医药研究所（内部），1982.

[21] 医林荟萃（第一辑）[M]. 浙江省中医药研究所（内部），1980.